運動の神話 上

ダニエル・E・リーバーマン
Daniel E. Lieberman
中里京子 訳

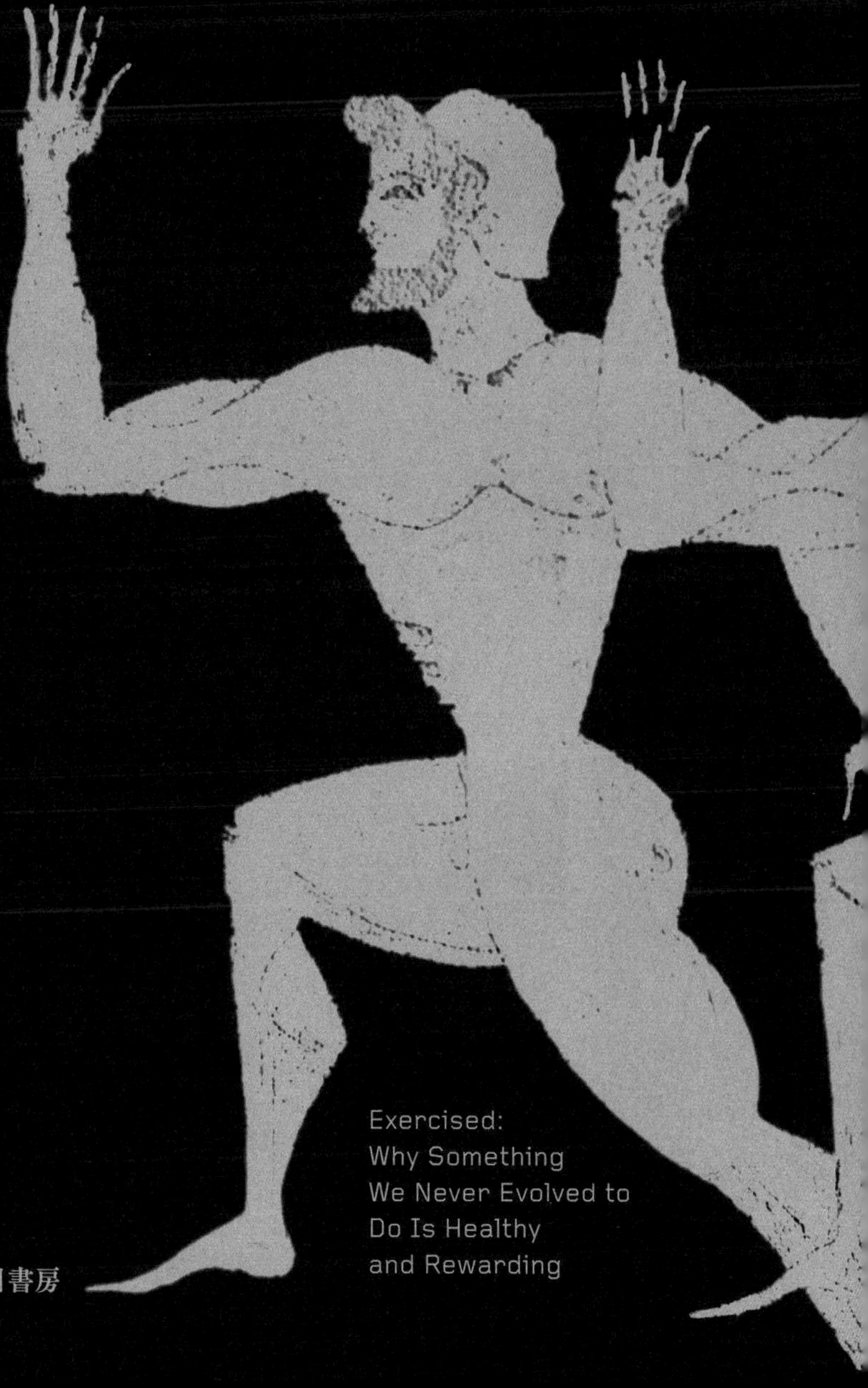

Exercised:
Why Something
We Never Evolved to
Do Is Healthy
and Rewarding

早川書房

運動の神話

〔上〕

EXERCISED
Why Something We Never Evolved to Do Is Healthy and Rewarding
by
Daniel E. Lieberman

Translated by
Kyoko Nakazato
First published 2022 in Japan by
Hayakawa Publishing, Inc.
This book is published in Japan by
direct arrangement with
Brockman, Inc.

装幀／加藤賢策

エリナーに

役に立つ三つの定義

身体活動［名詞］——骨格筋がエネルギーを使って生み出すあらゆる身体動作。

エクササイズ（運動）［名詞］——健康とフィットネスの維持・向上を目的として行なわれる、計画的で構造化された、反復を伴う自発的身体活動。

エクササイズド［形容詞］——イライラさせられる、心配な、不安にさせられる、悩まされる。

目次

本文訳注は〔　〕内に小さな文字で示した。

下巻目次

プロローグ

本書の執筆にとりかかりはじめた二〇一七年六月、私はケニアに飛び、トレッドミル（ランニングマシン）を購入して、ランドクルーザーでケニア西部、標高二一〇〇メートルの地にあるペムジャという辺境の共同体に運んだ。ペムジャは、巨大な花崗岩がそこかしこに露出するなだらかな丘と谷を抱く緑豊かな地域の端にあり、小さな畑と、泥と糞でできた壁、茅やトタンで葺《ふ》いた屋根を持つ、主に一間からなる質素な小屋が点在している。ペムジャは風光明媚なところだが、ケニアの水準から見ても貧しく人里離れた場所だ。そこに辿り着くには、八〇キロほどしか離れていない最寄りの都市エルドレットから、目的地に近づくにつれて危険度の増す道を丸一日近くも車で走らなければならない。天気の良い日でも、岩などの障害物が散らばる溝をよけながら曲がりくねる断崖絶壁の未舗装路を進むことになり、雨が降れば、道はドロドロとした火山性の泥が流れる急峻な川と化す。

私は過去一〇年間、学生たちやケニア人の共同研究者らとともに、ほぼ毎年このひどい道のりを繰り返してきた。その目的は、世界が急速に近代化する中で、そこに住む人々の身体がどのように変化するかを調べるためだ。ペムジャの住人は自給自足の農民で、舗装道路や電気、水道などがほとんどない中、何世代にもわたって先祖が行なってきた暮らしを変わらず営んでいる。ほとんどの人には靴やマットレス、薬、椅子など、私たちが当たり前のように使っているものを買う余裕がなく、自分たちの生活、とりわけ子供たちの生活を向上させるために、機械の助けを借りずに一生懸命働く姿には深い感動すら覚える。こうしたペムジャの人々を近隣のエルドレット市に住む同じカレンジン族の人たちと比較すれば、オフィスワークで一日中座るようになり、もはや日常的な肉体労働や、裸足で過ごしたり、地べたに座ったりしゃがんだりしなくなったときに、私たちの体がどう変わるかが調べられるのだ。

そこでトレッドミルの出番となったわけである。私たちはこのマシンを使って、この地域の女性が、水や食料、薪などの重い荷物を頭に載せたときに、どれほど効率よく歩くのかを調べようとした。しかし結局のところ、このトレッドミルは啓蒙的な失敗に終わることになる。マシンの上に立ってもらい、ベルトが動き出すと、女性たちは自意識過剰になって、ためらいがちにぎこちなく歩いた。あなたもおそらく、どこにも行かないために動くことを強いるこの騒々しい奇妙な装置に初めて乗ったときには、おかしな歩き方をしたことだろう。彼女たちのトレッドミルの歩き方は、練習を重ねるごとに少しずつ改善したものの、荷物を頭に載せた場合と載せない場合の通常の歩き方を測定するには、トレッドミルを捨てて、しっかりとした地面の上を歩いてもらうことが必要だと思い知らされた。

ペムジャにトレッドミルを運ぶのにかかった費用と時間と労力について愚痴りながらも、私は、このマシンには本書の主要なテーマが凝縮されていることに気がついた。すなわち「私たちは運動《エクササイズ》するように進化してきたわけではない」ということである。

どういうことか説明しよう。今日、運動《エクササイズ》のもっとも一般的な定義は、「健康やフィットネスのための自発的な身体活動」ということになっている。だがそれは最近の現象だ。狩猟採集や農耕にいそしんでいた、さほど遠くない私たちの祖先は、十分な食料を得るために毎日何時間も体を動かさなければならなかった。また、社会的な理由や楽しみのためにゲームをしたりダンスをしたりすることはあっても、健康のために何キロも走ったり歩いたりするような者はいなかった。さらには「運動《エクササイズ》（exercise）」という言葉に含まれる健康に関する意味合いも最近のものだ。英語の〝exercise〟という言葉は、ラテン語の〝exerceo〟（働く、訓練する、練習する）という動詞に由来するが、中世に使われ始めたとき、この言葉には耕作などの重労働という意味合いがあった。[1]〝exercise〟という言葉は、スキルや健康を向上させるために練習するという意味で長く使われてきたが、〝to be exercised〟と受け身で使われると、〝悩まされる、イライラする、何かに不安になる〟という意味にもなる。

「健康のために運動する」という概念が現代のものであるのと同様に、トレッドミルも最近の発明で、その起源は健康やフィットネスとは無関係だ。トレッドミルに似た装置はローマ人がウインチを回して重いものを持ち上げるのに使ったのが始まりで、それからずっと後の一八一八年に、ヴィクトリア朝の発明家ウィリアム・キュービットが、囚人を罰し、怠けるのを防ぐために改良したものだ。こうして一世紀以上にわたり、イギリスの囚人たちは（かのオスカー・ワイルドも含め）、巨大な踏み板のようなトレッドミルの上で、毎日何時間も足踏みをさせられていたのである。[2]

今でもトレッドミルが人を罰するために使われているかどうかについては意見が分かれるところだが、このマシンは産業化が進んだ現代社会における運動の奇妙な本質を突いている。もし私が、狩猟採集民やペムジャの農民あるいは私の五世代前の先祖に向かって、一日の大部分を椅子に座って過ごし、怠惰な生活を埋め合わせるためにお金を払ってジムに行き、同じ場所に留まることを強いるマシンに乗って汗をかき、疲労して不快に感じていると告げたら、頭がおかしいか愚か者だと思われるのがオチだろう。

私たちの先祖は、トレッドミルの不条理さに加えて、運動が商業化、産業化、何より医療化されていることに面食らうに違いない。楽しむために運動することもあるものの、今日では何百万人もの人々が体重管理や病気の予防、老化や死を避けるためにお金を払って運動している。運動はビッグビジネスなのだ。

ウォーキングやジョギングなどの運動の多くは本来無料だが、巨大な多国籍企業は、特別な服を着て特別な器具を使い、フィットネスクラブのような特別な場所で多額の金を支払って運動するように仕向ける。また、他の人が運動しているところを見るためにお金を払ったり、マラソンやウルトラマラソン、トライアスロンなど、過酷で潜在的に危険なスポーツイベントにわざわざお金を払って参加したりする人までいる。あなただって、数千ドルさえ支払えば、サハラ砂漠を横切って走る約二三〇キロのサハラマラソンに参加できる。[3] だが何より、運動は不安と混乱の元となった。なぜなら、運動が健康に良いことはわかっていても、十分かつ安全に楽しく運動することができないでいる人が大部分だからだ。私たちは、運動《エクササイズ》に悩まされて《エクササイズド》いるのである。

つまり、運動とは逆説的なものなのだ。健康的でありながら異常であり、本来無料でありながら高度に商品化され、喜びと健康の源でありながら、不快感、罪悪感、反感を抱かせる。では、この認識が私に本書を書かせることになった理由は何か。そして、あなたがこの本を読みたいと思う理由はどこにあるのだろうか。

運動にまつわる神話

実は私も、人生の大部分を通して運動に悩まされてきた者の一人だ。多くの人がそうであるように、自分が十分に体を動かす努力をしているのかどうか自信が持てず、子供時代は不安を抱えながら育った。使い古された言葉だが、小柄でオタクっぽかった私は、まさに「最後にチームに入れられる」ような子だった。もっと運動ができるようになりたいと思ってはいたが、運動能力の乏しさや恥ずかしさが、スポーツを避ける気持ちに拍車をかけた。小学一年生のときには、体育の時間に物置に隠れたこともある。今でも「運動」という言葉を聞くと、体育教師たちに屈辱を与えられた不安な記憶がよみがえる。もっと速く強く才能にあふれたクラスメートたちについてゆこうと、自分の体を恥じながら必死になる中、体育教師たちは私に怒声を浴びせかけた。「リーバーマン、そのロープを登るんだ！」と叫ぶB先生の怒鳴り声は今でも耳にこびりついている。学生時代は、まったくのカウチポテトだったわけではなく、二十代から三十代にかけては、ときおりジョギングやハイキングもしたが、それでも十分な運動はしていなかったし、どのような種類の運動をどの程度の頻度と強度で行ない、どう向上させたらよいかについては、ほとんど知識もなく、不安に思っていた。

運動熱は凡庸だったとはいえ、大学で人類学と進化生物学に夢中になった私は、人間の体がどのようにして、なぜ現在の状態になったのかを研究する道に進んだ。当初は頭蓋骨の研究をしていたが、様々な偶然が重なり、人間の走り方の進化にも興味を抱くようになり、さらにその研究がきっかけとなって、歩く、投げる、掘る、道具を作る、運ぶといった、人間の他の身体活動の進化についても研究するようになった。過去一五年間は世界中を旅し、勤勉な狩猟採集民や自給自足の農民などがどのように体を使っているかを観察する機会に恵まれた。そしてできるだけ冒険しようと努める中、可能な限り彼らの活動に加わってきた。たとえば、ケニアでは頭に水を載せながら走り、グリーンランドとタンザニアでは先住民の狩猟者と一緒にジャコウウシやクーズーを追いかけ、メキシコでは星空の下で古代から伝わるアメリカ先住民の徒競走に加わり、インドの田舎では裸足でクリケットをプレーし、アリゾナの山中では走って馬と競争した。ハーヴァード大学の私の研究室でも、これらの活動の根底にある解剖学、生物力学、生理学を調べるために、学生たちと実験を行なっている。

実験と研究を通し、私は徐々にある結論に達した。すなわち、アメリカをはじめとする先進社会では、運動とは現代的なものでありながら健康的な行為でもあるという逆説的な認識に欠けているため、運動に関して私たちが抱いている信念や態度の多くは神話にすぎないという結論だ（ここでいう「神話」とは、広く信じられている、不正確で誇張にまみれた主張のことを指す）。誤解のないように付け加えると、私は運動が有益でないとか、あなたがこれまでに読んできた運動に関する話がすべて間違っているとか言っているわけではない。そんな主張をするのは馬鹿げたことだ。とはいえ、現代の産業化された運動に対するアプローチは、身体活動に関する進化論的・人類学的な視点を無視あるいは誤って解釈しており、誤解、過大評価、誤った論理、散見する誤り、そして許しがたい責任転嫁により損なわれているという事実を、論拠を挙げて明確にしたい。

これらの神話の中でも特に問題なのが、「私たちは運動をしたがって当然だ」という思い込みである。私は、運動のことを好んで自慢し、「運動は薬だ」、「老化と死期を遅らせる魔法の薬だ」と繰り返し吹聴する人々のことを〝エクサシスト（exercist）〟と呼んでいる。きっとあなたもそんな人に心当たりがあるだろう。エクサシストによると、狩猟採集生活を送っていた私たちの祖先は、何百万年にもわたって、歩く、走る、登るといった身体活動を通して生き延びてきたのだから、「人間は運動するために生まれてきた」ということになる。進化論を否定するエクサシストでさえ、人は運動するように運命づけられていると信じている。神はアダムとイヴをエデンの園から追放したとき、彼らに生涯にわたる農耕の苦役を課したのだから――「お前は顔に汗を流してパンを得る／土に返るときまで」（創世記 第三章一九節 新共同訳）。こうして私たちは、体に良いからというだけでなく、人間の基本的条件として運動することが必要だ、としつこく言われる。十分に運動しない人は怠け者とされ、「痛みなくして得るものなし」という考えがもたらす肉体的苦痛は美徳になる。
運動にまつわる神話は、誇張という形でも存在する。もし世間で言われるように運動が大部分の病気を治したり予防したりする「魔法の薬」なら、なぜ、身体を動かさない人が増えているにもかかわらず、長生きする人が増えているのか。人間は基本的に緩慢で弱い存在なのか。持久力を得ると体力が犠牲になるというのは本当か。椅子は私たちを殺すことになるのか。体重を減らすのに運動は役立たないのか。年齢を重ねると体を動かさなくなるのは正常なことなのか。赤ワインを一杯飲むのは、ジムで一時間ワークアウトするのと同じ効果があるのか。[4]
不正確で、ずさんで、矛盾した運動に関する考え方が私たちを襲い、混乱と疑心暗鬼に陥れる。一日一万歩あるき、座らないようにして、エレベーターは絶対に避けるようにと言われる一方で、運動しても体重は減らないと言われる。もっと体を動かす時間をとるよう強く勧められ、猫背を直せと叱られる一方で、寝る時間を増やして、腰をサポートする椅子を使うように勧められる。専門家の意見は週に一五〇分の運動が必要だということで一致を見ているが、一日に数分間高強度運動をするだけで健康になれるという記事もある。フィットネス専門家の中には、フリーウェイトを勧める者もいれば、ウェイトマシンを勧める者もおり、有酸素運動が足りていないと叱る者もいる。ジョギングを勧める専門家もいれば、膝を痛めて関節炎になると警告する者もいる。また、運動のしすぎは心臓に負担をかけるため履き心地の良いスニーカーが必要だと言われたかと思うと、次の週には、運動をしすぎることなどほぼ不可能で、最低限の薄さの靴がベストだと言われる。
運動に関する多くの神話、とりわけ「運動するのは正常なことだ」という神話は、混乱や疑念を広める以上に、運動しない人々に手を差し伸べないにもかかわらず運動しない人々を不当に非難するというもっとも悪質な結果をもたらす。運動すべきことは誰もが理解しているが、「これだけの量を、この方法でやれ」と言われることほどイライラさせられることもない。その半面、「ただやればいい」と言われるのは、薬物依存者に向かって「ただノーと言えばいい」と助言するのと同じくらい無益だ。運動が自然なことだというのなら、なぜ長年の努力にもかかわらず、任意の運動を避けようとする人々のもつ根深く自然な本能を克服するための効果的な方法が、いまだに見つかっていないのか。二〇一八年に数百万人のアメリカ人を対象に行なった調査では、成人の約半数、十代の約四分の三までが、基準となっている週一五〇分の身体活動を満たしていないと答え、余暇に運動していると回答した人も三分の一以下だった。[5] 客観的に見ても、二一世紀に暮らす私たちは運動を促進するうえでまったくいい仕事をしていない。その理由の一つは、体を動かすことと動かさないことに対するアプローチが混乱しているためだ。

だが愚痴はこのぐらいにしよう。では、どうすればよりよいアプローチがとれるのか、そして、本書を通してあなたに得てもらいたいことは何なのかをお話ししたい。

なぜ博物学なのか?

本書の前提は、進化論的・人類学的な視点が、「運動のパラドックス」すなわち「私たちは運動するようには進化してこなかったはずなのに、運動は、なぜ、どのようにして、これほど健康に役立つのか」という疑問の理解に貢献するというものだ。さらに私は、これらの視点が、運動に不安や戸惑いを感じている人や、曖昧な気持ちを抱えている人に、運動するきっかけを与えることになるとも信じている。それゆえ本書は、運動愛好家の人々のためのものであるのと同じくらい、運動に悩まされ、運動することに苦労している人のためのものでもある。

まずは、このテーマにアプローチするにあたって、私がとらない方法について説明しよう。運動に関するウェブサイトや記事、本などを読んだことがある人ならすぐに気づくと思うが、私たちが知っていることのほとんどは、アメリカやイギリス、スウェーデン、日本などの近代的な先進国に暮らす人々の観察に基づいている。これらの研究の多くは疫学的なものだ。つまり、個人を集めた大規模な母集団を調べて、健康と身体活動の関連性といったものを見つけるのである。たとえば、これまで何百もの研究において、心臓病、運動習慣、および年齢、性別、収入といった諸要因の相関関係が調べられてきた。これらの分析は、相関関係を明らかにしても、因果関係は明らかにしてくれない。また、特定の変数が特定の結果に及ぼす影響を測定するために、人間（多くの場合は大学生）やマウスを、運動を行なう群と行なわない群に無作為に短期間割り付ける実験も数多く行なわれてきた。何百にも及ぶこれらの研究では、たとえば、運動量の違いが血圧やコレステロール値に与える影響などが明らかにされている。

本質的に、こうした研究に悪いところは何もない。これから見てゆくように、私も本書全体を通してこれらの研究を数多く引用している。ただし、運動を狭く捉えすぎていることに問題がある。まず、人間に関するこうした研究のほぼすべては、現代の欧米人やエリートアスリートを対象にしている。これらの集団を研究することに問題があるわけではないが、欧米人は世界人口の約一二％を占めるにすぎないうえ、人類の進化的歴史を代表しているとは言いがたい場合も多い。一方、エリートアスリートを研究対象にすることは、通常の人間の体の仕組みに関する見方をさらに偏らせてしまうことになる。一マイル（約一・六キロメートル）を四分未満で走れたり、五〇〇ポンド（約二二七キログラム）以上のベンチプレスができたりする人など、いったいどれだけいるだろうか。さらに言えば、あなたの体の仕組みは、どれほどマウスに似ているというのか。同じくらい問題なのは、これらの研究では、運動がいかに異常なものであるかを考慮していない点だ。それは、「なぜ」という重要な疑問に効果的に取り組まないことからきている。大規模な疫学調査や管理された室内実験は、運動が身体にどのような影響を与えるのかを明らかにし、運動の利点を強調し、運動をしたがらず、運動について混乱しているスウェーデン人やカナダ人がどれだけいるかを定量化することはできるだろう。だが、なぜ運動が身体に影響を与えるのか、なぜ多くの人が運動に消極的なのか、そしてなぜ身体を動かさないと老化が早まり病気になる可能性が高まるのかということについては、ほとんど答えを出してくれない。

このような問題を解決するには、欧米人やアスリートに焦点を当てた従来の研究方法に加えて、進化論的・人類学的な視点を取り入れることが必要だ。そのため本書では、アメリカなどの先進国の大学キャンパスや病院を飛び出して、人類の大部分が今でも生活している文脈の中で労働や休息や運動をしている様々な人を見てゆくことになる。その過程で、異なる大陸の異なる環境にいる狩猟採集民や自給自足の農民たちを調べ、人類の身体活動の歴史と進化を理解するために考古学や化石の記録を掘り下げ、他の動物、特に私たちに最も近い類人猿との比較を行なってゆく。そして最後に、人間の体の仕組みと行動に関するこれらの多様な証拠を、適切な生態学的・文化的文脈に統合することになる。アメリカの大学生、アフリカの狩猟採集民、ネパールのシェルパがどのように歩いたり、走ったり、座ったり、物を運んだりするかを比較し、そうした活動が健康にどのような影響を与えているのかを知るには、それぞれの生理学的、文化的な違いを知らなければならない。つまり、運動を真に理解するためには、人間の身体活動と身体的に不活発な状態に関する博物学を調べることが必要なのだ。

そのため、これからの各章では、進化論的・人類学的な視点を駆使して、身体活動と身体的に不活発な状態、そして運動に関する数々の神話を検証・再考してゆくことになる。はたして私たちは運動するように生まれついているのか？　座りっぱなしは新たな喫煙なのか？　猫背は悪いことなのか？　睡眠は八時間必要か？　人間は比較的緩慢で弱い動物なのか？　ウォーキングは減量に役立たないのか？　ランニングは膝を痛めるのか？　年をとって運動量が減るのは正常か？　運動するよう人を説得するベストな方法は？　最適な運動のタイプや量はあるのか？　運動はがんや感染症などへのかかりやすさにどの程度影響を与えるのか？　本書のマントラは、運動の生物学は進化に照らして見なければ筋が通らず、行動としての運動は人類学を通して見なければ筋が通らないというものだ[6]。

すでに運動が好きな方には、様々な種類の身体活動と身体的に不活発な状態はなぜ、どのようにしてあなたの体に影響を与えるのか、運動は魔法の薬ではないのに、なぜ健康を促進するのか、そして、なぜ最適な運動量や運動の種類というものが存在しないのかについて新たな知見を与えたい。また、運動が苦手な方には、なぜ、いかにしてそれが正常なことであるのかを説明し、体を動かす方法を見つけるヒントを提供し、様々な種類の運動の利点と弱点が見極められるように応援しよう。だが本書は自己啓発本ではない。「健康になるための七つの簡単なステップ」のような考えを売り付けたり、階段を上り、マラソンし、英仏海峡を泳いで渡ればいい、などとそそのかしたりするつもりもない。本書の目的は、体を動かしたときや楽にしているときに私たちの体がどのように機能するのか、運動はなぜ、どのように健康に影響を与えるのか、そして体を動かすために私たちはどう協力し合えるか、といった魅力的な科学を批判的な視点から専門用語を使わずに探求することにある。

博物学としての本書は四つのパートに分かれている。導入部のこの章に続くパートⅠからパートⅢは、人間の身体活動と身体的に不活発な状態の進化の過程を大まかにたどるもので、章ごとに異なる神話にスポットライトを当てる。身体活動を理解するには、身体活動を行なわない状態の理解が欠かせないため、パートⅠは身体的に不活発な状態を見てゆくことから始まる。座っているときや寝ているときなど、楽な姿勢をとっているときに私たちの体は何をしているのだろうか？　パートⅡでは、疾走する、持ち上げる、戦うなど、スピード、力（ストレンクス）、パワーを必要とする身体活動について見てゆく。パートⅢでは、歩く、走る、踊るといった持久力を必要とする身体活動と、加齢における影響を調べる。最後のパートⅣでは、現代の世界に生きる私たちがよりよく運動するには、人類学的・進化論的アプローチがどのように役立つのかを検討する。私たちはどうすればより効果的に運動ができるようになるのか？　様々な種類の運動やその量は、どの程度まで、いかにして、なぜ、私たちを不健康や死に追いやる主な疾患の予防や治療に役立つのか？

だが結論に至るには、まだまだ長い道のりを越えなければならない。まずは、この文章を読んでいる皆さんが今やっているであろうこと、つまり「動かないでいること」から始め、「運動するのは正常なことだ」という最大の神話を掘り下げてゆくことにしよう。

第一章　人は休むようにできているのか、それとも走るようにできているのか

神話その1——私たちは運動するように進化してきた

重労働をしても死なないというのはほんとうだが、それを敢えて試すようなことはしないほうがいいと思ったんだ。

——ロナルド・レーガンの言葉、《ガーディアン》紙の取材で（一九八七年）

私は傑出したアスリートではないし、そうなりたいと思ってもいない。マンハッタン島の周囲を泳いだり、アメリカ大陸を自転車で横断したり、エベレストに登頂したり、ベンチプレスで何百キロも持ち上げたり、棒高跳びで何かを飛び越えたいなどと思ったことは一度もない。究極の持久力を試す様々なスポーツの中でも絶対にやりたくないのはフルトライアスロンだ。それだけはごめんこうむりたい。それでも過酷な運動には興味がある。そこで、二〇一二年一〇月、ハワイの伝説的なアイアンマン世界選手権大会に先立って開催されるスポーツ医学会議に招聘され、そのあと大会を観戦する機会を提供されたときには、喜んで応じたのだった。

逆説的なことに、過酷なことで悪名高いこの耐久力レースは、楽園のようなハワイのコナで行なわれる。そこは、休暇で訪れる人々にリラックスしてもらえるよう町ぐるみで取り組んでいる魅力的な場所だ。レース前の数日間、コナでは誰もが全力で快楽を追い求めているように見える。みな、絵のように美しいビーチで泳ぎ、シュノーケリングやサーフィンをし、夕日を見ながらフルーティーなカクテルを飲み、街をそぞろ歩きしながらアイスクリームを食べ、お土産やスポーツ用品を品定めしたりしている。数あるバーやクラブで夜遅くまでパーティーを楽しむ人もいる。ゆったりとした時間が過ごせて快楽に身をゆだねられる南国のリゾートを探しているなら、コナに勝る場所もないだろう。

やがて土曜日の午前七時きっかりにレースが始まる。町にそびえる火山の青いシルエットの背後から朝日が昇って空がバラ色に染まる中、レースの第一行程として、二五〇〇人ほどの超壮健な人たちが桟橋から太平洋に飛び込み、湾内往復三・八六キロメートルの遠泳に挑むのだ。ちなみに三・八六キロとは、オリンピックプールの端から端までを七七回泳ぐのに相当する。スタートの合図を待つ選手の多くは不安げな表情を浮かべているが、ハワイアンドラムの響きや数千人の観客の声援、そして車ほどもあるスピーカーから流れてくる大音量の音楽がアドレナリンを刺激して、選手の気持ちを高ぶらせる。いよいよスタートして、大勢の選手が水しぶきを立てるさまは、まるでサメが餌を奪い合っているようだ。

それからほぼ一時間後、先頭の選手たちが陸に戻ってくる。水をしたたらせて海から上がってきた選手はテントに走り込み、自転車競技用のハイテクウェア（と空気力学に基づいて設計されたヘルメット）を身に着けて、一万ドル以上もする超軽量自転車に飛び乗り、一八〇・二五キロメートルにわたって溶岩砂漠を走り抜く第二行程に消えてゆく。この距離を走るには最高のライダーでも四時間半はかかるから、私はホテルに戻って、南国の朝食をゆっくり味わうことにする。それは、自分は運動しないですんでいるという事実により、いっそうおいしく感じられる。そう、太陽がじりじり照りつける島で一八〇キロもの距離を自転車で全力疾走しながらも、最後の試練であるフルマラソン完走のためのエネルギーが温存できるという二〇〇〇人ほどの人類同胞に思いを馳せると、エッグベネディクトやコーヒーが、いっそう美味に感じられてくるのだ。

　体を休めてリフレッシュした私は会場に戻り、エリート選手たちが自転車から飛び降りてランニングシューズを履くやいなや、海岸沿いで執り行なわれる四二・一九五キロのフルマラソンに突進してゆく姿を眺める。過酷な蒸し暑さ（摂氏三二・二度）のもとで選手たちがその距離を走り抜けるあいだ、私はゆっくりと昼食を楽しみ、軽く昼寝をむさぼる。そして午後二時過ぎにゴールシーンを見に会場に舞い戻り、今まで見た中で最も熱狂的な光景を目にするのだ。先頭走者たちは、町のメインストリートに戻ってくると、熱狂する友人やファンが立ち並ぶ狭い通路に誘導される。会場はリズムを刻む大音量の音楽にかられて興奮のるつぼと化している。ゴールでは各完走者が、（男性・女性を問わず）「あなたはアイアンマンだ！《YOU ARE AN IRONMAN!》」という慣例となっている大音量の呼び声に迎えられ、そのたびに観客が大歓声を上げる。スタート後およそ八時間でゴールするエリート選手たちは、石のような表情を浮かべてゴールラインを割る。彼らは人間というよりサイボーグみたいに見える。だがその後、試練を終えたアマチュア選手たちが到着する段になると、このレースを完遂することの意味が垣間見えてくる。多くの者は歓喜のあまり涙を流す。膝をついて地面にキスをする者もいる。胸を叩いておたけびを上げる者もいる。一部の選手は危険な状態に陥りかけ、医療テントに急搬送される。

　最もドラマチックなゴールシーンは、一七時間のデッドラインが近づく真夜中近くに見られる。これらの勇敢な人々は痛みや疲労を乗り越えて必死に体を動かし、あと一歩を踏み出そうと心を奮い立たせる。足を引きずりながら街に入ってきたときには、死の淵に立っているように見える人さえいる。

だが、ゴールの光景と、ホームストレッチの両側に並んで声援を送る友人、家族、ファンの感情的エネルギーが彼らを前に進ませる。よろめき、脚をひきずりながらも、最後には走り出してゴールにたどり着き、恍惚の表情を浮かべて崩れ落ちる。アイアンマンのモットーが「不可能なことなど何もない（Anything Is Possible）」である理由がほんとうに理解できるのは、この真夜中のゴールの瞬間だ。

エルネスト

アマチュアのアイアンマンが真夜中近くにゴールする姿は感動的だ。それでも私は、どれほどお金を積まれてもフルトライアスロンをやる気にはなれないという確信を新たに抱いて帰宅した。さらには、私が目にしたものは異常であるばかりか、懸念さえ生じさせるものだという思いも抱かずにはいられなかった。あの地獄のような状況に身をさらして「不可能なことなど何もない」ことを証明するために、人を何年も日々のトレーニングに駆り立てる動機とは、いったい何なのだろう？　フルトライアスロンに参加するには、極度の熱意と資金が必要だ。航空券、ホテル代、ウェアも含めれば、アイアンマンの多くは年間数万ドルもの金額をスポーツに費やしている。アイアンマン世界選手権大会には、がんのサバイバー、修道女、退職者などを含め、多岐にわたる人々が参加しているとはいえ、大部分の参加者は裕福なA型人間（よく遊び、よく働き、競争的でエネルギッシュなタイプの人）で、仕事に打ち込むのと同じくらい運動に熱中している人々だ。このようなトライアスリートは尊敬に値するものの、彼らは体を傷つけていないのだろうか？　大会参加資格を得たアイアンマン一人につき、どれほどの数の参加予定者が深刻な怪我のために欠場しているのだろう？　フルトライアスロンに出場するために求められるトレーニングは、選手の友人や家族、結婚生活にどれほどの犠牲を強いているのだろうか？

そんなことを考えながら、数週間後、私は荷物をまとめて、先進国の暮らしとは無縁の場所、メキシコのシエラ・タラウマラ（コッパーキャニオンズとも呼ばれる）に向かった。そこで私は、コナのトライアスリートたちとはまったく異なるアスリートたちに出会い、アイアンマン世界選手権大会とはまったく異なる競技を観察することになって、「むちで打たれた」としか表現できないような強烈な体験をしたのだった。その際に出会ったすべての人の中で、私の既成概念を最も強く揺さぶったのは、海抜二一三〇メートルの人里離れたメサ（急斜面の周囲と平らな頂上を持つ地形）で出会ったエルネスト（仮名）という老人である。

シエラを訪れたのは、長距離を走ることで名高いアメリカ先住民のタラウマラ族（タラウマラ族の人々は自分たちを「足で走る人」を意味する「ララムリ」と呼んでいる）を調査するためだった。タラウマラ族については、過去一世紀にわたって何十人もの人類学者が研究結果を公表してきたが、その知名度が世界的に高まったのは、二〇〇九年のベストセラー『BORN TO RUN 走るために生まれた――ウルトラランナーVS人類最強の〝走る民族〟』（クリストファー・マクドゥーガル著、近藤隆文訳、NHK出版、二〇一〇年刊）のおかげである。この本では彼らのことを、想像を絶する距離を日常的に走る、裸足の超健康的な「スーパーアスリート」からなる「知られざる部族」として描いている。[1] 興味を抱いた私は、彼らがクッション性の高い現代的なランニングシューズを履かずにどのように走るのかについてデータを集めたいと思い、ガイド、通訳、そして足やランニングのバイオメカニズムを測定する科学機器一式を携えて、一二〇〇メートルの崖に沿う危険なスイッチバックの道を上り下りしたのだった。

私はエルネストに出会うまでに、数十人のタラウマラ族の男女について取材と測定を行なっていた。

そしてその結果、彼らの走り方について書かれたもののほぼすべてに疑問を抱くようになっていた。並外れたランナーの民族だという評判にもかかわらず、走っている人はそれまで一人も見かけなかったし、裸足の者さえいなかったからだ。それでも彼らが勤勉な労働者であり、疲れを知らぬウォーカーであることはわかった。取材した人のほとんどは、走ったりはしない、あるいは年に一回だけレースに参加すると答えた。タラウマラ族のすべての人が優れたランナーであるわけではないように見受けられ、腹が出ていたり、太りすぎたりしている人も少なくなかった。

だがエルネストは違った。小柄な七十代の男性だが、二、三〇歳は若く見える。初めに身長、体重、脚と足の長さを測り、短いトラックを走ってもらって高速度ビデオカメラでバイオメカニズムを記録したとき、彼はほとんど口をきかなかった。だがありがたいことに次第に饒舌になり、かつて走って鹿を追い詰める狩りをしていたことや、儀式で何日も踊り続けたことなどを（通訳を介して）話し始めた。若い頃はチャンピオン・ランナーで、今でも年に数回はレースに出ているという。だが、どうやってトレーニングしているのかと尋ねたとき、彼は質問の意味が理解できなかった。私をはじめとするアメリカ人は、健康を維持し、レースに備えるために週に何度もランニングをするのだと説明すると、彼は不審な顔つきをした。さらに質問を重ねると、無駄なランニングなど馬鹿げていると思っていることを、かなりはっきりと示した。エルネストは信じられないという面持ちで、「必要もないのに、なぜ走ろうなどと思うのか」と尋ねてきたのだ。

私は、厳しいトレーニングが伝説となっているアイアンマン大会出場選手の強烈さを目の当たりにしたばかりだったので、エルネストの問いには笑いを禁じえない一方で、考えさせられてしまった。彼の問いは、私を含めた多くの欧米人の運動習慣を、まったく異なる視点に位置付けたのである。もしあなたがエルネストのように、機械の助けを借りずにすべての食料を調達する自給自足の農民だったら、ただ健康を維持するために、あるいは「不可能なことなど何もない」ことを証明するだけのために、貴重な時間とカロリーを費やして運動しようなどと思うだろうか？

エルネストは、アイアンマン大会で目にしたものは異様だという私の確信を強めてくれたし、マラソンのためにトレーニングをしている自分の正気を疑わせてもくれた。現実というより神話のように思われるタラウマラ族のランニングに対する私の好奇心もいっそう強まった。エルネストはトレーニングをしたことはないと言うし、私自身、タラウマラ族の人が一人で走っているところも目にしてはいなかったが、タラウマラ族の男性と女性はそれぞれアイアンマン大会のような競技を行なっているという話は何度も耳にし、読んでもいたからだ。

「アリウェテ」と呼ばれる女性のレースでは、十代の少女や若い女性がチームを組んで、布製の輪を追いかけながら約四〇キロ走る。男子レースの「ララヒッパリ」では、男性チームがオレンジ大のボールを蹴りながら一三〇キロ近くも走る。タラウマラ族が無駄な運動を馬鹿げていると考えているのなら、なぜ彼らの中に、アイアンマンのように正気とは思えない距離をときおり走る者がいるのか？それと同じくらい重要な疑問は、これほどの偉業をトレーニングなしに、どうやって成し遂げているのか、だった。

星空の下でのララヒッパリ

エルネストと出会って間もなく、私はタラウマラ族の伝統的な「ララヒッパリ」という徒競走を見る機会を得て、これらの疑問に対する答えをいくらか手にすることができた。そのレースは、最寄りの町から歩いて二日ほどのところにあるタラウマラ族の小さな集落近くの山頂で、八人ずつの二チームに分かれて催された。エルネストが属するチームのキャプテンは、『BORN TO RUN』にも華々しく登場するタラウマラ族のチャンピオン・ランナー、アルヌルフォ・キマーレ。対するチームのキャプテンは、アルヌルフォのいとこで、同じくチャンピオン・ランナーのシルヴィーノ・クベサーレだった。あらかじめケルン（石をピラミッド型に積み上げた道標）がおよそ四キロ離して設置され、先にそのケルン間を一五周回したほう、または相手を一周回分追い抜いた（つまり約八キロ先行した）ほうが勝利チームになると取り決められていた。

朝はご馳走で始まった。ランナーの他にも二〇〇人ほどのタラウマラ族の人々が、この行事を楽しみ、交流を深め、畑仕事の息抜きをしようと、近隣や遠方から集まっていた。朝食の場では、ランナーたちが黙々とチキンシチューを腹に詰め込む中、それ以外の者たちは出来立てのトルティーヤ、チリコンカン、そしてドラム缶で調理した膨大な量のスープをむさぼった。このスープには、一頭分の牛ほぼ丸ごとのほか、トウモロコシ、カボチャ、ジャガイモが入っている。饗宴に加えて、人々は二つのチームに、ペソや、衣類、ヤギ、トウモロコシなど、金や様々な物品を賭けていた。このリラックスした混沌状況が数時間続いたあと、午前一一時ごろに、何の派手な合図もなく、ランナーたちがスタートした。図1に示すように、ランナーたちの服装はふだんのものとまったく変わらず、鮮やかな色のチュニックとふんどしを身に着け、タイヤで作った靴底を革ひもで足に固定したサンダル（ワラーチ）を履いている。チームには、それぞれ手彫りの木のボールがある。それをつま先でできるだけ遠くまではじき、走って探し出しては、また蹴るのだ。手は一切使わない。どちらのチームも決して走りを止めないが、ときおり一部の観客（私も含む）がレースに飛び入り参加して一周か二周伴走し、「イウェリガ！　イウェリガ！」（「息」と「魂」の両方の意味がある）と叫んでランナーを激励する。ランナーの喉が渇いたときには、仲間が「ピノレ」（トウモロコシの粉を水で溶いたゲータ

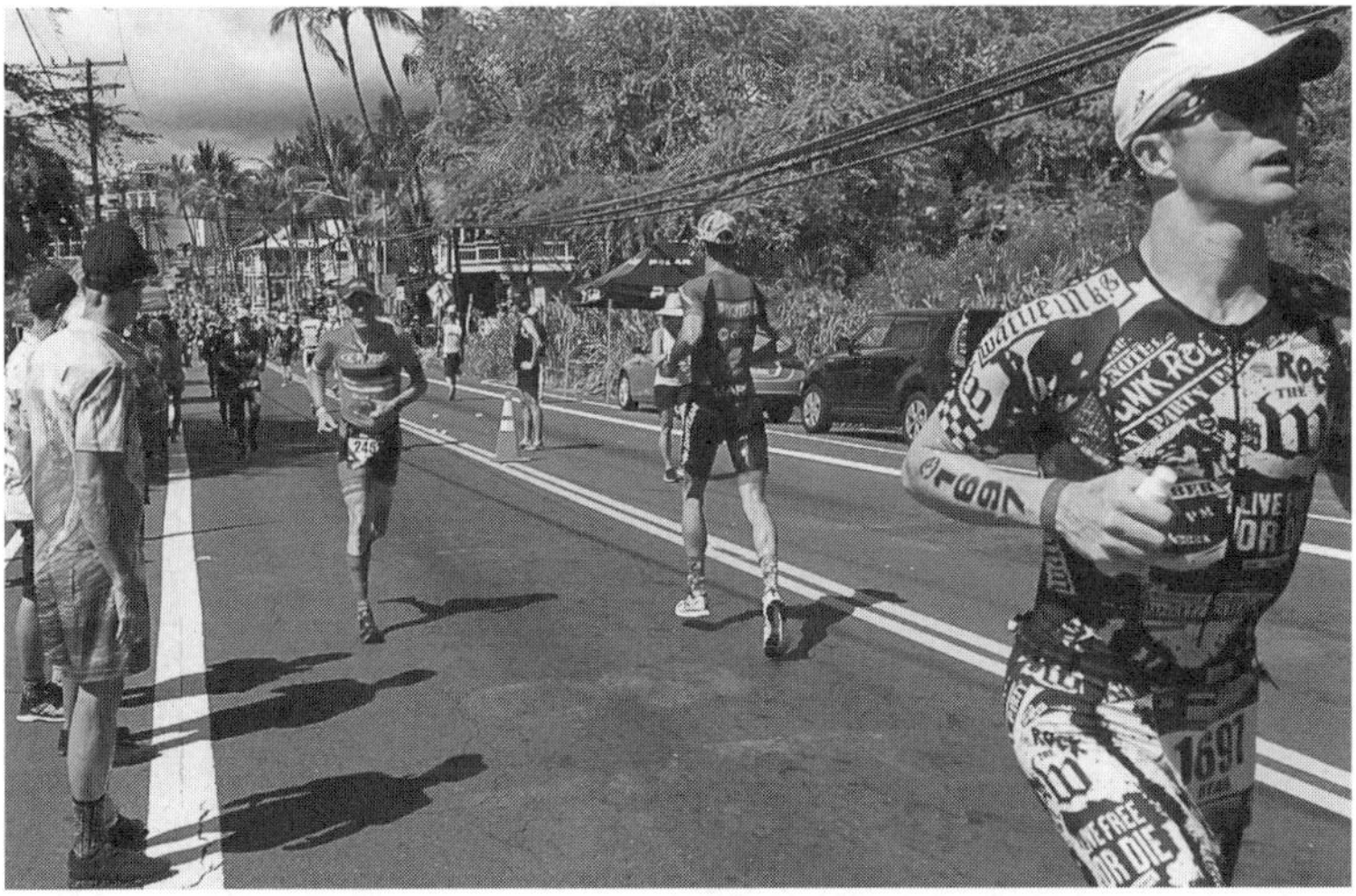

図1　２つの異なるレース――ハワイ、コナのアイアンマン世界選手権大会（上）とメキシコ、シエラ・タラウマラのララヒッパリ（下）。タラウマラ族のランナー（アルヌルフォ・キマーレ）が、足ではじいたばかりのボールを追いかけている。（著者撮影）

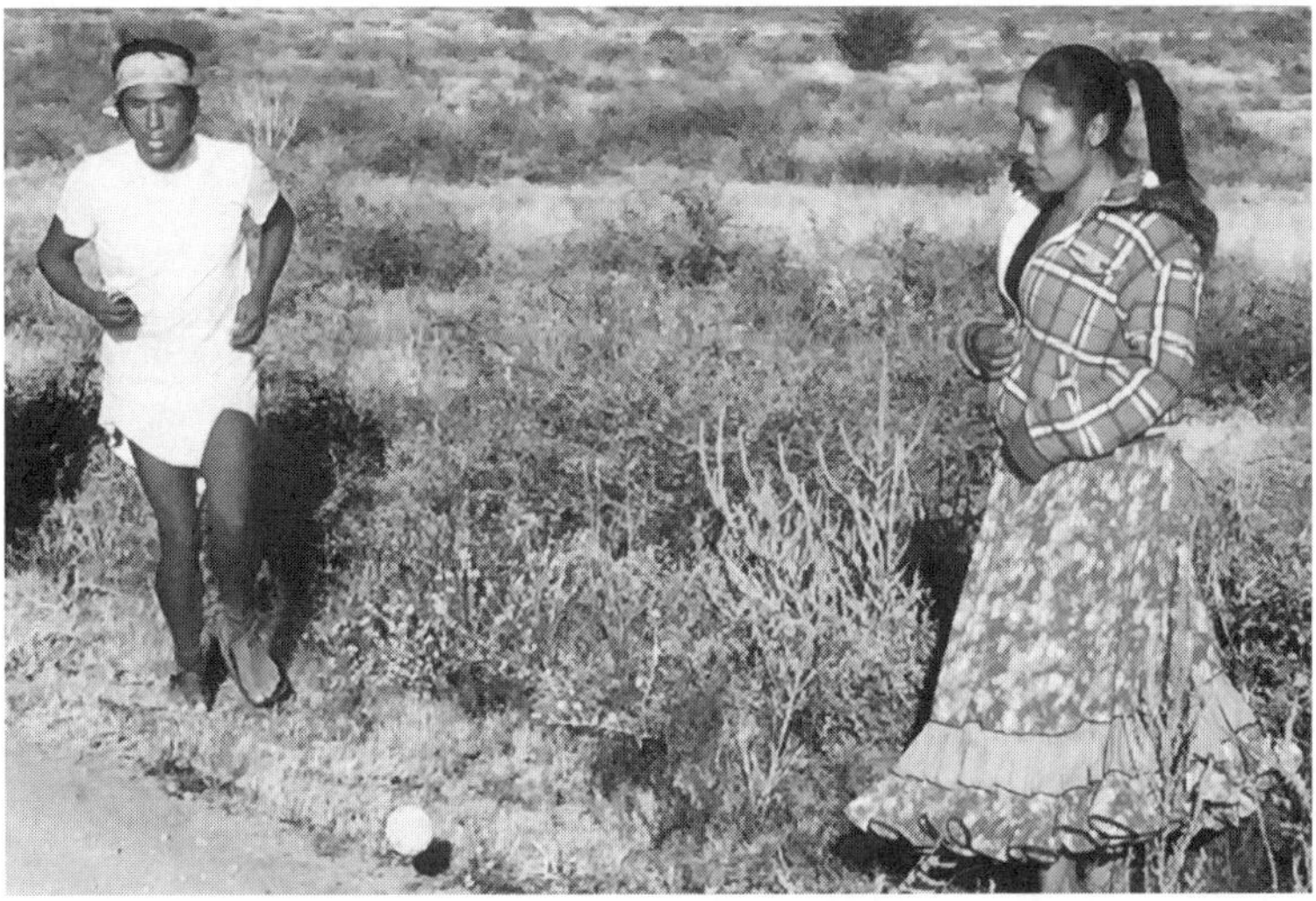

レードのような飲み物）を差し出す。

最初の六時間ほどは、どちらが勝つのかわからない状態だった。アルヌルフォのチームとシルヴィーノのチームは、一マイル一〇分程度（一キロ約六分一五秒）の緩やかなジョギングペースでコースを走っていた。一二月の暖かい日が、星の瞬く冷たい夜に変わっても、ランナーたちは松明《たいまつ》で道を照らしながら、休むことなく走り続けた。私もアルヌルフォのチームに飛び入り参加した。あの星空の下、大事なボールに意識を集中させ、それを蹴り、探し、走り続けるアルヌルフォとその仲間の姿を松明片手に追った夢のような感覚は生涯忘れないことだろう。しかしやがて、こむら返りを起こして脱落者が出はじめ、ついに深夜、アルヌルフォのチームがシルヴィーノのチームを一周追い抜いて、レースは終わった。スタートからおよそ七〇マイル（約一一二・六キロ）の地点だった。コナとは違って、拍手もなく、アナウンサーもおらず、勝利を祝う音楽もなかった。ただ、全員が大きな焚き火の周りに集まって座り、ひょうたんから自家製のコーンビールを飲んだだけだった。

ララヒッパリは、一見するとアイアンマン選手権大会とは正反対に位置するもののように思える。それは商業的なところのまったくない素朴な共同社会のイベントで、おそらく数千年も前から続いてきたと思われる古い伝統の一つだ。[2] 開催時期も決まっていなければ、参加料もとらず、特別なウェアを身に着ける者もいない。だが、その他について言えば、ララヒッパリの多くの局面は馴染みのあるものだ。優勝者に与えられるトロフィーや賞品こそないものの、レースは真剣勝負で、優勝チームは賭けのおかげで、ちょっとした財産を手にする。ゲータレードの代わりには、ピノレがある。タラウマラのランナーは、アイアンマン世界選手権大会のトライアスリートと同じように、極度の身体的苦痛をこうむり、吐き気、こむら返り、激しい疲労感と戦わなければならない。そしておそらく最も重要な共通点は、参加者のほとんどはランナーではなく、見物人だということだ。レースに飛び入りして数周分走る者もいるにはいるが、レースに出場するタラウマラ族のランナーはごく一部にすぎない。ほとんどの者は走らずに観戦を楽しんでいる。

「アスレチックな野蛮人」という神話

コナやシエラ・タラウマラで見たレースは感動的だったが、当惑させられるものでもあった。進化の観点から見た場合、必要のない身体活動を行なうために、ときには極限まで体を酷使する人間と、不必要な努力を避けたがる人間のどちらが正常なのだろう？　また、なぜ一部のタラウマラ族の人はトレーニングもせずに連続して長距離が走れるのか。アイアンマンたちは同じような持久力レースを完遂するために何年も熱心に練習や準備をしているというのに？

これらの質問に対する答えは典型的に、「生まれか育ちか」という考えの領域に見いだされる。古くからあるこの議論の一方にあるのは、アスレチックな傾向や才能は生来のものだという考え方だ。背の高さや、肌の色の濃さが遺伝子に由来するのと同じように、アスリートになる生物学的能力や心理的傾向も、遺伝子に由来するはずだというのである。もし「生まれ」が「育ち」より重要であるなら、究極のアスリートになるには、まず適切な遺伝子を持つ適切な親を持つ必要がある。実際、何十年にもわたる研究により、遺伝子は、そもそも運動しようとする動機を含め、スポーツや運動の様々な面で重要な役割を果たしていることが証明されてきた。[3]とはいえ、集中的な研究が行なわれたにもかかわらず、スポーツ選手の才能の多くを説明するはずの遺伝子は同定されていないし、なぜケニア人やエチオピア人のランナーが長距離走で現在圧倒的な強さを誇っているのかという疑問も解明されていない。[4]さらには、持久力の限界に挑戦するプロのアスリートを対象とした研究によると、彼らが乗り越えなければならない壁には、筋力の効果的な行使、体への効率的な燃料補給、体温のコントロールなどの生理学的な課題に加え、それらをも上回る大きな心理的ハードルも含まれることがわかっている。偉大なアスリートは、先に進み続けるために痛みに対処し、戦略を立て、何より「自分はできる」という信念を抱くことが必要なのだ。[5] そのため、私たちは、「生まれか育ちか」という議論のもう一方の側にも目を向けて、環境、とりわけ文化が、ふつうの人々の運動能力や運動への動機づけにどのような影響を与えているのかについて考える必要がある。

　身体活動に対する環境の影響について、最も広く信じられ、かつ直感に訴える考えは、「自然人理論」として知られる概念から生じている。一八世紀の哲学者ジャン・ジャック・ルソーが提唱したこの見解によると、彼が呼ぶ自然の「野蛮な」状態の中で生活している人間は、文明に侵されていないため、人類に生得的に備わっている本来の姿を反映しているという。この理論は、文明社会の社会的・道徳的悪に汚されていない非欧米人は、生まれつき善良で品行正しいという「高貴な野蛮人」の神話をはじめ、様々な形に歪められてきた。

　信憑性こそ大方失ったものの、この神話は生き残り、運動に当てはめられて新たな命を得ている。私はこれを「アスレチックな野蛮人」神話と呼んでいる。この神話の大前提は、現代の退廃的なライフスタイルに汚染されていないタラウマラ族のような人々は天性のスーパーアスリートで、驚くべき身体能力を持つだけでなく、怠惰とは無縁であるというものだ。私が目にした男性たちはトレーニングなしで一一〇キロ以上も走り、しかもそれを自然に行なっていた。この神話は、そうした点を強調することで、そのような偉業を成し遂げることができず、またそうしようともしないあなたや私のような人間は、進化の観点から見て異常なのだと示唆する。文明によってもやしのような意気地なしに変えられてしまったのだと。

お察しの通り、私は「アスレチックな野蛮人」神話には異議を唱えている。ひとつには、それがタラウマラ族のような人々をステレオタイプ化して、人間性を無視してしまうからだ。エルネストと出会った最初の旅以来、私はシエラ・タラウマラの各地で何百人ものタラウマラ族の人たちと話をしてきたが、朝起きて「ああ、なんていい天気なんだ。気晴らしにちょっと八〇キロ走ることにしよう」などと思うような人は一人もいなかったことを保証する。目的もなく八キロ走ろうとするような人もいなかった。タラウマラ族の人に走るのはどんなときかと聞くと、「ヤギを追いかけるとき」という答えが一番多く返ってくる。それでも私は、タラウマラ族が非常に勤勉で壮健な農民であり、何事も中途半端にせず、その文化は走ることに大きな価値を置いていると理解するに至った。タラウマラ族の中に、ときおり八〇キロ以上走る人がいる理由は、アイアンマンがトライアスロンをする理由と大差ない。つまり、やる価値があるからだ。しかし、アイアンマンが自分の限界を試すために（「不可能なことなど何もない！」）トライアスロンに挑戦するのにひきかえ、タラウマラ族がララヒッパリを走るのは、それが深い霊的な儀式であり、パワフルな祈りの形であるからだ。[6] 私が取材した多くのタラウマラ族の人々は、この球技大会は創造主を身近に感じさせると言う。彼らにとって、予測不可能なボールを何十キロも追いかけることは、人生の旅を象徴する神聖なメタファーであり、霊的な恍惚状態に至れるものなのだ。さらにそれは、金と名声をもたらす重要な共同体のイベントでもある。

最後に私は、ララヒッパリには、かつて重要な実用的機能があったのではないかと思っている。アルヌルフォと彼のチームが、埃にまみれた木のボールを見つけては蹴るのを見ているうちに、この球技は、走りながら追跡する方法、すなわちタラウマラ族が足で鹿を狩るのに必要なスキルを学ぶ素晴らしい方法であることに気づいたのだ。

「アスレチックな野蛮人」神話は誤った考えを広める。すなわち、文明の影響を受けていない人間は、トレーニングなしでウルトラマラソンを走ったり、巨大な山を登ったり、他の超人的な偉業を簡単に成し遂げることができるという考えだ。確かに、タラウマラ族や他の非先進国の人々は、私たちのように体力を向上させたり、特定のイベントに備えたりするための〝トレーニング〟はほとんどしない（シエラのような場所を訪れると、朝の〝無意味な〟ジョギングをするのは私だけで、地元の人たちに物珍しがられることがよくある）。しかし、狩猟採集民や自給自足の農民は、生涯を通してほぼ毎日、長時間に及ぶ過酷な肉体労働に従事している。車や機械などの省力化を図る機器がないため、起伏の多い土地を何キロも歩かなければならないし、もちろん、耕す、掘る、運ぶといった手を使う仕事もある。共同研究者のアーロン・バギッシュ博士が、二〇人を超えるタラウマラ族の男性に加速度計（フィットビットのように一日の歩数が計測できる小さな装置）を装着してもらったところ、彼らは一日平均一六キロも歩いていることがわかった。言い換えれば、長距離を連続して走るための彼らのトレーニングとは、日々の生活の本質である肉体労働なのだ。

「アスレチックな野蛮人」神話には、タラウマラ族のような先住民族の人々にとって、ウルトラマラソンをやったり他の並外れた運動能力を発揮したりするのは、欧米人より簡単だ、という誤った意味合いも含まれている。この神話は「ジャングルや奴隷制度のもとで育ったアフリカ人は、痛みを感じる程度がヨーロッパ人より低い」という憂慮すべき作り話に似た人種差別的固定観念を助長するものだ。[7] さらには、砂糖や椅子などに弱体化されず、自然な動きを必要とする健康的なライフスタイルのもとに育ってきてさえいたら、あなたも私もマラソンなど朝飯前の超健康的なスーパーアスリートになれていたはずだという誤った推論も包含している。「アスレチックな野蛮人」神話は、「トゥルーシネス」（真実であってほしいと望むがために真実と感じられるようになったもの）の典型例であるだけでなく、タラウマラ族を含むあらゆるアスリートが直面する肉体的・心理的なチャレンジを矮小化している。ララヒッパリやアリウェテを何度も観戦した私は、タラウマラ族のランナーがコナのアイアンマンと同じくらい、脚のつれや吐き気、足指の出血などの肉体的な痛みの克服に奮闘する姿を見てきた。彼らはまた精神的な苦しみにも襲われ、他のアスリートと同じように、観戦者の励ましから前に進む力を得ている。

省力化を図る機械に囲まれずに育った人は肉体的に優れ美徳に富むという、古くからあるこの陰湿な固定観念は、今こそきっぱりと捨て去るべきだ。だが、この神話を否定しても、根本的な疑問は残る。すなわち、「正常な《ノーマル》」人間にとって、どのような種類の身体活動をどのぐらい行なうことがノーマルなのだろうか？

「正常な」人間はカウチポテトか？

ここで、「正常な」人がどれくらい、いつ、何のために運動しているのか、科学的な調査を行なうよう依頼されたものとしよう。私たちは自分や自分が属する社会こそが普通だと考えがちなため、おそらくあなたは、ご自分や私のような人の運動習慣に関するデータを収集しようとするに違いない。実際こうしたアプローチは、多くの研究分野で一般的に行なわれている。たとえば、心理学者の多くはアメリカやヨーロッパに暮らして仕事をしているため、心理学の研究対象者の約九六％までが欧米人だ。[8] 現代の欧米人だけに関心があるなら、このような狭い視野での研究も不適切ではなかろうが、欧米などの先進国の人々は、必ずしも世界人口の残りの八八％を代表しているとは限らない。さらに、今日《こんにち》の世界は過去の世界とは大きく異なっており、歴史的または進化的な基準に照らしたときに、私たちのあいだの誰が「正常」と言えるのかが問われている。それは、あなたの五代前の先祖に携帯電話やフェイスブックについて説明することを想像してみただけでわかるだろう。正常な人がどのような運動をしているのか、そして運動についてどう考えているのかを本当に知りたいなら、相対的に言って〝変人《WEIRD》〟（欧米の《Western》、教育を受けた《Educated》、工業化社会の《Industrialized》、経済的に豊かな《Rich》、民主主義を標榜する人たち《Democratic》）である現代の欧米人だけに焦点を当てるのではなく、様々な文化圏のふつうの人々をサンプリングする必要がある。[9]

さらに言えば、数百世代前まで、すべての人類は狩猟採集民であり、およそ八万年前まで、すべての人類の祖先はアフリカに住んでいた。つまり、進化的に「正常な」人間の運動習慣についてほんとうに知りたいのであれば、狩猟採集民、とりわけ乾燥した熱帯アフリカ地域に暮らす人々について学ぶべきなのだ。

だが、狩猟採集民の研究は、言うほど簡単なことではない。なぜなら、彼らの生活様式は、ほぼ完全に消滅してしまったからだ。地球上の最も隔絶された場所に、ほんの一握りの狩猟採集民の部族が残っているだけである。さらには、今や文明から完全に隔離された部族は存在せず、狩猟や採集で得た野生の食物だけで生活している部族もない。これらの部族はすべて近隣の農家と取引しているし、タバコも吸う。その生活様式は急速に変化しており、数十年後には狩猟採集民ではなくなってしまうだろう。[10]人類学者や科学者たちは、彼らの生活様式が消滅して取り返しがつかなくなる前に、これらの数少ない部族からできるだけ多くのことを学ぼうと躍起になっている。

中でも最も熱心に研究されているのが、人類が進化した大陸であるアフリカ、タンザニアの暑く乾燥した森林地帯に住むハッザ族だ。実のところ、ハッザ族を研究することは、人類学者にとって、いわばマイブームのようなものになっており、研究者たちはここ十年間ほどにわたり、ハッザ族についておよそ考えつく限りのことをすべて調べてきた。ハッザ族がどのように食べ、狩りをし、眠り、消化し、蜂蜜を集め、友達を作り、しゃがみ、歩き、走り、互いの魅力を評価し合うかについて、そしてそれ以上のことが本や記事に書かれている。[11] 彼らのウンチについてさえ読むことができるほどだ。[12] それに応じて、ハッザ族は科学者の訪問に慣れるようになり、自分たちを観察しに来る研究者をもてなすことが収入を補う手段となった。残念なことに、本物の狩猟採集民を研究していると強調したい科学者たちは、外界との接触によってハッザ族の生活様式がある程度まで変化したという事実を見て見ぬふりをすることがある。ハッザ族の子供の多くが公立学校に通っていることや、ハッザ族の縄張りが近隣の農民や牧畜民とほぼすべて共有されていて、取引をしたり、そうした人々の牛が地域全体を闊歩したりしていることなどは、これらの論文ではほとんど触れられていない。この原稿を書いている時点で、ハッザ族はまだ携帯電話を持っていないが、かつてのように孤立しているわけではないのだ。

このような制限があるものの、ハッザ族から学ぶことは未だに多く、私は幸運にも何度かハッザ族を訪問する機会に恵まれた。だが、ハッザ族を訪ねるのは容易ではない。彼らが住んでいるのはタンザニア北西部。そこは周期的に塩湖となる湖を囲む、人を寄せ付けない丘陵地帯で、高温・乾燥・日照りが厳しく、農業を営むのはほぼ不可能だ。[13] この地域には、地球上で最も劣悪と思われる道路がある。およそ一二〇〇人からなるハッザ族のうち、今でも主に狩猟採集生活を行なっているのは約四〇〇人で、この少数の伝統的なハッザ族を見つけるには、頑丈なジープと経験豊富なガイド、そして危険な地形を走行する豊富な技術が必要となる。暴風雨の後には、三二キロほどのドライブが一日がかりになることもある。

二〇一三年のある灼熱の日の午前中に、初めてハッザ族の野営地に足を踏み入れたとき、私は多くのことに驚かされた。だが、何より印象に残っているのは、皆が何もしていないように見受けられた

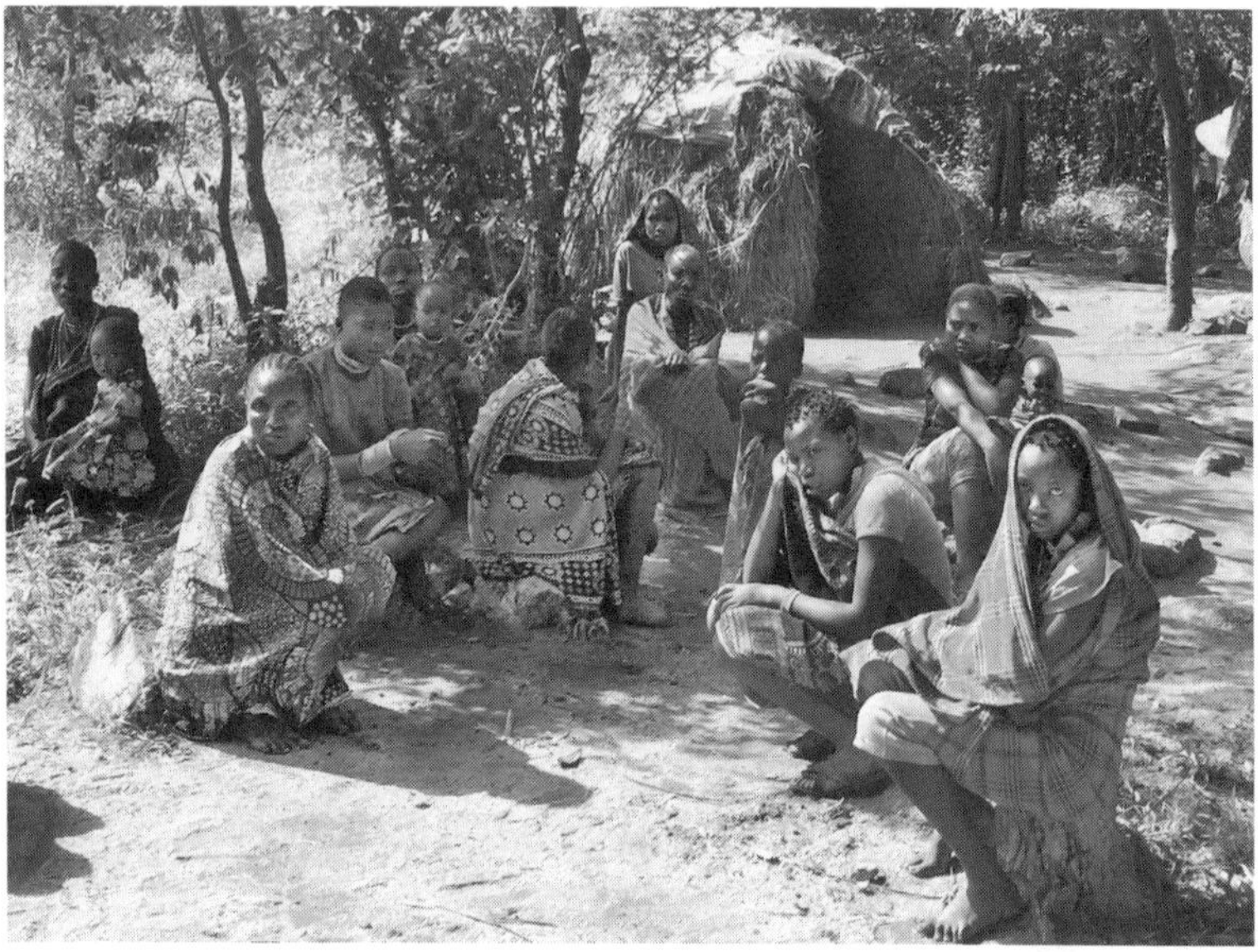

図2　ハッザ族の野営地を初めて訪れたときに目にした光景。ほとんどの人が座っている。（著者撮影）

ことだった。ハッザ族の野営地は、周囲の茂みに溶け込むように、草でできた仮設の小屋がいくつか並んでいるところだ。私は、図2のように一五人ほどのハッザ族の男性や女性や子供たちが地面に座っているところに出くわすまで、自分が彼らの野営地に足を踏み入れたことにさえ気づかなかった。女性と子供は片側で、男性はもう片側でくつろいでいた。矢を真っ直ぐに伸ばしている男性が一人、そして歩き回っている子供が数人いたが、誰も力仕事はしていなかった。もちろん、ソファでくつろいだり、テレビを見たり、ポテトチップスを食べたり、清涼飲料水を飲んだりしていたわけではないが、彼らは多くの健康専門家が避けるべしと警告していることをしていたのである。つまり、座っていたのだ。

その日以降の私の観察と、彼らの活動レベルに関する研究報告は、私が抱いた最初の印象を裏付けている。すなわち、ハッザ族の男女は野営地にいるときは、ほとんどの場合、地べたに座って噂話をしたり子供の世話をしたりしながら軽い雑用をこなしているか、ただブラブラしているのだ。もちろん、ハッザ族の人々は、男性も女性も毎日のように狩りや食料調達のために灌木地帯に出かけてゆく。女性たちは通常、朝に野営地を出て、塊茎《かいけい》がとれる場所まで数キロ歩く。塊茎の掘り出しはくつろげる共同作業で、ふつう、茂みの日陰の下にかたまって座り、棒を使って食べられる塊茎や根を掘り出す。そして掘り出したもののいくらかを、乳幼児の世話やおしゃべりをしながら食べるのだ。また女性たちは、行き帰りの道すがら、ベリー類や木の実などの食材を集めることもある。私はハッザ族の男性の狩りに数回同行した。その際歩いた距離は一一～一六キロほどで、獲物を追跡しているときのペースは様々だが、私が追いつけないほどの速さではない。ミツバチの巣をみつけると、立ち止まって火をおこし、ハチをいぶり出してから、新鮮な蜂蜜をむさぼる。

ハッザ族を対象とした多くの研究のうち、四六人のハッザ族の成人に軽量の心拍数モニターを数日間装着してもらったものがある。[14]その結果、ハッザ族の平均的な成人は、一日に合計三時間四〇分を軽い活動に、合計二時間一四分を中程度から激しい活動に費やしていた。この一日数時間の慌ただしさは、平均的な欧米人の約一二倍の活動量になるものの、その労働量は、どんなに想像力をたくましくしても骨の折れる肉体労働とは言い難い。平均して、女性は一日八キロ歩き、塊茎の掘り出し作業に数時間費やすのに比して、男性は一日一一キロから一六キロ歩く。[15]そして、あまり活発に活動していないときは、通常、休息するか軽い仕事をしている。

さらにこのハッザ族の例は、これまで身体活動レベルの調査が行なわれた狩猟採集民族の典型でもある。人類学者のリチャード・B・リーは一九七九年に、カラハリ砂漠に住むサン族の狩猟採集民が食料採集に費やす時間はわずか一日二～三時間であると発表して世界を驚かせた。[16]リーはサン族の仕事量を過小評価していたのかもしれないが、他の採集民を対象とした最近の研究でも、ハッザ族と同様に控えめな身体活動レベルが報告されている。[17] 特によく研究されているのが、アマゾンの熱帯雨林で釣りや狩りをし、いくつかの作物を栽培しているチマネ族だ。チマネ族の成人の身体活動時間は一日四～七時間で、男性が狩猟などの激しい活動に費やす時間は一日七二分ほど。そして女性は激しい活動はほとんど行なわず、育児や食品加工などの主に軽度から中強度の作業を行なっている。[18]

結論から言うと、狩猟採集民の行動こそが進化的に「正常な」のだと仮定した場合、アフリカ、アジア、アメリカ大陸の現代の採集集団を対象とした包括的な研究によると、かつての人間の典型的な労働時間は約七時間であり、その多くは軽度の活動に費やされ、活発な活動はせいぜい一時間程度だったということになる。[19] もちろん、集団や季節によって違いはあるし、休暇や退職というようなものもないが、ほとんどの狩猟採集民は適度なレベルの身体活動を行なっており、その多くは座ったままで行なわれている。では、このような「正常な」人間に比べて、私（そしておそらくあなたも）のような脱工業化社会に暮らす人間、さらにはタラウマラ族のような農民や工場労働者など、文明によって生活が変化した人々は、どれほど異なっているのだろうか。

時代を通した身体活動の変遷

第二次世界大戦が終結した一九四五年、国連は飢餓、食糧不安、栄養不良をなくすために食糧農業機関（ＦＡＯ）を設立した。しかし、ＦＡＯの科学者や官僚が、世界が必要としている食糧の量を調べようとしたとき、彼らはそれができなかった。その理由の一つは、人々がどれだけのエネルギーを活動に費やしているのかがわからなかったからだ。もちろん、大柄な人が一日に必要とするカロリーが小柄な人より多いことは自明の理だが、それでは、工場労働者、鉱山労働者、農民、コンピューター・プログラマーには、どのくらい多くの食料が必要なのか。また、その量は、男性、女性、妊娠している人、若い人、高齢者ではどのように変わるのか。

FAOの科学者たちは、人々のエネルギー消費量を測定するのに、最もシンプルな指標である「身体活動レベル」（PAL）を用いることにした[20]。PALは、二四時間内に消費するエネルギー量を、ベッドから一歩も出なかった場合に身体維持に消費するエネルギー量で割った比率だ。この比率は、体格差の影響を受けないという利点がある。理論的には、非常に活発な活動を行なう体格の良い人のPALと、同じ活動を行なう小柄な人のPALは同じになる。

PAL指標が考案されて以来、科学者たちは世界中のありとあらゆる職業の人たちのPALを測定してきた。座りっぱなしのサラリーマンで、運動はほとんどしていないという人のPALは、おそらく一・四〜一・六程度だ。一日一時間の運動をする中程度の運動量の人や、建設作業員のような体を動かす仕事をしている人の場合、PALは一・七〜二・〇の間になるだろう。PALが二・〇以上の人は、一日数時間、激しい活動をしていることになる。

バラツキはあるものの、狩猟採集民のPALは男性平均一・九、女性平均一・八で、自給自足農民のPAL（男性平均二・一、女性平均一・九）をわずかに下回るぐらいだ[21]。この値は、先進国の工場労働者や農民のPAL（一・八）とほぼ同じで、先進国のデスクワークの人々のPAL（一・六）より約一五％高い。言い換えれば、典型的な狩猟採集民は、一日一時間程度の運動を行なっている欧米人と同程度の身体活動を行なっていることになる。ちなみに、野生の哺乳類の多くのPALは三・三以上で、狩猟採集民の二倍近くだ[22]。したがって、食べるものをすべて狩猟採集で集め、所有するものをすべて手作りしなければならない人間は、平均的な野生の哺乳類よりかなり活動量が少ないことになる。

ここにもう一つ、これらの数値の驚くべき解釈方法がある。すなわち、ほとんど運動をしない一般の人でも、一日一～二時間歩くだけで、狩猟採集民と同じくらいの身体活動ができることになるのだ。とはいえ、現在の欧米人は、このような控え目な運動量でさえ達成できていない人がほとんどだ。先進工業国の成人の平均ＰＡＬは一・六七で、数多くいる座りがちな人のＰＡＬはさらに低い[23]。さらに、この衰退傾向は比較的最近のもので、働き方の変化、特に椅子に縛り付けられるデスクワークの増加の影響が大きい。一九六〇年には、少なくとも中強度の身体活動を伴う職業は米国の全職業の約半数を占めていたが、現在では軽度以上の身体活動を必要とする職業は全体の二〇％以下になっており、一日あたりの消費カロリーは少なくとも平均一〇〇キロカロリー減少した[24]。このささやかな消費されなかったエネルギー量は貯まりに貯まると、一年間に二万六〇〇〇キロカロリーが消費されなかったことになる。これはマラソン約一〇回分に匹敵する量だ。そして仕事の場以外でも、私たちは歩く量を減らし、より多く車に乗り、ショッピングカートからエレベーターに至るまで、数え切れない省エネ機器を使っている。それらが身体活動の量を少しずつ減らしているのだ。

もちろん問題は、身体活動は老化を遅らせ体力維持と健康を促進してくれることにある。だからこそ、生き延びるための肉体労働をしなくなった私たちは、健康やフィットネスを維持するために無駄な身体活動、すなわち運動《エクササイズ》をするという奇妙な選択をする羽目に陥ったのだ。

エクササイズはいかにして奇妙なものになったか

現代の生物医学研究は、何百万匹ものマウスに大きく依存している。これらのマウスは、その短い生涯のすべてを動物実験施設で過ごし、透明なプラスチック製の小さなケージの中で、マウス用の餌しか食べず、陽の光を一度も浴びることなく暮らしている。この不運な動物たちは生まれながらに社会性を備えているため、通常、五匹程度の集団で飼われる。また、生まれながらに活発なため、マウス用の小さな回し車をそれぞれのケージに置いて、人間がトレッドミルで走るのと同じように、延々と走ることができるようにするのが標準的な飼育法だ。彼らはほんとうにものすごくよく走る。典型的な実験用マウスは、回し車を一度に一分から二分間、自発的に繰り返し回し、一晩に五キロ分以上走ることさえある。野生のネズミも同じことをするかどうかと興味を抱いたオランダ人の神経科学者、ヨハンナ・マイヤーは、二〇〇九年に自宅の庭の隅の茂みにマウス用の回し車を置いて周囲に餌を撒き、様子を撮影する暗視カメラをセットしてから眠りについた。翌朝テープを再生すると、嬉しいことに、寝ているあいだに数十匹もの小さな野生の住人たちが回し車を回していたことがわかった。餌をかじったあと、マウス、ラット、トガリネズミ、カエル、さらにはカタツムリまでもが（そう、あなたの読み間違いではなく、ほんとうにカタツムリまでもが！）、回し車に乗り、数分間同じ場所で走ることを楽しんだあと、夜の闇に消えていったのだ。[25]

　これらの動物たちは、運動していたのだろうか、遊んでいたのだろうか、それともただ本能のままに走っていたのだろうか？　答えは誰にもわからない。また、答えは、「運動」と「遊び」をどのように定義するかによってもある程度異なる。サミュエル・ジョンソンはどちらの言葉も自らの有名な辞書に掲載する価値はないと考えたようだが、その後の辞書では一般的に、「運動《エクササイズ》」は「健康、フィットネス、身体能力を向上させるために計画的・構造的に行なわれる身体活動」と定義され、「遊び」は「重大な実利的目的なしに行なわれる活動」と定義されている。私たちが知る限り、すべての哺乳類は幼い頃に遊ぶ。それを通して社会性や身体能力を身につけるのだ。人間は大人になっても遊ぶことがある数少ない種の一つであり、スポーツという文脈において遊びを行なう唯一の種である。スポーツは、あらゆる文化に共通する人間特有の行動だ。とはいっても、あらゆるスポーツが運動であるわけではない（ダーツや自動車レースのことを考えられたい）。私が考えるに、多くの動物は根深い本能に突き動かされて体を動かし、ときに快感を得ることもあるものの、私たちが「運動」と定義するもの、すなわち「肉体的な向上を目的とした自発的で計画的な身体活動」は、人間特有の行動だ。実際、人間の運動については、一般論を二つ提唱してもよいのではないかと思う。一つ目は、若者は常に遊んできたし、スポーツは人間にとって普遍的なものではあるが、スポーツという文脈以外で行なわれる運動は比較的最近まで極めて稀だったということ。そして二つ目は、近年の技術や社会の発展により、工業化社会に暮らす人々のあいだでは体を動かす必要性が薄れてきたにもかかわらず、「私たちは十分な運動をしていない」と警鐘を鳴らす専門家の声が日増しに高まっていることだ。

大人の運動は現代になってからのものであるという最初の概念は、ある意味自明のことだ。すでに見てきたように、初期の農民は、狩猟採集民と同じぐらい、あるいはそれ以上に過酷な労働を強いられていたし、農民は過去数千年間にわたり、しばしばスポーツを通じて運動してきたとはいえ、その主な理由は戦闘に備えるためだったからだ。『イーリアス』のような古代の書物（紀元前八世紀末にホメロスによって作られたと伝えられる長篇叙事詩）、ファラオ時代のエジプトの絵画、メソポタミアの彫刻などは、レスリング、スプリント、槍投げなどのスポーツが、戦士になる者たちのフィットネスや戦闘技術の向上に役立っていたことを物語っている。だが、古代世界の運動は戦闘に関連するものばかりではなかった。もしあなたがアテネの偉大な哲学の園に通えるほど裕福な家に生まれていたら、おそらく教育の一環として運動を勧められていたことだろう。

プラトン（紀元前四二七年〜紀元前三四七年）、ソクラテス（紀元前四七〇年頃〜紀元前三九九年）、キティオンのゼノン（紀元前三三五年～紀元前二六三年）などの哲学者は、最高の人生を送るためには、心だけでなく体も鍛えるべきだと説いていた。この考えは西洋だけのものではない。孔子（紀元前五五二年または紀元前五五一年～紀元前四七九年）をはじめとする中国の高名な哲学者も、心身の健康には運動が不可欠であると説き、体操や武術を習慣的に行なうことを奨励した。インドでは、何千年も前に心と体を鍛えるヨガが考案されて普及した。[26]

他の多くの気晴らしと同じように、西欧世界における運動は、ローマ帝国の崩壊後に重要となった世俗的あるいは霊的な問題に追いやられ、ルネッサンス期にようやく復興した。だが、それは主に特権的な上流階級のためのものだった。小作人が依然として畑で苦役に従事する中、一五世紀から一七世紀にかけて、ジョン・ロック（一六三二～一七〇四。イギリスの哲学者）、ヒエロニムス・メルクリアリス（一五三〇～一六〇六。イタリアの言語学者・医師）、クリストバル・メンデス（一五〇〇～一五五六。スペインの医師・人道主義者）、ヨハネス・アモス・コメニウス（一五九二～一六七〇。モラヴィアの教育学者）、ヴィットリーノ・ダ・フェルトレ（一三七八～一四四六。イタリアの人文主義教育者）などの教育者や哲学者たちが、エリート層に対し、活力を養い、性格や価値観を鍛え、心を豊かにするために、体操やフェンシング、乗馬などの運動を行なうよう提唱した。その後、啓蒙主義や産業革命によって中流階級や上流階級が急速に拡大すると、ジャン・ジャック・ルソー（一七一二～一七七八。フランスの哲学者）やトマス・ジェファソン（一七四三～一八二六。第三代アメリカ合衆国大統領）などの自由主義の啓蒙家が、新たに生まれた富裕層に身体活動やフィットネスに備わる価値を熱心に説いた。一九世紀に入ると、ヨーロッパやアメリカをはじめとする世界各地で身体鍛錬の文化が急速に広まり、特に学校や大学で盛んになった。この時点で運動と教育は表裏一体のものになる。

それでもここ数世紀の間、専門家たちは人々が十分な運動を行なっていないとしきりに憂慮してきた。この懸念の主な原因の一つはナショナリズムにある。兵士として戦うに十分な体を養うよう、古代のスパルタ人が義務付けられ、ローマ人が推奨されたように、国旗を振りかざす指導者や教育者たちは、一般市民が兵役に従事する準備としてスポーツなどの運動に参加するよう強く求めた。中でも、この動きに大きな影響力を及ぼしたのが、「体操の父」と呼ばれるフリードリヒ・ルートヴィヒ・ヤーン（一七七八〜一八五二）である。彼は一九世紀初頭にドイツ軍がナポレオンから何度も屈辱的な敗北を被《こうむ》ったことを受けて、教育者にはドイツの若者の肉体的・道徳的な強さを回復させる責任があると主張し、自重系の筋トレ、体操、ハイキング、ランニングなどを行なわせるように強く説いた。[27] その後アメリカでも、第一次・第二次世界大戦に参戦した男性の多くの情けない体力不足や、冷戦開始時における学童の哀れな体力状態が同様の懸念に拍車をかけた。[28] 国家のために国民の体力を向上させる試みは、今でも中国などで行なわれている。

もう一つの懸念材料は、運動量の欠乏が健康にもたらす影響だ。今日の運動不足の蔓延は新たに訪れた危機だと受け取る人が多いが、実は、こうした懸念は、人間の身体活動が機械に取って代わられるようになって以来ずっと抱かれてきたものである。ここ一五〇年間にわたり、若者の運動量や健康状態は前の世代に比べて著しく低下していると、医師、政治家、教育者たちが懸念を募らせて繰り返し訴えてきた。私の大学であるハーヴァード大学も例外ではない。一九世紀末に、アメリカで近代的な体育運動を創始した（そして私がときおり訪れるジムを長年指導していた）ダドリー・アレン・サージェント（一八四九〜一九二四）が、「世界史上、今日ほど大量の人類が時間とエネルギーを使わずに生活の単純な必要条件を満たすことができた時代はなかった」とし、「しっかりとした体育プログラムがなければ、人々は太り、変形し、不器用になるだろう」と懸念した。[29] そして、それから一二〇年後、ハーヴァードをはじめとする大学の学生を対象とした包括的な調査で、定期的に運動をしている者は半数にも満たず、そのために「心の健康を損ない、ストレスを増大させている」という結果が出たのである。[30]

こうして運動が推奨されるようになった。実験室のマウスのケージに回し車を入れるように、私たちは何世紀にもわたって、人類が健康とフィットネスを目的として任意の身体活動を行なうための驚くほど多様な方法と手段を発明してきた。当然のことながら、運動は美徳であるとますます宣伝されるようになり、それに伴って、運動の商品化、商業化、産業化が進んだ。私の家の近くにあるジムでウェイトマシンやトレッドミル、エリプティカルマシン（クロストレーナー）などを利用するには、月に七〇ドルかかる。朝のランニングに出かけるときは、専用のランニングシューズ、擦れにくいショーツ、吸湿性のある心地よいシャツ、洗える帽子、そして頭上の衛星に接続して速度と距離を記録する高価な時計を身につける。オスカー・ワイルドはかつて、「特別な服を着る必要のある活動については、どんなものでも賛成する」と皮肉ったが、彼でさえ「アスリージャー」の人気にはショックを受けるだろう。これは、座ることを含む日常活動用のワークアウトウェアで、一滴も汗をかかなくても着る人をスポーティーに見せてくれる。今や世界中で、年間何兆円もの額がフィットネスウェアやスポーツウェアに費やされている。

さらに、運動は医療化された。つまり、運動不足は病的なものとして捉えられ、病気の予防や治療のために、特定の量や種類の運動が処方されるようになったのだ。私は米国政府から、週に一五〇分以上の中強度運動または七五分以上の高強度運動を行ない、週に少なくとも二回以上のウェイトトレーニングを行なうよう勧められている。[31] 疫学者の計算によると、この程度の運動をすると、私が早死にするリスクは五〇％減り、心臓病、アルツハイマー病、特定のがんにかかる可能性も約三〇〜五〇％減るそうだ。[32] 生命保険会社も運動する努力に対して支援策を提供する。そして、運動する気にさせてくれたり、ワークアウトを手助けしてくれたり、怪我をしたときに治療してくれたりする専門職も次々に誕生している。

運動の医療化、商業化、産業化に問題があるわけではまったくない。むしろそれは必要な成り行きだと言えるだろう。だが、それらが運動を楽しいものにしてくれることはほとんどない。私にとって現代の運動の長所と短所を象徴するものは、トレッドミルである。トレッドミルは非常に便利ではあるが、騒音を立て、高価で、ときに危険で、面白くない。私もたまにはトレッドミルを使って運動することがあるが、蛍光灯の下、よどんだ空気の中で単調な走りをしながら、どれくらいの距離をどれくらいの速度で走ったか、どれくらいのカロリーを消費したことになるかを知らせる小さな点滅ライトを見つめていると、げっそりしてくる。トレッドミルによる運動の退屈さと不快さに耐える唯一の方法は、音楽やポッドキャストを聴くことだ。大金を払って、どこにも連れて行ってくれず何の成果ももたらさない厄介な機械に乗り、不必要な身体活動に苛まれる私のことを、狩猟採集民だった私の遠い祖先はどう思うだろうか。

間違いなく彼らは、こんなふうに運動するのは異常だと考えるだろう。だが、逆説的に聞こえるかもしれないが、私たちはどのような運動をするように進化してきたのか、そしてそれが私たちの健康にどのような影響を与えるのかを理解するには、まず、体を動かしていないときに体が何をしているのかを理解する必要がある。

パートⅠ

身体的に不活発な状態

第二章　身体的に不活発な状態――怠けることの大切さ

神話その2――怠惰に過ごすのは不自然だ

六日のあいだ働いて、あなたのすべてのわざをしなければならない。七日目はあなたの神、主の安息であるから、なんのわざをもしてはならない。あなたも、あなたのむすこ、娘、しもべ、はしため、牛、ろば、もろもろの家畜も、あなたの門のうちにおる他国の人も同じである。こうしてあなたのしもべ、はしためを、あなたと同じように休ませなければならない。

（口語訳旧約聖書『申命記』五章一三～一四節、日本聖書協会）

なぜユダヤ教の神は、週に一日、一切仕事をせずに休むことにこれほどこだわるのだろう。説はいろいろあるが、考えられる答えの一つは、安息令が作られた鉄器時代、たまに休むのは賢明なことだったというものだ。初期のユダヤ人は自給自足の農民で、生き延びられるかどうかは、規則正しく重労働を行なうかどうかにかかっていた。機械もなく、商業も発達していなかった時代、人々は食べる物、使う物のほぼすべてを、自らの血と汗と涙で生み出さなければならなかった。畑を耕し、種を撒き、雑草をとり、作物を収穫することのほかにも、家畜の世話、衣類づくり、道具の製作、家の建設、水の運搬など、こなさなければならない仕事は山のようにあった。このような肉体労働があまりにもきつかったから、ときおり休みをとって体を休め、けがや病気を防ぐことが必要だったのだろうか。あるいはまた、安息日は子孫を〝産み、殖やす〟ためのものだったのだろうか（旧約聖書『創世記』に出てくる表現）。

安息日を守ることが神聖な義務になった理由はともかく、食料を蓄えず、自分と家族のために毎日藪に入って食料を探さなければならない狩猟採集民にとっては、週に一度の休息日など意味をなさない。すでに見てきたように、狩猟採集民が食料を得るために費やす時間は、通常、一日の半分以下で、残りは軽作業をしたり休息したりして過ごしている。運動こそしないが、口にするすべてのカロリーを手に入れるために身体機能を研ぎ澄ませておかなければならない常に腹ペコの狩猟採集民にとって、安息日のようなものは不要などころか、週に一度、空腹を耐え忍ばなければならない日になってしまうだろう。

さらに考えたいことがある。それは、私たちに最も近いいとこである類人猿にとって、安息日は適切なものだろうか、という疑問だ。

ほとんどの人にとって、ゴリラやチンパンジーを目にする機会は、動物園やドキュメンタリー番組の中だろう。だが、多大な時間と労力と費用をかけて、生息地であるアフリカ赤道直下の人里離れた熱帯雨林に出かける用意があれば、これらの絶滅危惧種を野生の中で観察することができる。野生の類人猿の中で最も近づくのが難しいのは、ルワンダとウガンダにまたがる高地にある休火山の斜面に生息しているマウンテンゴリラだ。彼らに近づくには、まず手で耕された畑を抜け、山麓を登り、豊かな葉を持つ巨木とイラクサの生い茂る蒸し暑い熱帯雨林に入る。その後植生は徐々に竹に変わり、さらにコソノキとつる植物が繁茂する冷涼な森になる。地形は急峻で、絡み合う蔓《つる》、新芽、シダ、トゲに覆われた滑りやすい林床には道がなく、トレッキングは多大な困難を伴う。だがこの大変な思いは、ひとたびゴリラに出くわし、ほとんど座って過ごすこの動物が醸し出す平穏さを目にすれば、あっという間に消え去ってしまう。

ゴリラは、いわば巨大なサラダボウルの中に暮らしていて、一日の大部分を腰を下ろしたまま、文字通り周囲にあふれる食物を食べて過ごす。幼いゴリラは遊んだり木に登ったりすることもあるが、成熟したゴリラは低木の中にゆったり座り、ムシャムシャ食べたり、体をかいたり、毛繕《けづくろ》いをしたり、昼寝をしたりして静かに過ごす。実際、典型的なゴリラの群れが一日に移動する距離は、わずか一・六キロ程度にすぎない。[1]だが、まれに大きなオスが喧嘩をしたり群れの仲間を脅かしたりすると事態は緊迫し、彼らの力と強さを見せつけられることになる。私が人生最大の恐怖を感じた瞬間の一つは、体重一八〇キロのシルバーバックゴリラ（成熟したオス）が自分の怒りを買った二匹のメスに襲いかかったときのことだ。メスを追いかけるために後ろ脚を使って全速力で走ってきたゴリラは、私にあと一〇センチのところまで迫って胸を叩いた。今でも、よくまあズボンを汚すことなく、じっとしていられたものだと思う。とはいえ、このような活発な活動は、好むと好まざるとにかかわらず非常に稀で、成熟したゴリラはほとんどの場合、無気力で不活発だ。

私は、タンガニーカ湖畔の森で野生のチンパンジーを観察したことも何度かあるが、正直なところ、チンパンジーがゴリラよりずっと活発であるとも思えない。彼らが森の地面の上を移動するときには、たしかについていくのが大変だとはいえ、一日の大半は食事か消化に費やして過ごす。チンパンジーは通常、起きている時間の約半分を繊維質の食べ物で胃を満たすことに用い、残りの時間は休息、消化、互いの毛繕い、長い昼寝などに使うのだ。[2] 平均的な一日にチンパンジーが登る標高は約一〇〇メートル、歩く距離は三～五キロほどでしかない。[3] もちろん、高度な社会性を持つ動物であるチンパンジーは、ときに喧嘩や交尾や他のエキサイティングなこともするが、私たちに最も近いこの類人猿は、ほとんどの場合、永遠の安息日のような生活を送る怠け者なのである。

ハッザ族のような狩猟採集民は、さほど過酷な労働をしているわけではなく、一日の多くの時間を不活発に過ごしているが、それでも類人猿に比べれば、ワーカホリックのように見える。そして人類は、チンパンジーやゴリラによく似た類人猿の祖先から進化してきたのだから、働く度合いと休む度合いに照らすと、例外的なのは、「進化的に正常な人間」のほうだということになる。[4] この事実は、工業化されていない社会に暮らす人々（狩猟採集民と農民）は、あまり活発ではないにもかかわらず、それでも野生の類人猿に比べれば典型的に活動的になった理由とその経緯に関する疑問を山のように生じさせる。だが、この疑問に答えを出す前に、まずは研究室に行き、安静状態にあるとき体は何をしているのか、そしてどれほどのエネルギーを消費しているのかを理解することが先決だ。

何もしないことのコスト

ここであなたは愚かにも、私の研究室で行なう実験に参加することに同意したものとしよう。部屋に入ってまず目に入るのは、中央に置かれた、コントロールボタンの見当たらない巨大なトレッドミルだ。様々なカメラや機器も目に入るだろうが、最もギョッとさせられるのは、天井から吊るされた長くて柔軟なチューブにつながっている、青みがかったシリコン製のフェイスマスクに違いない。チューブは、たくさんのダイヤルやスイッチ、表示板がついた大きな金属製の箱につながっている。典型的な実験では、あなたの鼻と口をマスクで完全に覆ってもらうことになる。するとマスク内に吐き出された息がポンプによってチューブから箱に吸い込まれ、吐き出した酸素と二酸化炭素の量が測定される。マスクは煩わしくて不快で、走っているときにはとりわけ厄介だが、その測定結果は情報の宝庫だ。ちょうどストーブがガスや薪を燃やすように、あなたの体は酸素を使って脂肪と糖を燃やし、二酸化炭素を排出している。どれだけの量の酸素を消費し、どれだけの量の二酸化炭素を排出したかを数値化すれば、あらゆる瞬間に、あなたの体がどれだけのエネルギーを使っているのかが正確に測れるのだ。[5]

私の研究室の実験では、歩いたり走ったりしているときのエネルギー消費量を測定することが多いのだが、マスクを装着したあとにまずやってもらうのは、少なくとも一〇分間、静かに立つか座るかしてもらうことである。こうやって安静時の酸素消費量と二酸化炭素排出量を測定する。これは重要なステップである。というのも、ウォーキングやランニングのエネルギーコストを測定するには、体を動かしていないときのエネルギーを差し引く必要があるからだ。ここで使用する単位は「キロカロリー」（まぎらわしいことに、アメリカの食品ラベルに記載されている「一カロリー」は、実際には「一キロカロリー」のことで、一キログラムの水の温度を一℃上げるのに必要な熱量を指す）。[6]体重八二キロの平均的なアメリカ人成人男性が椅子に座って静かにしているときのエネルギー消費量は、一時間あたり約七〇キロカロリーだ。これが安静時《あんせいじ》代謝《たいしゃ》率（ＲＭＲ）で、安静時に体内で起きているすべての化学反応を含むため、そう呼ばれている。このＲＭＲに基づいて計算すると、これから二四時間、何もせずに椅子に座っていた場合、体は約一七〇〇キロカロリーを消費することになる。

一七〇〇キロカロリーというのはかなりの量だ。座っていても、体は完全に休んでいるわけではないのである。このエネルギーの一部は、最後に食べたものを消化したり、体温を調節したり、体が床に崩れ落ちないようにするために使われている。これらに使われているエネルギー消費量を補正するには、一二時間の絶食後、摂氏二一度の暗い部屋で八時間の睡眠をとって目覚めた直後に、ベッドでエネルギー消費量を測定すればいい。基礎代謝量（BMR）と呼ばれるこの測定値は、RMRより約一〇％低い値（この例では一五三〇キロカロリー）になる。BMRは、あなたが昏睡に近い状態に陥った際、生き続けるために欠かせない基本プロセスの維持に使われるエネルギーだ。

では、安静時のエネルギー消費量が総エネルギー予算に占める割合はどれぐらいになるのだろうか。この比率を算出するには、一日の総エネルギー消費量（DEE）を測定する必要がある。DEEは、「動く」、「読む」、「くしゃみする」、「話す」、「消化する」ことなどを含め、あなたが二四時間のうちに行なうあらゆる行動に費やすカロリーを合計したものだ。最近までDEEの推定値は、「座る」、「食べる」、「歩く」、「走る」などの各動作の酸素消費量を測定することによって算出されていた。これらの各動作にどれだけのエネルギーと時間が費やされたかがわかれば、それらを合計することにより、個人のDEE推定値が算出できたからである。ご想像どおり、人体のエネルギー論に強い興味を抱く科学者たちは、「掘る」、「縫う」、「ベッドを整える」、「車の組み立てラインで働く」など、ほぼ考えうるあらゆる活動コストを評価するため、酸素マスクを手に人々を執拗に追い回したものだった。[7]「考える」作業に使われるエネルギーコストを測定しようとした研究さえいくつかある。[8]しかし、このような測定方法は煩わしく不正確なものだったばかりか、とりわけ世界の奥地での実施には困難が伴った。

だが、どうか安心されたい。DEEの測定のために、ガスマスクを手にした科学者に一日中付きまとわれる必要はもうなくなった。その代わりに私たちは今、あなたの尿を調べる。より正確に言うと、希少な水素原子（重水素）と酸素原子（重酸素）を決められた量含む、非常に高価で無害な水を飲んでもらい、その後数日間にわたって尿を採取させてもらうのだ。不気味な手品のように聞こえるかもしれないが、尿中における重原子の減少速度を測定すれば、発汗、排尿、呼吸によって水素と酸素が体外に排出される速度が計算できる。水素は水分の形でのみ体外に排出されるが、酸素は水分と二酸化炭素の両方の形で体外に排出されるため、尿中におけるこの二つの原子の濃度の違いを調べれば、呼吸によってどれだけの二酸化炭素が発生したか、つまりどれだけのエネルギーが使われたかが正確に計算できるのだ。[9] この方法によって、今まで何千もの人々の代謝が計測され、人間のエネルギー消費における素晴らしいデータベースが構築されてきた。体重が約八二キロの男性の場合、一日のDEEは二七〇〇キロカロリーほどになる。この体重の人のRMRが一日約一七〇〇キロカロリーであることについてはすでに見てきた。それをふまえると、毎日消費するエネルギーの三分の二近く（六三％）が、安静時の代謝に費やされていることになる。カウチポテトであることが、これほど高価につくものだとは、誰も思わなかっただろう。

何もしないでいることは、ハッザ族のような狩猟採集民にとっても、アメリカなどの先進国の人々と同じくらいコストがかかるのだろうか。幸運なことに、果敢にも多くのハッザ族の男女を先述の方法によって測定したハーマン・ポンツァーらの研究がある。彼らの分析によると（推定値を多少含むが）、ハッザ族の基礎代謝は、相対的に小柄で痩せているという事実に基づく補正を行なったあとでも、あなたや私と変わらない。具体的に言うと、平均的なハッザ族の男性の体重はおよそ五二キロで、BMRに推定一三〇〇キロカロリーを消費し、平均的なハッザ族の女性の体重は約四五キロで、BMRに推定一〇六〇キロカロリーを消費している。[10] 脂肪は比較的不活性な組織で、代謝にはあまり寄与しないため、ハッザ族の男女の体脂肪は欧米人の平均値よりも約四〇％少ないという事実を考慮する必要がある。[11] この補正を行なうと、ニューヨークでコンピューターの画面を見ていようが、中国の工場で靴を作っていようが、メキシコの農村でトウモロコシを育てていようが、タンザニアで狩猟採集をしていようが、成人の人間は体を維持するために、除脂肪体重一キログラムあたり毎日約三〇キロカロリーを消費していることがわかる。地球上の人類が現在消費している二〇兆を超えるカロリーの大半は、安静時の体が求める最も基本的なニーズを満たすために使われているのだ。

一言で言うと、活動的な人でも、おそらくは体を動かすことよりも、体を維持することに、より多くのエネルギーを使っているわけだ。当然、この事実は直観に反することに思える。この文章を書いているあいだも、毎分一五〜二〇回の穏やかな呼吸の他には、体中のあらゆるシステムが私を生かすために熱心に働いているという証拠はほとんど見当たらないからだ。それでも、私の心臓は一分間に六〇回収縮して体の隅々に血液を送り込み、腸は私の最後の食事を消化し、肝臓と腎臓は血液を調整して濾過し、指の爪は伸び続け、脳はこの言葉を処理し、体のあらゆる部位の無数の細胞が忙しく自らを補充し、損傷を修復し、感染を防ぎ、状況を監視している。

これらの機能には、ほんとうにそれほどのコストがかかるのだろうか。何もしないことにそれほどのエネルギーを使う必要があるのだろうか。

この疑問に答える一つの方法は、「ストレステスト」を行なって、エネルギーが不足したときに体がどのように対処するかを見てみることだ。ダイエットを行ない、数日、数週間、数カ月にわたって、消費するカロリーよりも少ないカロリーを摂取すると、体にはそうしたストレスがかかる。とはいえ、効果的なダイエットとは、毎日少しずつ脂肪を余分に燃焼させながら徐々に体重を減らしていくものだ。より厳しく、したがってより顕著な結果が得られる代謝のストレステストを行なうには、エネルギー摂取量を極端に減らす必要がある。すなわち、飢餓状態に身を置かなければならない。当然のことだが、科学のために実験室で人を飢えさせるのは非倫理的だし、違法でもある。だが、飢餓が人間の代謝に与える影響を研究するために、慎重に計画され管理された人体実験が、第二次世界大戦末期のミネソタ州で行なわれていたのだ。

「この人たちがよりよく栄養をとれるように、飢えていただけませんか？」

第二次世界大戦では、五〇〇〇万人から八〇〇〇万人が命を落としたと言われている。そのうち約二〇〇〇万人は兵士だったが、それと同じくらいの数の一般市民が、戦争によって作物がとれなくなったり、食料の補給路が寸断されたりしたため、徐々に飢えて亡くなった。[12] レニングラード包囲戦では、餓死者が毎日一〇〇〇人におよんだ。戦争が長引き、このような深刻な人道問題が明らかになるにつれ、ミネソタ大学の研究者だったアンセル・キーズ博士は、被災者を救う方法に懸念を募らせた。科学者たちには、長期にわたる食糧不足が人体に及ぼす影響についてほとんど何の知識もないことを彼は痛感していた。厖大な数の飢えた人々を助けるには、そうした人々の体に起きていることを深く理解することが欠かせない。さらにキーズらは、戦争が終わったときに、何百万人もの飢えた人々が、ファシズムや共産主義の影響を受けやすくなるのではないかとも心配していた。

こうして、人道的および地政学的な戦略上の理由から、アメリカ政府はキーズに資金を提供して科学者チームを編成させ、ボランティアを募って飢餓とリハビリテーションの効果を総合的に研究することになった。キーズは一一ページからなるパンフレットを作成して、兵役を拒否したものの人助けをしたいと望む良心的兵役拒否者たちに、人間モルモットになってくれないかと訴えた。パンフレットの表紙には、飢えに苦しむ三人のフランスの子供が空のお椀を持っている写真が掲載され、太字で**「この人たちがよりよく栄養をとれるように、飢えていただけませんか？」**と書かれていた。

私はこのミネソタ飢餓実験について、すべての結果と写真が掲載された一九五〇年刊行の二巻からなる研究論文を含めて様々な説明を読んできたが、一九四四年一一月の実験開始時に志願した三六人の心持ちを想像するのには、未だに困難を覚える。[13] 最初の一二週間、この実験はさほど過酷なものではなかった。なぜかと言うと、初期の調整段階で、被験者全員に一日三二〇〇キロカロリーの贅沢な食事を与えて、全員の体調を均一にならしたからだ。被験者たちはまた、週に二二マイル（約三五・四キロ）のウォーキングと、洗濯や薪割りといった典型的な肉体労働を一五時間行なうように求められた。この間、キーズらは、身長、体重、体脂肪量、安静時の脈拍、赤血球数、体力、聴力、心理状態、はては精子の数まで、被験者に関するありとあらゆるデータを測定した。そして、一九四五年二月一二日、食事の量が突如一日一五七〇キロカロリーに半減されたのである。それと同じくらい重要だったのは、毎週二二マイルのウォーキングを含めて、それまでと同じ運動量を維持しなければならなかったことだった。キーズが被験者たちに運動を課した理由は、飢餓に苦しむ人々は何もしないでいるような贅沢が許されなかったばかりか、食物を手に入れて生き延びるために働くことが必要だったからである。

一日一五七〇キロカロリーというのは男性の安静時代謝量に近く、理論的には正常な身体機能を維持するのに十分なカロリーだ。しかし、飢餓をもたらす食事制限と課された運動は、被験者たちにとって肉体的にも精神的にも耐え難い試練になった。飢餓に苦しむ男たちは急速に体重を減らし、常時空腹に苛まれただけでなく、無気力になり、落ち込み、頻繁に怒りを爆発させるようになった。ひどい悪夢にうなされた者も多く、薪割りの最中に指を三本切り落とした者までいる（故意にやったのか、事故なのか、それとも錯乱した結果だったのかは不明）。体は徐々に衰え、体力、気力も落ち込み、足もむくんで、心拍数も下がった。また、肉が落ちた尻で座ることは、ますます苦痛になっていった。

このような変化が被験者たちの体と心を蝕む中、キーズたちは絶え間なく、慎重かつ包括的に飢餓による損害状況を測定していった。そしてついに、実験開始から二四週間後、徐々に飢餓に陥っていった男たちが当初の体重を正確に二五％減らした時点で、キーズは食事量を増加に転じさせた。そして一二週間かけて日々の食事量を徐々に増やし、被験者たちの体重を回復させていったのである。一九四五年一〇月二〇日、終戦からほぼ二カ月近くが経過した時点で、被験者たちは解放された。

この過酷なストレステストから、飢餓とリハビリテーションについて学ぶべきことは多いが、ここでは安静時の代謝についてわかったことに焦点を当てることにしよう。予想通り、飢餓状態にある男たちの体は、主に体重を減らし、体を動かさない生活を送ることによって生き延びた。摂取カロリーを上回る代謝要求が続く中、この人間モルモットたちは蓄えていた脂肪を活用したのである。典型的な痩せ型の男性の場合、脂肪は体の約一五％を占める（痩せた女性の体脂肪平均は二五％）。脂肪の役割はいくつもあるが、最も重要なのは、必要なときに燃やすことができるカロリーの膨大な貯蔵庫となっていることだ。キーズが飢餓状態に陥れた男たちの場合、二四週間の過酷な生活の中で体脂肪の蓄積量は七〇％も減少し、平均して一〇キロから三・二キロに減った。[14] 同じくらい重要なのは、体が衰えていく中、ひどく無気力になり、身体活動の量を最小限に切り詰めたことだ。課されたウォーキングと作業をしていないときは、エネルギーを節約するため、何もせずにベッドに横になっていることが多かった。集中力も急低下し、性欲もなくなってしまった。

しかし、それだけではなかった。科学のために自らを飢えさせた良心的兵役拒否者たちは、より目立たない一連の重要な適応のおかげで生き延びることができたのである。すなわち、彼らの体は、安静時にも、より少ないエネルギーを使うように変化していったのだ。二四週間にわたった飢餓状態を通して、被験者たちの安静時代謝率と基礎代謝率は、体重減少から予測される低下率を大幅に下回り、四〇%も低下していた。キーズらが行なった測定によると、被験者の平均基礎代謝量は一日一五九〇キロカロリーから九六四キロカロリーにまで減少していたという。これは、体重約三〇キロの八歳児の基礎代謝量に相当する！

　飢餓状態にいた男性の安静時代謝率が劇的に低下したことから得られる重要な教訓は、人間の安静時代謝は柔軟であるということだ。そして最も重要なのは、安静時の代謝とは、費やさなければならない量ではなく、体が生命維持のために費やすことを選択した量である、という事実だ。飢餓状態にいた被験者たちがエネルギー消費を減らした主な手段の一つは、維持費を節約することだった。基本的に、彼らは代謝速度を緩め、体のバランスを保つためのコストのかかる生理学的プロセスを削減したのである。心拍数は三分の一低下し、体温は通常の摂氏三七度から三五・四度にまで下がり、暖房の効いた部屋でも常に寒さを感じるようになった。また、皮膚や他の器官の細胞を定期的に更新するためのエネルギーも削減した。皮膚はカサカサになり、精子の数は減り、血球の数も減った。キーズの綿密な測定によると、耳垢の分泌量さえ少なくなっていたという。

　飢餓状態にいる被験者がエネルギーを節約したもう一つの手段はサイズダウンだった。つまり、安静時代謝の大部分を占める、コストがかかる臓器のサイズを縮小したのである。生理学者は、臓器に出入りする血液と酸素の量を測定することで、体の各部位が消費するエネルギー量を概算できる。その結果、人の安静時代謝の約三分の二は、脳、肝臓、筋肉という非常に高くつく三つの組織に費やされていることがわかった。脳と肝臓はそれぞれ安静時代謝の約二〇%を消費し、典型的な体力のある人では、筋肉が安静時代謝の一六〜二二%を消費している[15]。残りの四〇%ほどは、心臓、腎臓、腸、皮膚、免疫系など、それ以外のすべての組織に向けられる。今あなたが本書を座って読んでいるなら、五回呼吸するたびに、その一回は脳、一回は肝臓、もう一回は筋肉、そして残りの二回はそれ以外の体の部位をまかなっているわけだ。

キーズのデータによると、彼が飢えさせた男たちの体は、一般の人が収入の激減に直面したときにとるような方法でカロリーを節約していた。つまり、脳などの「必須」器官を優先し、生殖のような「犠牲にできる」機能は手放し、体温、活動能力、体力の維持などの「削減可能な」機能を大幅に縮小していたのだ。飢えた男たちは、筋肉を四〇％削減することで一日に約一五〇キロカロリー節約することができたが、その結果衰弱し、簡単に疲れるようになっていた。さらに、心臓も推定一七％縮小し、肝臓や腎臓も同様に縮小していた。[16]

ミネソタ飢餓実験の結果を分析して発表するには五年の月日がかかり、第二次世界大戦の被害者の救済には間に合わなかった。それでも私たちは、勇気ある実験志願者たちから重要な教訓を得ることになった。その一つは、休息は単なる身体的に不活発な状態ではないという事実である。何もしていないように見えても、私たちの体は多くの動的かつコストのかかるプロセスにエネルギーを活発に消費している。それと同じくらい重要なのは、カロリーは一度しか使えないため、休息は体がカロリーの「トレードオフ」を行なうための欠かせない手段であるということだ。この文章を読んでいるあなたは、一時間におよそ六〇キロカロリー（典型的なオレンジ一個分のエネルギー）を、脳、肝臓、筋肉、腎臓、腸などに費やしている。だがもし、この本を放り出して山に登ろうと思ったら、山の登り下りに、そうした基本的な機能維持からいくらかのカロリーを流用することが必要になってくる。そして家に帰ったら、余分に使ったカロリーを補給するために、食事と休息をとることになるだろう。

体を休めることと体を動かすことは、限られたエネルギーを使うための異なる手段なのだとすれば、休息と、歩く、走るといった他の身体活動に、それぞれどの程度カロリーを振り分けるべきなのだろうか。その答えの一部は、たとえば感染症と闘う、減量する、妊娠する、マラソンのトレーニングを行なうといった目的によって異なる。しかし、壮大な観点から見れば、体が資源を配分する方法は、より大きなプロセス、すなわち自然選択による進化によって形作られてきたものだ。体がエネルギーを使うやり方は、何百万世代にもわたって私たちの祖先にダーウィン的な進化が作用してきた結果に大きく拠っている。

私たちはなぜ、いつ、貴重なカロリーを身体活動と他の機能のあいだでトレードオフするのか。それを明らかにしてくれるチャールズ・ダーウィンのパワフルで洞察力に富む理論をよりよく知るために、ここで、もう一人の偉大な英国人の作家、ジェイン・オースティンの鋭い観察について見てゆくことにしよう。

トレードオフの真実

ジェイン・オースティンの六冊の小説の中で、私にとって一番面白くないのは『マンスフィールド・パーク』だ。ヒロインのファニー・プライスは気難しいし、中盤はだらだらして退屈だ。だがそのプロットは、進化生物学者が強い関心を寄せる古典的問題、すなわち「トレードオフ」の問題を洞察力豊かに突いている。舞台設定はこうだ。主人公ファニーの母親は三姉妹の末っ子で、この三姉妹はそれぞれ異なる人生の成り行きをたどる。ファニーの伯母の一人であるレイディ・バートラムは、荘園「マンスフィールド・パーク」の持ち主で裕福なトーマス・バートラム卿と結婚し、その四人の子供たちは贅沢に育てられる。もう一人の伯母、ノリス夫人は聖職者と結婚し、自らの子供はいないものの、裕福な甥と姪の子育てに密接に関わる。ファニーの母親、プライス夫人は、家族の反対を押し切って、無一文で大酒飲みの海兵隊大尉と結婚したあげく、みすぼらしい家で貧乏生活を送り、夫の収入のあてがない中で一〇人もの子供を育てるのに難儀している。

オースティンが亡くなったとき、チャールズ・ダーウィンはまだ八歳だったが、プライス夫人とその姉妹の繁殖戦略の違いは、根本的かつしばしば過小評価されている、ダーウィンの自然選択説の予測を例証するものだ。自然選択説を忘れている方のために簡単におさらいすると、未だかつて提唱されたあらゆる理論の中で最も徹底的に吟味・検証されてきたこの理論は、「生命体では、世代を経るごとに、生存できる子孫をより多くもたらす遺伝形質がより優勢になってゆく一方で、繁殖の成功を妨げる遺伝形質はより稀になってゆく」という理論だ[17]。たとえば脚が長いほど速く走ることができ、速さが捕食者から逃れる（あるいはより優れた捕食者になる）のに役立つとすれば、自然選択は長い脚を優遇するだろう。だが、スピードは明らかに常に有益な形質であるにもかかわらず、なぜ長い脚を持つ種がもっと存在しないのだろうか？　それを説明するのが「トレードオフ」だ。ほとんどの場合、変異には限られた選択肢しかないため、選択圧は費用対効果に基づいて働くことになる。脚が長くて体が大きい人は、状況によっては利点になる「脚が短くて体が小さい」人にはなれない。自然選択は必然的に、置かれた環境における繁殖成功度を最も高める代替手段や妥協手段を優遇する。

この原則が、ファニー一家の物語に私たちを呼び戻すことになる。というのも、生命体は限られたカロリーの使い道について、常にトレードオフを行なっているからだ。ファニーの母親と伯母たちが体現している重要なトレードオフは、子孫の量と質に関わるものだ。一つの戦略は、子供一人一人に大きな投資をすることなく、できるだけ多くの子供を作ること。そして、もう一つの戦略は、数少ない子供に大きな投資をして、彼らが成長して自分の子供を確実に持てるようにするというものである。重要なのは、ジェイン・オースティンが示しているとおり、自然選択の観点から見た最適な戦略とは、その人が置かれた状況によって異なることだ。レイディ・バートラムのように、子供を守り、投資し、慈しむことができる人は、量より質を選ぶ余裕がある。だが、ファニーの貧しい母親のように、子供が生き延びて成長する可能性が低い場合は、質より量をとるのが最善の戦略だ。最後に、ノリス伯母のように子供がいない場合の選択肢は、自分の遺伝子の四分の一を宿す甥や姪の生育を助けることしかない。ジェイン・オースティンによる、この三姉妹の繁殖戦略の物語は、エネルギーが限られているときのトレードオフの重要性を見事に例証している。

ダーウィンの理論に基づいて子供の数を決めたり、そうするように提唱したりするような人はいないだろうし、そう願いたいものだ。だが私たちの体は、私たちの知らぬところで、何百万世代にもわたって選択されてきたその他多くの重要なトレードオフを常に行なっている。その多くは、エネルギーの使い方に関するものだ。そしてこの点が重要なのだが、これらのトレードオフの中で、最も基本的なものの一つが、貴重なカロリーを、身体を動かさないことに費やすか、あるいは活発に動かすことに費やすかという選択である。

体を安静状態に置くことと活発に動かすことにおけるトレードオフを理解するために、ここで、カロリーは一度しか使えないという事実を繰り返したい。じつのところ、図3に示すように、カロリーを消費する方法は五つしかない。つまり、体を成長させる、体を維持する（安静時の代謝）、エネルギーを（脂肪として）蓄積する、体を動かす、繁殖する、という五つの機能だ。体がこれらの機能をどう妥協させるかは、年齢やエネルギーの状況によって異なる。たとえば、未だに成長途上にある若い人は、おそらく繁殖に必要とされるエネルギーは足りないだろう。だから動物は通常、成長が止まってから子孫を作り始める。一方、あなたがきょう山に登るとすれば、体の維持や脂肪の蓄積、そして（おそらく）繁殖に使うためのエネルギーは減ってしまうだろう。また、ダイエットをすれば、体を動かすためのエネルギーや繁殖のためのエネルギーが減る、という具合だ。だが忘れてはならないのは、自然選択の目には、すべてのトレードオフが平等に映るとは限らないことだ。ジェイン・オースティンのような非感傷的な小説家と同じように、自然選択は、その人が幸せか、いい人柄か、裕福か、などということは気にしない。トレードオフを含め、単により多くの子孫を持つことを可能にする遺伝的形質を優遇するだけなのである。

ここで、身体的に不活発な状態の話に戻ろう。自然選択の観点からすると、カロリーが限られている場合、必要のない身体活動から、繁殖またはその成功を最大化する機能にエネルギーを振り向けることは、たとえそのトレードオフにより健康が害されたり寿命が縮まったりするとしても、常に理にかなうことなのだ。

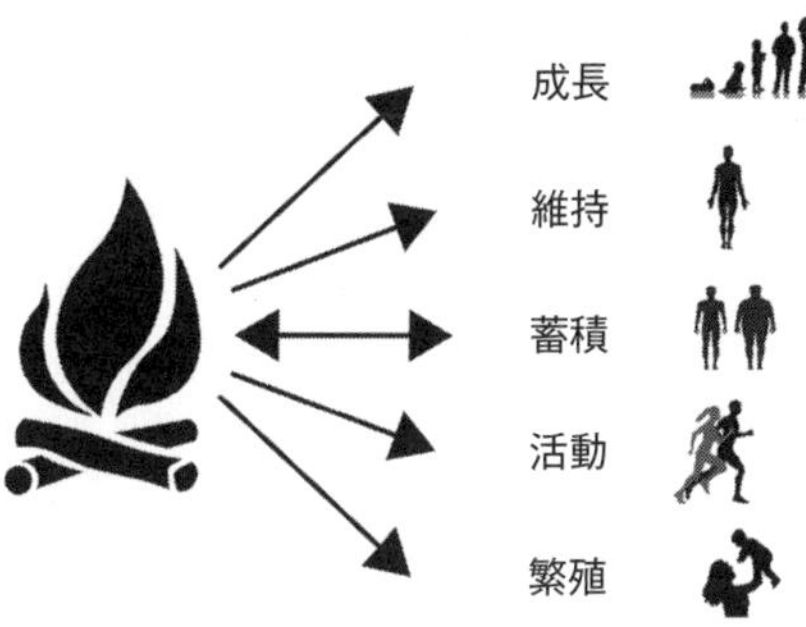

図３　エネルギー配分理論——食物から得たエネルギーを体が利用するさまざまな方法。

つまり一言で言えば、私たちは極力体を動かさないように進化してきたわけだ。より正確に言うと、私たちの体は、身体活動を含む非生産的な機能に対して、エネルギーを十分にではあるが過度には振り向けないように選択されてきたのである。ここで「極力」という修飾語をつけたのは、当然のことながら、人は動かなければ生きていけないし、成長することもできないからだ。狩猟採集民だったあなたの祖先も、子供のころは、運動能力を高めたり、体力やスタミナをつけたりするために遊ぶ必要があっただろう。だが大人になると、食べ物を探したり、仕事をしたり、連れ合いを見つけたり、殺されないよう気を付けたりしなければならなかったはずだ。また、ダンスのような社会的に重要な儀式にも参加する必要があっただろうし、そうしたいとも思っただろう。しかし、エネルギーが不足しているときには（それが常態だった）、余計な身体活動は、生存と繁殖に充《あ》てられるはずのエネルギーを減らしてしまう。賢明な大人の狩猟採集民は、スリルを得るだけのために、八キロ走って五〇〇キロカロリーを無駄にするようなことはしない。

トレードオフという視点は、ミネソタの飢餓実験で見られた変化も説明してくれる。飢餓状態にある被験者の体は、生存に必要な妥協をしていた。多少の運動は課されていたものの、不必要な身体活動は避け、体を維持するためのエネルギー量も減らし、生殖に関する興味も完全に手放した。幸いなことに、これらのトレードオフは、短期間の稀な危機に対する一時的な対応だった。飢餓はまた、農耕以前の社会ではほとんど起こらないことが判明している。なぜなら、狩猟採集民は広大な縄張りの中に小さな集団で暮らし、不作に陥る可能性のある農作物にも依存しておらず、苦しいときには食べ物を探して移動すればよいからだ。何十年にもわたる研究の結果、狩猟採集民は概して飢餓を回避し、年間を通じてほぼ同じ体重を維持することが明らかになっている。[18] しかし、だからといって、狩猟採集民が苦境に直面しないわけではない。彼らはそうした事態に現実に直面するし、実際、頻繁に空腹を訴えている。だが、狩猟採集民の生存戦略の一つは、貴重なカロリーを不必要な活動などに愚かに浪費したりしないことだ。

というわけで、今この文章を読んでいるあなたが、もし椅子に座っていたりベッドでくつろいでいたりして、怠けていることに罪悪感を抱いているとしたら、体を動かさない状態にいるのは、乏しいエネルギーを賢明に配分するための古代からの基本的な戦略であると知って、ご自分を慰めよう。若い頃に遊ぶ傾向や社会的な理由（のちの各章のテーマ）を除けば、不必要な身体活動を避けようとする本能は、何百万世代ものあいだ現実的な適応手段となってきたのだ。実際、他の哺乳類と比べて、人間は特に運動を嫌うように進化してきた可能性がある。

人間は怠けるために生まれてきた？

マサチューセッツ州ケンブリッジにある私の家の近くで、最も気持ちのよい散歩ができる場所の一つは、町の貯水池であるフレッシュポンドだ。森に囲まれたこの静かな場所には、三・二キロに及ぶ小径があり、一年中近所の人たちが、ウォーキング、ランニング、サイクリングなどをして楽しんでいる。この場所では、躾の行き届いた犬はリードを付けなくてもよいので、私は妻と一緒によく愛犬のエコーを連れて池の周りを散歩する。エコーはそこが大好きで、リードを外した途端に全力でダッシュして自由を味わい、スピードと敏捷性を楽しむ。エコーは前へ後ろへと走り回るが、私たち夫婦はその後ろを常識的なペースでただ歩くだけなので、彼女は欲求不満に陥る。だが、やがてエコーは疲れ始め、池を一周し終わる頃には、いつも私たちの後ろにつき、疲れ果てて昼寝を待ち望むようになる。

私たちとエコーを比べると、イヌは人間よりスピードがあるが持久力に欠けることに気付かされるが、それと同時に人間である自分が怠惰なのろまのようにも思えてくる。なぜ私は、エコーのように車から飛び出したいという衝動に駆られないのだろう。エコーが機をとらえて無謀にも走り出すのは、全速力で疾走することに強烈な快感を覚えるからなのか、エネルギーを節約する先見性がないからか、それとも鬱積したエネルギーを解き放つ必要があるからだろうか。おそらく、これら三つの理由はすべて正しいだろう。だが、イヌと人間が貯水池を一周するやり方の違いは、人間には（子供という重要な例外を除いて）カロリー消費に慎重になる傾向があることを物語っている。フレッシュポンドの駐車場に停めた車から飛び出して、息が切れるまで全力疾走する大人の姿など見たことがないし、運動している人の数よりずっと多くの人が、家でくつろいでいるに違いない。子供や犬とは違い、大人の人間は、椅子から立ち上がって運動するように、しょっちゅう説得されたり強要されたりしている。

運動を避ける人は、よく「怠け者」と名指しされるが、そうした運動忌避者は正常な行動をとっているだけなのでは？　たった今見てきたように、貴重なエネルギーを、自由裁量で行なう身体活動、すなわち「運動《エクササイズ》」に浪費しないよう慎重になることは理にかなっている。だがその一方で、人間はエネルギーのトレードオフを異なる方法で行なっているために、他のほとんどの動物より運動を避けがちなのだという推測があり、それにはもっともな根拠がある。もしかしたら、欠かすことのできない活動的な物事に、より多くのエネルギーを投資するため、それより必要度の低い活動に割くエネルギーを減らしているのではないだろうか？

このアイデアを検討するため、図4に、狩猟採集民（再びハッザ族）、欧米人、チンパンジーがそれぞれ身体的活動にどれほどカロリーを消費しているかを示す。[19] 左側の図は、各グループの活動エネルギー消費量の合計を表したもので、男女の総合計を平均化してある。[20] ご覧のとおり、チンパンジーの一日あたりの活動エネルギー消費量は、二つの人間のグループのいずれよりもはるかに少ない。この測定基準に基づけば、あらゆる人間は類人猿のいとこたちに比べて、エネルギーコストの高い「高燃費」の生物だということになる。左の図を見ると、欧米人はハッザ族より身体活動を行なう割合がずっと低いにもかかわらず、それでもハッザ族の八〇％に近いエネルギーを費やしていることに驚かれるかもしれない。だが、総活動エネルギー消費量に見られるこの近似は、一つは体格差に起因している。欧米人に比べて、ハッザ族の平均体重は六〇％ほどであり、体脂肪は約三分の一しかない。体が大きいほどエネルギーを消費するが、脂肪組織はほとんどカロリーを消費しないので、図4右に、活動エネルギー消費量を除脂肪体重で割った値を示す。この補正は雑なものではあるが（体格とエネルギー消費量の関係の傾きを考慮していないため）、ハッザ族はチンパンジーに比べて除脂肪体重一キログラムあたり約二倍のカロリーを消費し、座りがちなアメリカ人でさえ、一日あたり除脂肪体重一キログラムにつきチンパンジーより約三分の一多くカロリーを消費していることがわかる。

すでに見てきたように、狩猟採集民はさして過酷な労働をしているわけではない。それでも、チンパンジーよりはかなり体を動かしているわけだ。実際、平均的なハッザ族の女性は、歩行、採集から食事の準備や子供の世話までのすべてにおいて、年間合計一一万五〇〇〇キロカロリーという、目を見張る量のエネルギーを、同じぐらいの体格のメスのチンパンジーより多く費やしている。これは、ニューヨークからマイアミまでの距離、約一九三〇キロを走るエネルギーに匹敵する。

図4の考えうる解釈の一つは、人間、とりわけ狩猟採集民は、例外的に働き者の動物だというも

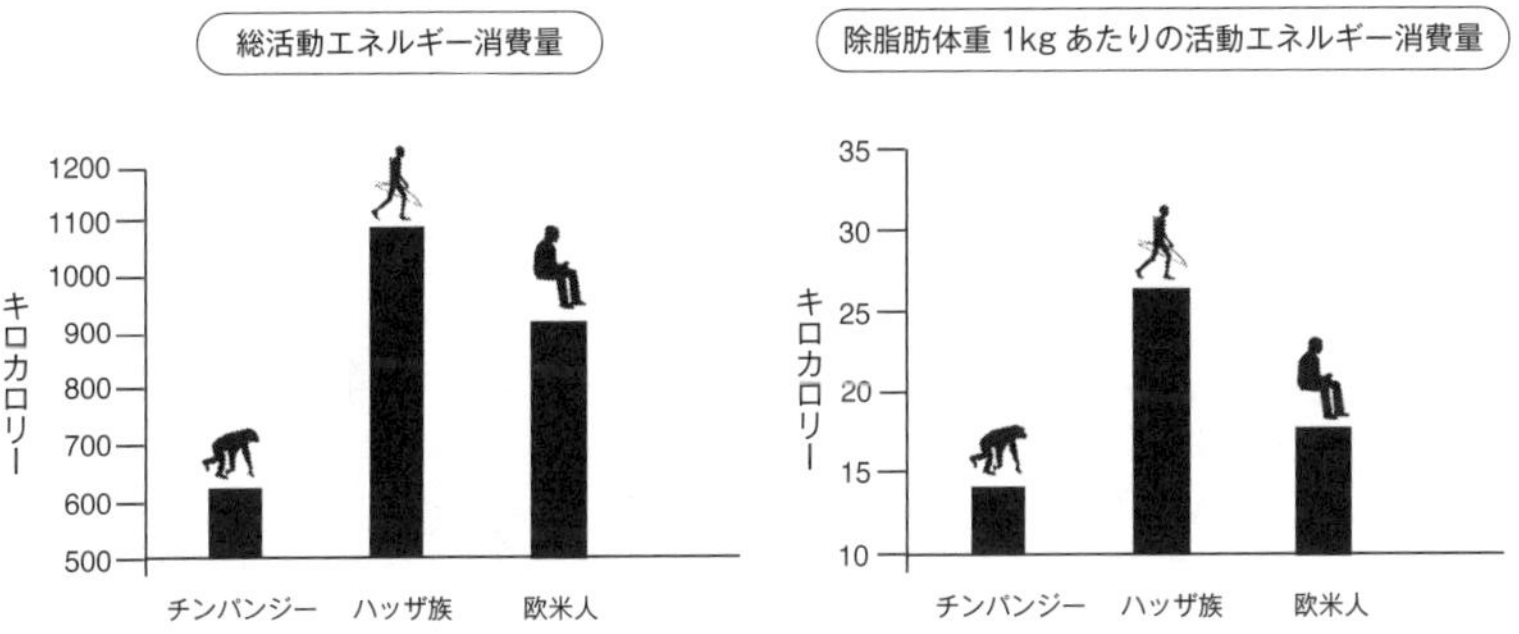

図4　チンパンジーと狩猟採集民（ハッザ族）と欧米人における総活動エネルギー消費量（左）および除脂肪体重 1kg あたりの活動エネルギー消費量（右）。男性と女性の値は平均化されている。（ハッザ族のデータは Pontzer, H., et al. [2012], Hunter-gatherer energetics and human obesity, *PLOS ONE* 7:e40503 より。チンパンジーと欧米人のデータは Pontzer, H., et al. [2016], Metabolic acceleration and the evolution of human brain size and life history, *Nature* 533:390-92 より）

のだ。だが、それは正しくない。大部分の野生動物の身体活動レベル（PAL）は二・〇から四・〇で、ハッザ族はこの範囲の下位に属している（ハッザ族女性の平均PALは一・八、男性の平均PALは二・三）[21]。むしろ、チンパンジーや座りがちな欧米人のPALのほうが、それぞれ約一・五および一・六と例外的に低いのだ。オランウータンのような他の類人猿のPALも同じように低い[22]。言い換えると、類人猿と先進国に住む座りがちの人々は、大部分の哺乳類に比べて例外的に不活発なのであり、狩猟採集民はその中間に位置している。

狩猟採集民が、怠け者だった私たちの類人猿の祖先より活発になるように進化した証拠は、人体のエネルギー論を理解する上で大きな意味を持つ。なぜなら進化は、その前に起きたことに左右されるからだ。人間はチンパンジーのような類人猿から進化したのだから（詳しくは後述）、私たちの初期の祖先も比較的不活発だったと思われる。実際、類人猿については、熱帯雨林で繁栄できるようにするため、身体活動のレベルが例外的に低くなるように自然選択が働いたことを示唆する多くの証拠がある。すでに見てきたように、類人猿は通常、食物を得るために遠くまで移動する必要はなく、繊維質の多い食物を摂取しているため、食餌と食餌の間に休息と消化のための時間を多く必要とする。さらには、木に登るように適応したため、歩くことは甚だ苦手だ。典型的なチンパンジーは、一・六キロ歩くのに人間を含む他の哺乳類の二倍以上のエネルギーを消費する[23]。類人猿にとって歩くことがこれほどまでにカロリーを消費する行為なのであれば、自然選択は必然的に、森の中の移動に費やすエネルギーをできるだけ少なくして、可能な限り多くのエネルギーを繁殖に充てられるように仕向けたはずだ。類人猿はカウチポテトになるように適応したのである。

もし人間が、例外的なほど座りがちなチンパンジーに似た類人猿から進化したのだとしたら、人間を彼らよりずっと活動的にしたものは何だったのだろうか、そしてこの進化の遺産は、人間が身体活動を行なう程度にどれほど影響を与えているのだろうか。その答えはこれからの各章で見てゆくことになるが、一言で言うと、非常に成功を収めることになった狩猟採集生活という独特の生活様式の進化に気候変動が拍車をかけ、この生活様式がより多くの身体活動を必要としたのである。活動量について言えば、狩猟採集民が非常に活発に体を動かすのは一日数時間にすぎないが、それでも彼らは、毎日八キロから一六キロも歩き、食料や乳幼児を運び、何時間も掘り続け、ときには走ることもし、他にも生き延びるための無数の仕事をこなしている。また、協力したり、コミュニケーションをとったり、道具を作ったりするために、私たちの祖先はコストのかかる大きな脳を持つようになった。そして忘れてならないのが、独特で途方もない繁殖戦略を推し進めるため、非常に活発になるよう進化したことである。

狩猟採集民のコストがかかるエネルギー戦略は、人間活動の進化を理解するうえで非常に重要であるため、ここで、人間とチンパンジーのエネルギー予算をより詳細に比べてみよう。典型的なチンパンジーのメスは一二〜一三歳で成熟し、母親になって授乳を始めると、一日およそ一四五〇キロカロリーの摂取が必要になる。チンパンジーはこのカロリーを主に生の果物を採取することで得ている。そしてこのエネルギー予算に基づいて、五、六年ごとに子を産む。[24]一方、典型的な狩猟採集民の女性は、大人として成熟するのに約一八年かかり、母親になると、自分の体力維持と授乳のために、少なくとも一日二四〇〇キロカロリーが必要になる。人間の母親は、チンパンジーの母親より多くのエネルギーが必要なので、果物、木の実、種子、肉、葉などからなる、より高品質の多様な食物を摂る。それらは自分で採ったものもあれば、夫や母親などから提供されるものもある。さらには調理を通して、生で食べるより多くのエネルギーを得ることができる。[25]この追加のエネルギーのおかげで、人間の母親は五〜六年ごとに子を産むのではなく、子を早めに乳離れさせて、典型的には三年ごとに新たな子を産む。そのため人間の母親は通常、複数の幼い子供の世話と授乳を並行して行なうことになる。さらに人間は成熟するまでの時間がチンパンジーより五〇％長くかかるため、それぞれの子供を育てるためにかかる時間とコストも大きくなる。

要するに、人間はチンパンジーよりもはるかに多くのエネルギーを獲得して消費するように進化したわけである。これからの各章で見てゆくことになるが、長い距離を歩く、ときには走る、食物を加工して分け合う、といった活動のために、人間はチンパンジーより毎日多くのエネルギーを費やしているが、その努力のおかげでより多くのカロリーが生み出され、体をより活発に動かせるほか、約二倍の速さで繁殖を行なうことができるようになった。また、この追加のエネルギーのおかげで、大きな脳を持ち、より多くの脂肪を体に蓄えるといった利点も手にした。しかし、それには代償が伴う。必要なカロリーが多ければ多いほど、カロリー不足になる可能性も高くなるのだ。狩猟採集民の戦略は人類の繁殖成功度にはプラスとなるが、自由裁量的な身体活動にカロリーを浪費することは避けるように働くのである。

もちろん、この論理はあらゆる動物に当てはまる。人間でも、類人猿でも、イヌでも、クラゲでも、自然選択は、繁殖成功度を犠牲にしてエネルギーを浪費するような活動は優遇しない。その意味では、あらゆる動物は可能な限り怠け者であるべきだ。だが、人間が無駄な身体活動を他の多くの種よりも嫌うのは、エネルギー予算が例外的に少なかった祖先から、繁殖成功度を高めるためのコストが例外的に多くかかる方法を進化させたからであることを示唆する証拠がある。支出が多いときには、ほんのわずかな節約でも貴重だ。

昨日、私は車でスーパーに行き、九メートル歩くのを節約しようとして、店の入り口のすぐそばにある最上の駐車スポットから車が出てくるのを無意識のうちに待った。店内で狩猟・採集を行なうためのカートをひっつかんだとき、私は怠惰な自分を戒めた。だがそれと同時に、こうも考えた。もしかしたら自分は、駐車場の奥に車を停めてもっと体を動かしなさいと人々（この場合は自分自身）に小言を言う、あの迷惑なエクサシストになっているのではないかと。いったいなぜ、エネルギーの節約という正常で本能的なことが、「怠惰」という罪に結びついてしまったのだろうか？

私は怠け者かもしれないが、精神面においては無罪だ。怠惰という大罪は、「気にかけない」という意味を持つラテン語の〝acedia〟に由来する。トマス・アクィナス（一二二五年頃～一二七四年）のような初期のキリスト教思想家にとって怠惰とは、身体的な怠けぐせとは関係のない、一種の精神的無関心、世の中に対する関心の欠如を意味していた。この定義に照らすと、怠惰は、神のなせる業《わざ》の追求を人々に怠たらせるがために大罪となる。怠惰が身体的な労働を避けることを意味するようになったのは、もっと後になってからのことだ。おそらく当時は、一握りのエリートを除けば、日常的な肉体労働を避けられる者などいなかったからだろう。苦労したくないために体を動かすことを避けたがる「怠けぐせ」は現代版の「怠惰」になったものの、こうした宗教的な意味合いは含めるべきでない。最上の駐車スポットに停車して数キロカロリーを節約することは、他者に対する責任をおろそかにするものなどではなく、ただの本能である。

もしあなたが一度でも人類の根強い省エネ志向を疑ったことがあるとすれば、ショッピングモールや空港で、階段の横にあるエスカレーターの下に数分間立ってみるといい。エスカレーターではなく階段を選ぶ人が、はたしてどれだけいるだろうか。少々行儀が悪いとは思いつつ、私は一度この実験をアメリカスポーツ医学会の年次総会で非公式に行なってみた。これは、「スポーツは薬である」という理念に専心する専門家たちが大勢集まる学会だ。非科学的であることを認めざるをえない実験ではあったものの、私は一〇分間にわたり階段の下に立って、エスカレーターと階段それぞれの利用者数を数えた。その結果、一〇分間に観察した一五一人のうち階段を使った人は一一人で、約七％しかいなかった。どうやら、運動を研究したり推進したりしている人たちも、ふつうの人々とたいして変わらないようだ。世界的に見ても、平均値はわずか五％にすぎない[26]。

今日《こんにち》では、多くの人はほとんど肉体労働を伴わない仕事に就いており、運動によって身体を動かすことを、わざわざ自ら選択しなければならない。階段を使うにしても、ジョギングするにしても、ジムに通うにしても、不必要な運動を避けようとする古代からの強力な本能に打ち勝たなければならないため、多くの人々（狩猟採集民も含めて）が運動を避けるのも当然である。つい最近までは、この本能のおかげで、子供の数を最大限に増やし、子供自身も生き延びて子孫を繁栄させることができた。無意味な一六キロのランニングに浪費されるエネルギーは、子孫のために使われないエネルギーだ。ユダヤの神が、鉄器時代の働きすぎのイスラエル人に安息日を守らせることにあれほどこだわった理由の一つも、そこにあるのかもしれない。週に一度の安息日は、初期のユダヤ人を精神的にも肉体的にも助けただけでなく、〝産み、殖やす〟という神のもう一つの命令を履行するのにも役立っただろう。

そういうわけで、不活発でいることを「休息する」、「リラックスする」、「気楽に構える」などと呼ぼうが呼ぶまいが、身体的な不活発状態は不自然で怠惰な身体活動の欠如だとみなす神話は追放しよう。また、不必要な運動をしないという正常な行動をとっている人たちに汚名を着せるのもやめよう。残念ながら、道のりはまだまだ遠い。二〇一六年に行なわれた調査によると、肥満の原因が運動不足や食欲をコントロールする意志力の欠如にあると考えているアメリカ人は四人に三人に及んでいる。[27]だが、運動をしない人は怠け者のカウチポテトであるというステレオタイプの考え方に反し、不必要なエネルギーの浪費を避けることは、まったくもって正常なことなのだ。エスカレーターに乗ったことを非難したり恥じたりするより、体を動かすことを避けようとする傾向は、進化の観点から見て完全に理にかなっている古代の本能であると認識した方がずっといい。

だが問題は、最近まで、好きなときにのんびりすることができたのは、偉大な王様や女王様だけだったのが、今や人間のありように関する奇妙な反転が生じ、健康のために自発的に体を動かすこと（別名「運動《エクササイズ》」）こそが、特権階級の特権になってしまったことだ。省力化を図る機器に囲まれていることに加えて、何十億もの人が体を動かすことを妨げる仕事や通勤をするようになり、一日の大半を座って過ごすようになってしまった。実際、おそらくあなたも今、座って本書を読んでいることだろう。さらには、「座りすぎは健康に悪い」という話を耳にしたこともあるに違いない。古代から続けられ、普遍的で当たり前のことだった「座る」という行為が、どうしてそれほどまでに不健康なものになってしまったのだろうか？

第三章　座ること――それは新たな喫煙か？

神話その３――座ることは本質的に不健康である

不運なテーセウスは、椅子に張りついて永遠にそこに座り続ける身の上じゃ。
――ウェルギリウス『アエネーイス』第六巻（杉本正俊訳、新評論）

お金と時間に余裕のある私の学生や同僚にとって、春休みは伝統的に、長く退屈な冬の終わりから逃れ、三月の一週間を南のどこか暖かいところで過ごす機会となっている。こうした運のよい人々の春休みの真髄とは、日差しの降り注ぐ暖かいビーチで、身体活動を行なわない最も基本的な姿勢、すなわち「座る」という姿勢を何時間もとってくつろぐことだ。

私も、その週は何時間も座ったまま過ごすのがふつうだが、場所は自宅のデスク前、目的は仕事だ。そんな私も、二〇一六年三月初旬の春休みが始まったときには、北極線からさらに緯度が数度北にあるグリーンランドのカンゲルルススアーク空港で飛行機から降り立とうとしていた。外は風が吹き荒れ、気温は摂氏マイナス三五度。数分で凍傷になるほどの低温だ。イヌイットのガイドのヤヘナとユリウスが、これから始まる極寒のグリーンランド内部の旅を生き抜くための必需品だと言って差し出した衣類を見たとき、私の恐怖はさらに増した。それは三枚重ねの下着と靴下、毛皮で内張りされた巨大なブーツ、そして手袋、ズボン、フード付きパーカーを含む、強烈な臭いを放つアザラシの革でできた特大サイズの衣類一式だったからだ。その夜は町のホテルとレストランを兼ねる小さな空港ビルに泊まったが、外で吹き荒れる風の音を聞きながら、愚かにも同意してしまったこの遠征をどうやって生き延びようかと思案し、ほとんど眠ることができなかった。

この遠征にはデンマーク人の共同研究者、クリス・マクドナルドも同行していた。私たちは凍ったフィヨルドを犬ぞりで走り、グリーンランドの中央氷河に接する雪山に登って、その地に暮らすイヌイットの人々のかつての生活を体験する予定だった。遠征の目的は、生活様式の変化が人々の健康にどのような影響を与えているかを探ること。そしてドキュメンタリーの一環として、ヤヘナとユリウスの案内のもと、骨の髄まで凍える環境の中で、ジャコウウシ（巨大な北極ヒツジのような動物）を狩り、魚を釣り、野営して過ごすことになっていた。

この「極寒サファリ」は肉体的に厳しいものになるだろうと覚悟はしていたものの、想像もしていなかったのは、犬ぞりに何日も座り続ける苦痛だった。イヌイットの伝統的な犬ぞり「カムティック」は、長さ一八〇センチほどの木製の台を二本のカーブした木製の滑走部に固定して作られている。厳寒の朝、物資をロープでそりに縛り付け、唸り声をたてる一三匹のそり犬にユリウスがハーネスを付けると、犬たちが力強くそりを引っ張りはじめた。私たちもすかさず飛び乗る。ユリウスが前に座って犬をあやつる中、私の仕事はそりの後部に座っていることだった。さぞかし簡単なことだと思われるだろう。だが実際には、凍てつく大地と時間が滑り去るにつれ、そりに座り続けるのはどんどん辛くなっていった。一つには、気温が摂氏マイナス三四・四度という極寒で、風もあったため、体を動かさないでいると、しびれてくるほど寒かったからだ。だが、それ以上に辛かったのは、背中の支えなしに長時間座り続けることだった。私は自分のことを「お座り名人」だと自負しているが、ふだん座る椅子には背もたれがある。雪と氷に覆われた極寒の灰色の大地で犬たちがひたすらそりを引く中、背中が痛みはじめ、しまいには疲労から痙攣が起きてきた。ユリウスがそりの先頭に背中を伸ばして座る姿を見つめながら、私は痛みに悶えて彼の後ろで身をかがめ、そりから落ちて、凍てる忘却の彼方に消え去らないように必死で姿勢を保ち、この経験を楽しもうと歯をくいしばったのだった。

　皮肉なことに、私は人生の大半を座って過ごしてきたにもかかわらず、どうやら座り方はあまり上手ではないようだ。それに、さまざまな記事や論文から、度々自分が「座りすぎ」だと思わされてきた。ホワイトカラーの仕事に就いているため、仕事をするには座らざるをえないし、車で移動するときも、食事をするときも、テレビを見るときも座っている。「座って仕事をする人は、立って仕事をする人より給料が高い」というオグデン・ナッシュ（アメリカの風刺詩人）の観察に反し、いよいよ声高に運動しろと迫るエクササイストたちは、座ることは現代の災いだと非難する。[1]ある著名な医師などは、椅子は「私たちを捕まえ、傷つけ、殺そうとして」おり、「座ることは新たな喫煙だ」とまで言い切った。[2]彼によると、平均的なアメリカ人は、一日に一三時間という承服しがたい長時間腰を下ろしており、「一時間座るたびに人生から二時間が失われ、それは二度と取り戻せない」という。この警告は明らかに誇張された表現ではあるものの、別の有名な研究でも、一日三時間以上座ることは世界の死亡原因の推定四％近くを占め、一時間座るごとに、二〇分の運動で得られる利益が失われるほど有害だと結論付けている。[3]またある試算では、一日のうち座っている時間の一～二時間をウォーキングなどの軽い活動に置き換えると、死亡率を二〇～四〇％軽減できるという。[4]こうして、立ち机が大流行し、今や多くの人々がセンサーを身に付けたりスマホを使ったりして座っている時間を計り、その時間を削減しようとやっきになっている。私たちは座ることに悩まされる《エクササイズド》ようになってしまったのだ。

私たち人間はいかにして体を動かさないようにも動かすようにも進化してきたのか、そしてそれがなぜ重要なのかを理解するには、まず「座る」ことについて理解しなければならない。最も根本的な疑問は、もし人間が不必要な身体活動（別名、運動《エクササイズ》）を避けるように進化してきたのなら、なぜ座ることがこれほど致命的なのか、である。平均的なアメリカ人は本当に一日一三時間も座っているのか。それは私たちの祖先の習慣に照らしたとき、どう映るのか？　グリーンランドの遠征に同行してくれたイヌイットのユリウスとヤヘナは、私と同じくらい座っていたし、ハッザ族のような狩猟採集民は、毎日野営地で何時間も座りながら、ぶらぶらしたり、軽い雑用をしたり、話をしたりし、そうでないときも座ったり横になったりしている。座ることの危険性は、座ること自体にあるのか、座り方にあるのか、それとも運動をしていない時間の長さにあるのか？　これらの疑問と座ることにちなむ潜在的な危険性に答えを出すため、まずは進化論と人類学の二つのレンズを通して、私たちはなぜ、どのように、どのくらい座っているのかについて考えてみよう。

もし座らずに本書を読んでいる方がいたら、どうか快適な椅子に座って読み進めていただきたい……。

私たちはどうやって、なぜ座るのか

私がエコーを愛する理由の一つは、私の偽善を暴いてくれるからだ。エコーは、リスを追いかけたり、郵便配達人に吠えたり、散歩に出かけたりしていないときは、莫大な時間を休息に費やす怠け者だ。硬い床の上で寝ることもあるが、カーペットやソファ、布張りの椅子など、温かくて柔らかい場所（ベッドも含む）でくつろぐのが好きである。その怠け者ぶりをからかうと、エコーは何も言わずに見つめ返してくる。でも、何を考えているのかはわかる。「あなたもそうでしょ」と思っているのだ。そう、私も家中の快適な場所を探しては座り、もっと立つようにしなければと思いながらも、エコーに負けず劣らず、つい座っている。

それには当然の理由がある。座っている方が立っているより疲れにくく、より安定するからだ。立っているときと座っているときのエネルギー消費量を比較した研究によると、立っているときに使われるカロリーは、シンプルなデスクチェアに静かに座っているときより約八〜一〇％多いという。[5]体重七九キロの成人の場合、この差は一時間あたり八キロカロリーという、リンゴ一切れ分のカロリーに相当する控え目な量だ。だが、時間が経つにつれ、このカロリーは累積してゆく。典型的なホワイトカラーの労働者が座らずに立って仕事をすると、一年間に一万六〇〇〇キロカロリーも余分に消費できる可能性があるのだ。[6]ちなみに、聞いて嬉しくなるかもしれない人のためにつけ加えると、二足歩行の人間は、二足歩行の鳥類や、ウシやヘラジカのような大型の四足動物よりも、効率的に立っているらしい（そう、ヘラジカがどれだけのエネルギーを使って立っているかを実際に測定した人がいるのだ！）。[7]図5に示すように、人間はまた、類人猿より効率的に立つことができる。なぜなら、人間は腰と膝をまっすぐに伸ばすことができ、背骨の下部が前方に向かってカーブを描いているため（前弯《ぜんわん》）、上体を腰の前方ではなく、腰のほぼ真上に位置付けることができるからだ。[8]それでも立っているときには、足、足首、腰、胴体の筋肉を断続的に働かせて、体がよろめきすぎたり、倒れたりしないようにしなければならない。[9]

人間がどれほど効率よく立てるとしても、座ることで一時間あたり数キロカロリー節約できるとい

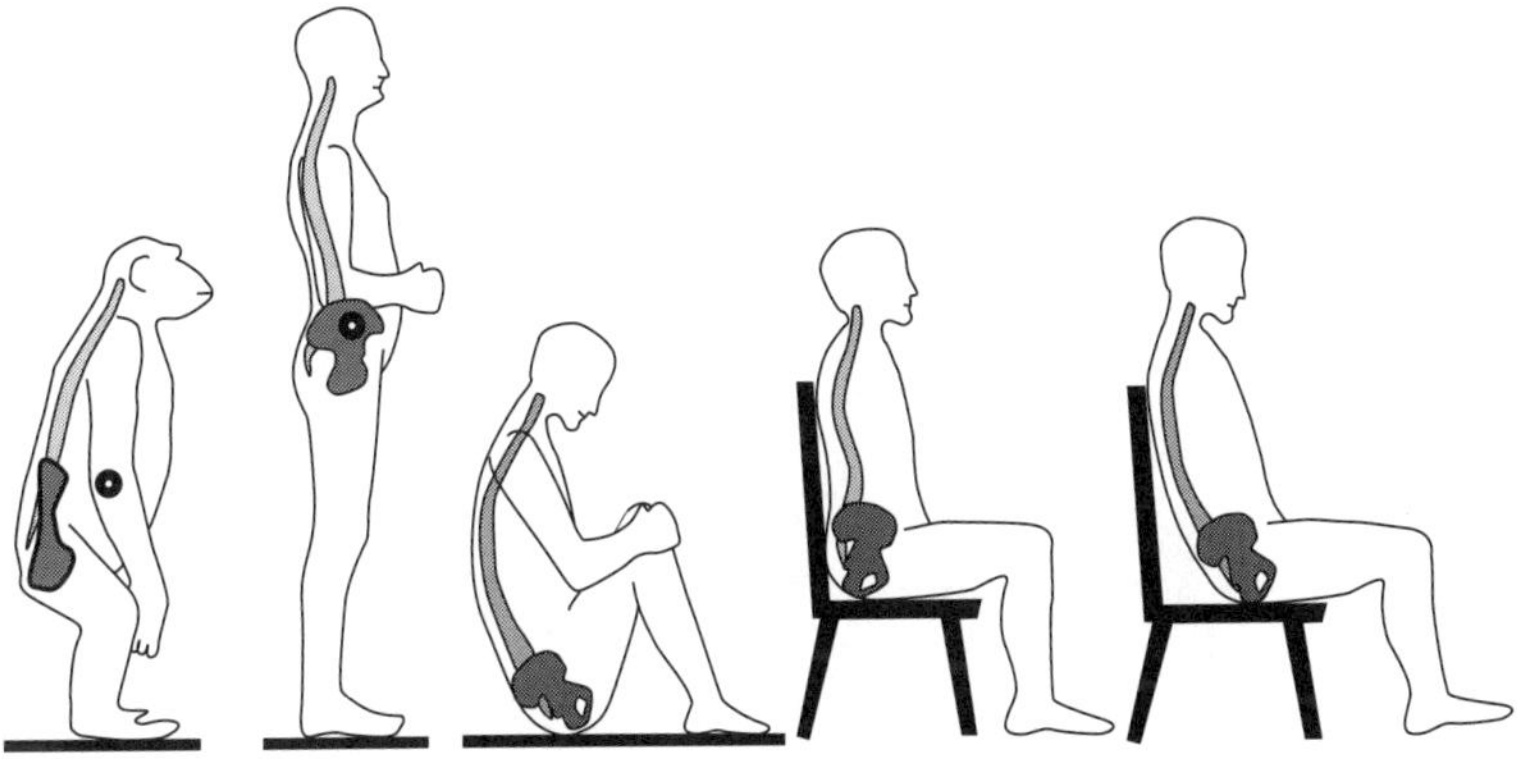

図５　立っているときと座っているときの背骨と骨盤の形。チンパンジー（左）と比較すると、人間の下部脊椎（腰部）は湾曲しており（前弯）、立っているときには重心（円で示す）が腰の上にくるようになっている。私たちは地面にしゃがんだり（何百万年も前から人間が座ってきた方法）、背もたれのある椅子にもたれたりすると、骨盤を後方に回転させて背骨を伸ばしがちで、前弯は減少する（ここで紹介したのは、人が座るときにとるさまざまな姿勢のほんの一部にすぎないことに注意されたい）。

うメリットは、時間の経過とともに蓄積されていく。そのため、座るという本能は、エコーのような他の動物と同じく、人間においても普遍的な習慣になっている。さらに、他の生物と同様に、人間もつい最近までは椅子を使わずに座っていた。狩猟採集民が家具を作ることはほとんどないし、欧米以外の世界の多くの地域では、いまだに床に直接座ることが多い。[10]人類学者のゴードン・ヒューズは、その素晴らしく包括的な論文で、四八〇にも及ぶ異なる文化圏の人々が椅子を使わずに座るときの姿勢を一〇〇種類以上も記録している。[11]椅子を使わない人々は、両脚を伸ばしたり、あぐらをかいたり、脚を横に揃えたりして床に座ることが多い。また、片膝あるいは両膝をつくこともあれば、かかとが太腿《ふともも》の裏側につくか、それにつきそうになるほど膝を曲げてしゃがむこともよくある。もしあなたが私のような人間だったら、しゃがむことはほとんどないだろう。だがしゃがむのを避けるのは、近代になってから欧米で生じた例外的な特徴だ。しゃがむと、距骨《きょこつ》（足首の内側にある骨）に「距骨蹲踞面《きょこつそんきょめん》」と呼ばれる小さい滑らかな部分ができるため、ホモ・エレクトスやネアンデルタール人などを含め、人類は数百万年前から日常的にしゃがむ生活を送っていたことがわかる。[12]また、この距骨蹲踞面の存在は、中世以降に家具やストーブが普及するまで、ヨーロッパ人の多くも習慣的にしゃがんでいたことを示している。[13]

椅子に座るよりもしゃがむほうが進化的には正常であるにもかかわらず、私のしゃがみ方はお粗末だ。その下手さが際立ったのは、ある日の午後遅く、ハッザ族の焚き火の前にいたときだった。そのとき、数人の男性が生きたカメを野営地に持ち帰り、女性たちに与えた。カメは男性が食べてはいけない女性の食物なのである。興味を抱いた私は、気の毒なこの動物を無頓着に炎の中に放りこんで火あぶりにする女性たちの群れに加わった。彼女たちは、カメの声なき断末魔の苦しみを無視して、座りながら、おしゃべりを続けた。

そこにはほかに男性がいなかったので、男らしく振舞おうと考えた私は、何気なくしゃがんで写真を撮ることにした。それにしても、カメをローストするには、どれぐらいかかるのだろう。

それは、私がしゃがんでいられる時間より長かった。めったにしゃがまない私のふくらはぎは固すぎて、足底を地面に平らに接地し続けることができず、足、ふくらはぎ、大腿四頭筋《だいたいしとうきん》（太腿の前側についている筋肉）が痛み出した。数分後には、足と脚が燃えるような感覚に襲われ、腰も痛くなってきた。動きたかったのだが、痙攣する脚には立ち上がる力がなく、焚き火はすぐ右にあったので、体を起こすには、左に転がって、隣に座っているハッザ族の老婦人の上に直接乗りかかるほかなかった。彼女とほかの女性たちが大笑いするなか、私は体を起こし、できるだけ誠意を込めて「サマハニ」（失礼）と謝罪した。笑い声はしばらく続いた。私のことをどう話していたのかはわからない。それでも、親切なことに、カメの丸焼きをおすそわけしてくれたのだった（それはゴム質の鶏肉のような味だった）。

恥をかいたことはともかく、そりに座ったとき、そしてしゃがんだときの体力のなさは、私がいかに椅子、特に背もたれのある椅子に依存しているかを物語っている。地面に座ったり、背もたれのないスツールに座ったりするとき、背中や腹部の筋肉は、上体を支えるために少し働かなければならない。そしてしゃがんだときには、脚、特にふくらはぎの筋肉が動くことがある。もちろん、筋肉への負担はとりたてて大きいわけではない。座っているときと立っているときの筋肉活動量は、ほぼ同じだ。[14] だが長い時間が経つうちに、これらの筋肉は鍛えられて持久力がつく。エリック・カスティロ、ロバート・オジャンボ、ポール・オクトイと共同で行なった研究では、背もたれ付きの椅子にほとんど座らないケニアの農村部に暮らす十代の若者の背筋力は、あなたや私がふだん使っているような椅子によく座る都会の十代の若者に比べて、二一〜四一％も強いことがわかった。[15] ケニアの農村部に住む人々の背筋力が強い理由が、すべて椅子の形状にあるとは証明できないものの、他の研究でも、背もたれがあると、筋肉の持続活動がより少なくてすむことが示されている。[16] ふだんから背もたれのある椅子に座っている人が地面やスツールに長く座ると居心地悪くなる理由は、背筋力が弱くて持久力がないためだと結論づけるのは筋が通っている。その結果は、椅子に依存するという悪循環だ。

背もたれ付きの椅子を使うようになったのは、まぎれもなく最近のことである。考古学的・歴史学的証拠も、ほとんどの文化圏では、背もたれ付きの椅子が登場した際に、それを使ったのは主に高位の人々であり、農民や奴隷などの労働者は、ほとんどがスツールやベンチに座っていたことを示唆している。古代エジプト、メソポタミア、メソアメリカ（スペインによる植民地化以前にアメリカ先住民の文化が栄えた地域）、中国などの美術品を見ても、背もたれのある快適な椅子に座っているのは、神々や王族、神官ばかりだ。ヨーロッパでも、家具を購入できる中流階級や上流階級が増え、背もたれ付きの椅子が普及し始めたのは、ようやく一六世紀後半になってからである。[17] その後、産業革命期にドイツの家具デザイナー、ミヒャエル・トーネットが、軽くて丈夫で美しく、座り心地がよいうえ、貧しい大衆にも手が届く価格の背もたれ付きベントウッド椅子（曲げた木材を使った椅子）を大量生産する方法を考案し、一八五九年に、原型となる「カフェチェア」を完成させた。この椅子は大ヒットし、今でもコーヒーハウスでよく使われている。背もたれ付きの椅子が安価で一般的になるにつれ、専門家の中には、椅子を非難する者も出てきた。一八七九年、懸念を募らせたある医師はこう書いている。「文明が人類を拷問するために発明したあらゆる機械の中で、椅子ほど執拗、広範、かつ残酷に働くものはない[18]」

こうした警告にもかかわらず、椅子の人気は懸念を上回り続けた。とりわけ仕事場が森や畑や工場からオフィスへと変わってゆく中、その人気は留まるところを知らなかった。そして、椅子のみならず、人々が現代的な産業環境に対応できるようにするための専門分野「人間工学《エルゴノミクス》」も誕生した。今日では、何十億もの人々が一日の大半を座って過ごさざるを得ない状況に置かれている。座り続けた一日のあとは、さらにわずかなカロリーを節約しようとする根深い本能に従って、家で座ってくつろぐのだ。とはいえ私たちは、いったい一日にどれぐらい座っているのだろうか。

人はどれぐらい座っているのか？

「アメリカ人は一日何時間座っているか」とググると、疑似事実を伝えるウェブサイトが何十件もヒットし、それらがまことしやかに伝える時間は、わずか六時間から最大一三時間にまで及んでいる。

この二倍を超える幅の中で、正しい答えは何なのだろう。また、あなたや私についてはどうだろうか。私は通常、朝六時頃に起床して愛犬と散歩し、コーヒーを淹れたあとランニングに出かけるが、それ以外は、昼食と夕食の短い休憩をはさんでデスクワークに勤しみ、夜一〇時にはベッドに倒れ込む。仕事でコンピューターの画面を長時間見つめることが必要になることと、研究室から八〇〇メートルほどしか離れていないところに住んでいることを考えると、平均的な一日に座って過ごす時間は一二時間にも及ぶのではないかと思う。とはいえ、私はしょっちゅう、そわそわ体を動かしたり、部屋の中を歩き回ったりしているし、些細な用事で出かけたりもする。また、（妻には不評だが）昼食を立って食べることもあるし、立ち机を使うこともある。だとすれば、座っている時間は思っているより短いかもしれない。

人がどれくらい座っているかという情報を最も迅速で安価に手に入れる方法は、たった今私が自問したように、率直に人に尋ねてみることだ。多くの研究は、自己申告による推定値を採用しているが、人は自分の活動について不正確で偏った判断をする傾向があり、ときには実際より四倍も多い活動量を主張することさえある。[19] だが今日《こんにち》、科学者たちは、心拍数、歩数、その他の動きを測定するウェアラブルセンサーを使って、より客観的で信頼性の高いデータを簡単に収集することができる。そこで、興味を抱いた私は、小さな加速度計を身につけて、自分が実際にどのくらい座っているのかを測ってみることにした。親指ほどの大きさのこの装置は、数日から数週間にわたって、体が様々な方向にどれだけ力強く動いたかを一秒ごとに記録するもので、[20] 座っているときは最小限の加速度、歩いているときは中程度の加速度、走るような激しい活動のときは高レベルの加速度に分類される。研究室には加速度計が数十個もあったので、私はそれを一個拝借して、一週間にわたり、起床時から就寝時まで腰に加速度計を装着した。そしてその後、データをダウンロードして、軽度、中度、高度の各レベルで座ったり動いたりしていた時間を定量化してみた。

この一週間にわたる自己測定の結果には驚かされることになった。まず、私は思ったより座りっぱなしではなかった。座っているか、あるいは動かずに過ごしていた時間は、平均して、起きている時間の五三％しかなかったのだ。それでも、座っている時間は日により大きく異なった。最も活動的な日における座っていた時間は三時間だった一方で、最も体を動かさなかった日には一二時間近くも座っており、一週間の平均は八時間半だった。そして、私が座っている状態で過ごしている割合は、多くのアメリカ人とあまり変わらないことが判明した。数千人を対象とした質の高い諸研究で、平均的な成人のアメリカ人が座って過ごしている時間は、目覚めている時間の五五〜七五％を占めることが示されている。[21] 大半のアメリカ人が夜間に七時間ほどベッドで過ごすことを考えると、実質的に体を動かさないでいる時間は、一日合計九〜一三時間になる。ただし、この平均値は個人差や時間差を覆い隠していることに注意が必要だ。当然のことながら、アメリカ人には、週末に活動的になる傾向と、加齢とともに座りがちになる傾向がある。若年層が座って過ごす時間は一日九〜一〇時間程度であるのに対し、高齢者の平均は一日一二時間をやや上回る。

一部の人騒がせな人々が言うほど現代のアメリカ人のすべてが座りっぱなしであるわけではないものの、私たちが座って過ごす時間は、かつての世代より長くなっていることは確かだ。一九六五年から二〇〇九年の間に、アメリカ人が座って過ごす時間は四三％増加し、イギリス人や他の脱工業化社会の人々では、さらにそれよりわずかに多く増加したという証拠がある。[22] 私は、祖父母が私と同じ年齢だった頃に比べて、一日二〜三時間多く座って過ごしているわけだ。ただし、私の祖父母が座って過ごしていた時間は、大部分の狩猟採集民や自給自足の農民のものとさほど変わらない。研究者たちは、加速度計や心拍計などのセンサーを使って、タンザニアの狩猟採集民[23]、アマゾン熱帯雨林の農耕

は、一日の五～一〇時間を座って過ごす傾向がある。たとえばハッザ族は典型的な一日に約九時間を「非歩行」時間として過ごしている。そのほとんどは、脚を体の前に伸ばす形で地面に座っているが、一日約二時間はしゃがみ、約一時間は地面に膝をついている。[26] このように非工業国に暮らす人々は、工業化社会や脱工業化社会に暮らす平均的な人々に比べて、身体活動をかなり多く行なってはいるものの、それと同時に、長時間座ってもいるのだ。

このような統計に対する批判の一つは、活動レベルを「座っているか、いないか」という、かなり粗雑な基準によって分類している、というものだ。立っているだけでは運動していることにならないし、座っていてもまったく身体活動を行なっていないわけではないからだ。座ってバイオリンを弾いたり、矢を作ったりしているときはどうなのか。また、立ったまま講義を聞いているときは？　この問題を解決する一つの方法は、最大心拍数の割合に基づいて活動レベルを分類することだ。慣例により、座っているときの心拍数は安静時と最大心拍数の四〇％の間、料理やゆっくり歩くといった軽い活動は最大心拍数の四〇～五四％、早歩き、ヨガ、庭仕事などの中強度の活動は最大心拍数の五五～六九％、ランニング、跳び箱、山登りなどの激しい活動は最大心拍数の七〇％以上と定められている。[27] 心拍数モニターを装着することに協力してくれたアメリカ人の大規模サンプルによると、典型的な成人は軽度の活動を約五時間半行ない、中強度の活動はわずか二〇分、激しい活動はほんの一分未満しか行なっていなかった。[28] 一方、典型的なハッザ族の成人は、軽度の活動に約四時間、中強度の活動に二時間、高強度の活動に二〇分を費やしている。[29] 要するに、二一世紀のアメリカ人が中強度のレベルまで心拍数を上げる割合は、非工業化社会の人々の半分から一〇分の一でしかないわけだ。

祖先に比べてカウチポテトが増えている現代だが、類人猿と比べたときには慰めが得られる。リチヤード・ランガムのチームは、過去三〇年間、ウガンダのキバレ森林でチンパンジーの群れを丹念に追跡し、チンパンジーがやることなすことのほぼすべてについて、毎日、それぞれどのくらいの時間を費やしているか記録してきた。彼らは、どの日についても、チンパンジーがいつ起きて、いつ寝て、どのくらいの時間、食物摂取、移動、毛繕い、喧嘩、セックスや他の注目すべき行動に費やしていたのかを把握している。この驚くべきデータベースによると、オスとメスのチンパンジーは、毎日の平均八七％を、休息、毛繕い、穏やかな食物摂取、巣作りなどの座って行なう活動に費やしている。目覚めている一二時間のうち、チンパンジーが身体活動をしない時間はほぼ一〇時間半にも達しており、最も活動する日でも八時間近く休息し、最も活動しない日には一一時間以上も休息する。いずれの日も、座ってばかりいて疲れた一日のあとに陽が落ちると、チンパンジーは巣を作り、日の出までの一二時間を寝て過ごすのだ。[30]

すべてを考えあわせると、座りっぱなしのアメリカ人カウチポテトでさえ、野性のチンパンジーに比べればワイルドなほど活動的である。それでも、怠けることが人間や類人猿の条件として正常な適応結果の一部だというのなら、毎日長時間座ることが、なぜ、どうして、それほどまでに不健康なことになるのだろうか？

長時間座ったままでいることが健康に及ぼすと危惧されている影響は、大きく分けて三つある。まず一つ目は、座っているがために、やらないことが問題だ。つまり、椅子に座って快適に過ごす一時間は、運動やほかの何かを積極的に行なっていない一時間なのである。二つ目は、長時間座りっぱなしでいると、血液中の糖や脂肪が増えて、体に害を与えることだ。そして三つ目の、最も懸念される影響は、何時間も座り続けると、「炎症」として知られるプロセスにより、免疫系が体を攻撃しかねないことである。パニックに陥ってほしくはないが、心地よく椅子に座って本書を読んでいるあなたの体には、火事が起きているかもしれないのだ。

火　事

私は風邪の初期症状が恐ろしい。なぜかというと、その後、悲惨な状況に見舞われることがわかっているからだ。何日にもわたって喉は腫れ、鼻は粘液の蛇口と化し、しつこい咳に苦しめられる。そうでなければ、体がだるく、疲れて、頭痛がする。さらに追い打ちをかけるのは、こうした不快な風邪の症状は、侵入してきたウイルス自体が引き起こすのではなく、それを打ち負かそうとして体内に生じる炎症がもたらしているという事実だ。厳密に言うと「炎症」とは、有害な病原体、害をもたらす物質、損傷した組織などを検知した免疫系が最初にとる反応である。ほとんどの場合、炎症は迅速かつ活発に生じる。原因がウイルスであれ、細菌であれ、日焼けであれ、免疫系はすぐに細胞の艦隊を出動させて攻撃を開始する。すると、これらの細胞が化合物を大量に放出して血管を拡張し、侵入者を破壊しようとして駆けつけた白血球を通過しやすくする。この血流の増加は、非常に重要な免疫細胞と体液をもたらしてくれるものの、腫れによって神経が圧迫され、炎症（英語の〝inflammation〟は文字通り「火がついた状態」という意味）の四つの主症状である、発赤《ほっせき》、熱感、腫脹《しゅちょう》、疼痛を引き起こす。その後、免疫系は必要に応じて、特定の病原体を標的にして殺す抗原を作ることにより、さらなる防衛線を活性化させる。

つい最近まで、まともな人なら、椅子に座ってくつろぐことと、微生物や怪我に反応して体が焚きつける免疫の炎とを結びつけようなどとは考えなかった。いったい、ソファに座って本を読んだりテレビを見たりして数時間くつろぐことが、感染症から体を守ることとどう関わっているというのだろう?

その答えは最近、細胞が血液中に送り出す一〇〇〇個以上の微小なタンパク質の量を正確に測定できる新たな技術のおかげで明らかになった。サイトカイン(ギリシャ語の「細胞」を意味する〝cyto〟と「運動」を意味する〝kine〟に由来する)と呼ばれる数十種類のタンパク質が、炎症を制御しているのだ。サイトカインがいつ、どのように炎症をオンとオフにするのかを研究し始めた科学者たちは、体が病原体に感染した後に短期間の激しい局所的な炎症反応を引き起こすサイトカインの一部が、持続的でほとんど検出できないレベルの炎症を全身に引き起こすことを発見した。つまり、風邪を引いたときのように、数日から数週間にわたって一箇所に急激に炎症が生じるのではなく、気づかないうちに数カ月から数年にわたって、体のあちこちで炎症がくすぶることがあるのだ。慢性的な軽度の炎症は、ある意味、終わりのない風邪を引くようなもので、あまりにも軽いため、その存在に気づかないことがある。それでも炎症は確実に存在し、このトロ火の燃焼は、着実かつ、こっそりと、動脈、筋肉、肝臓、脳などの組織を蝕んでゆく。

軽度の炎症とその影響の発見は、病気と闘うための新たなチャンスを生み出すと同時に、新たな悩みを解き放つことにもなった。この一〇年間、慢性炎症は、心臓病、2型糖尿病、アルツハイマー病など、加齢に伴う数多くの非感染性疾患の主な原因であると強く示唆されてきた。さらに慢性炎症の痕跡は、大腸がん、全身性エリテマトーデス、多発性硬化症、そして関節炎(arthritis)を含む〝-itis〟という接尾語を持つ疾患(「〜炎」という意味)のほぼすべてをはじめとして、調べれば調べるほど見つかっている。[31]

今、熱い話題になっている慢性炎症は、真剣な注意を払うべき問題ではあるが、過剰に反応しないように用心することが肝心だ。最もひどい主張は、グルテンや砂糖のような〝炎症性〟の食品を避けたり、ウコンやニンニクのような〝抗炎症〟の食品を食べたりするだけで、自閉症からパーキンソン病まで、ほぼすべての病気を効果的に予防・治療できると吹聴するものである。このような奇跡の食事法が、本当とは思えないほど素晴らしく思えたとしたら、それはまさしく本当ではないからだ。[32]それでも、このようなインチキ話に惑わされて真の懸念を忘れては本末転倒である。バッドニュースは、慢性的な炎症が多くの深刻な病気に関与しているのは事実であることだ。一方、グッドニュースは、慢性炎症の原因の大部分は、回避、予防、対処が可能なことである。中でも最大の原因は、喫煙、肥満、特定の炎症を引き起こす食品（その代表は牛肉や豚肉などの赤い色の肉）の過剰摂取、そしてもちろん、身体活動の欠乏だ。そこで、再び「座る」というテーマに話を戻そう。ほんの数時間椅子に座ってくつろぐという無害な行為が、なぜ体に火をつけることになるのだろうか？

座っている間も、くすぶっている？

過度に長く座り続けると慢性炎症が引き起こされる理由として、最も広く受け入れられている説明は、「太るから」というものだ。脂肪がどのように炎症を引き起こすのかを説明する前に、まずは広く誤解されているこの物質の濡れ衣を一部晴らさなければならない。[33]実のところ、大部分の脂肪は、無害などころか健康に役立つものなのだ。正常で健康な成人（狩猟採集民を含む）の場合、脂肪は男性では体重の約一〇～二五％、女性では体重の約一五～三〇％を占める。脂肪の大部分（約九〇～九五％）は皮下脂肪だ。そう呼ばれるわけは、臀部、乳房、頰、足といった部位の皮膚のすぐ下に分布している数十億個の細胞の中に蓄えられているからだ。[34]脂肪がたっぷり詰まったこれらの細胞は優れたエネルギー貯蔵庫で、長期にわたるカロリー不足への対処を助ける（ミネソタ飢餓実験を思い出されたい）。皮下脂肪細胞には他の機能もある。中でも、食欲や生殖機能を制御するホルモンを分泌する腺としての役割は重要だ。もう一つの主要なタイプの脂肪は、腹部や、心臓、肝臓、筋肉などの臓器の細胞に蓄えられている。この脂肪には、「内臓脂肪」「腹部脂肪」「おなかの脂肪」「異所性脂肪」など、様々な呼び名があるが、ここでは「内臓脂肪」と呼ぶことにしよう。内臓脂肪の細胞は代謝に動的に関与しており、活性化すると血液中に素早く脂肪を放出する。そのため、適度な量の内臓脂肪（全体重の約一％）は正常であり、長距離を歩く、ジョギングするといった、大量のカロリーを素早く活用する必要があるときの短期的なエネルギー貯蔵庫として役立っている。

大部分の脂肪は健康的なものだが、肥満になると、脂肪は味方から炎症を起こす敵に変わる。最も危険なのは、脂肪細胞が膨らみすぎて機能不全に陥った場合だ。体内には決まった数の脂肪細胞があるが、この細胞は風船のように膨らむ。蓄えている脂肪の量が正常であれば、皮下脂肪細胞も内臓脂肪細胞も適度な大きさを保ち、無害なままになる。だが、脂肪細胞が大きくなりすぎると、膨らみすぎたゴミ袋のように膨張して機能しなくなり、炎症を引き起こす白血球を引き寄せてしまう[35]。膨張した脂肪細胞はどのようなものであれ健康によくないが、内臓脂肪細胞の膨張は皮下脂肪細胞の膨張より概して有害度が高い。なぜなら、内臓脂肪細胞は、より代謝的に活発で、体内の血液供給とより直接的に結びついているからだ。そのため、内臓脂肪細胞が膨張すると、炎症を誘発する大量のタンパク質（サイトカイン）が血液中に滲み出してくる。過剰な内臓脂肪の明確な兆候は、太鼓腹やリンゴ型の体型だが、厄介なことに、必ずしも太鼓腹でなくても、筋肉や心臓、肝臓などの周囲や内部に内臓脂肪が多くついている「痩せ型肥満（スキニーファット）」の場合もある。

とりわけ臓器の周囲と内部に蓄積した過剰な脂肪が軽度の慢性炎症を引き起こすメカニズムは、座りすぎの問題とは単に体重増加を引き起こすことに原因があると示唆している。繰り返しになるが、快適な椅子に座っていれば、筋肉にはほとんど負担がかからない。反対に、しゃがんだり、ひざをついたりするには筋肉を使い、立っているだけでも一時間あたり約八キロカロリー多く消費される。洗濯物をたたむといった軽度の身体活動でも、座っているときより一時間あたり一〇〇キロカロリーも多く消費されることがある。[36]そしてこれらのカロリー消費量は蓄積されてゆく。一日五時間、強度の低い「運動ではない」身体活動をするだけで、一時間走ったのと同じくらいのエネルギーが消費できるのだ。言い換えれば、動かずに座っていると、ランチで摂ったカロリーは、燃焼されずに脂肪に変わってしまう可能性が高い。デンマークの研究者たちが行なった実験では気がかりな結果が出た。健康な若い男性たちにお金を払って、二週間にわたり、真のカウチポテトさながら座り続け、一日に一五〇〇歩（約一・六キロ）以上歩かないようにしてもらったのだ。その結果、実験前後を比較した図6の腹部スキャン画像が示すように、内臓脂肪はわずか二週間に七％も増えてしまっていた。[37]気がかりなことに、これらの被験者は脂肪が増えるにつれ、食後に増加した血糖を吸収する能力の低下などの、慢性炎症の典型的な兆候を示し始めていた。ただし、

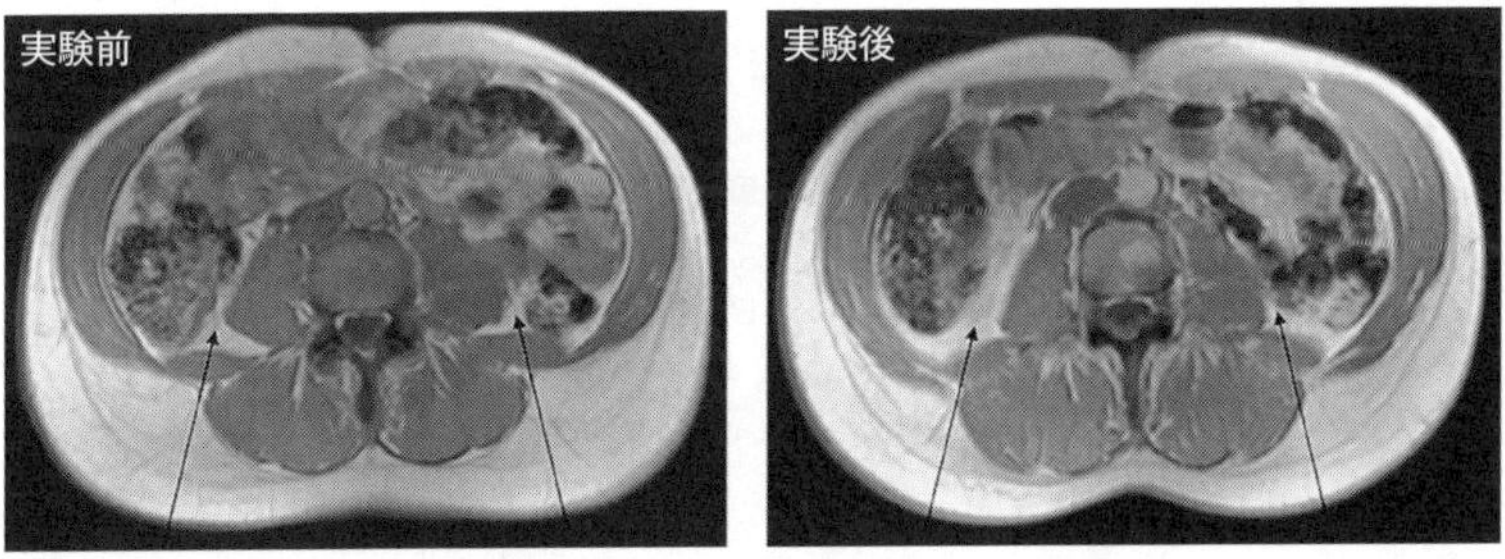

図6　座りっぱなしで体を動かさない生活を2週間続けた男性の、実験前（左）と実験後(右)の腹部 MRI 画像。白く見える内臓脂肪(矢印)の量が7％増加している。詳細については以下の論文を参照。Olsen, R. H., et al.(2000), Metabolic responses to reduced daily steps in healthy nonexercising men, *Journal of the American Medical Association* 299:1261–63.（写真提供——Bente Klarlund Pedersen）

この実験は、座ることの関与を間接的にしか示唆していないことに注意が必要だ。座りっぱなしでいることと自体がこれらのデンマーク人を太らせたと主張しているわけではない。身体活動の不足とカロリー過剰が重なって内臓脂肪が過度に蓄積され、それが火種となって、慢性炎症をくすぶらせたのである。さらに、被験者が増やしたのは主に内臓脂肪だった。これは、ストレスを感じていたことを示唆している。そして、世の中には、体重過剰ではないが炎症をこうむっている身体的に不活発な人がたくさんいる。では、座る時間が長くなることによって慢性炎症が促される理由には、ほかにどんなものがあるのだろうか?

長時間座り続けることが軽度の炎症を広範囲に引き起こす理由の二つ目は、血液中の脂肪や糖を取り込む速度が遅くなるためだ。あなたが最後に食事をとったのは、いつだろうか? もし今から四時間以内だったら、「食後状態」にいることになる。つまり、あなたの体は今もその食事を消化している最中で、その成分である脂肪と糖を血液中に送り込んでいるところだ。今すぐ使わない脂肪と糖は、究極的に脂肪として貯蔵される。だが、もし今体を動かしているとすれば、たとえそれが控え目な身体活動だったとしても、体の細胞はこれらの燃料をより急速に燃やす。座るのをちょっと中断して、しゃがんだり、膝をついたりして筋肉を使うといった軽い断続的な活動を行なうと、長時間何もせずに座っている場合より、血液中の脂肪と糖の濃度を下げることができるのだ。[38] 脂肪と糖は必要不可欠な燃料だが、血中濃度が高すぎると炎症を引き起こすため、このような控え目な負荷でも、体にとっては有益であると思われる。[39] 要するに、ときおり立ち上がるなどして定期的に体を動かせば、食後の脂肪と糖の濃度を低く抑えて慢性炎症を予防することができるのである。

座りがちな生活が炎症を引き起こすもう一つの原因は、心理社会的なストレスだ。本書を読んでいる方は、今、ビーチなどの気持ちよいところでゆったり過ごしていて、膨張した脂肪細胞や炎症といった不愉快な考えに悩まされていないように願いたい。だが残念なことに、座れば常にリラックスできるとは限らないのだ。長時間の通勤、過酷なデスクワーク、病気や障害などによって座ることを余儀なくされる状況はストレスを募らせ、コルチゾールというホルモンの値を上昇させる。このよく誤解されるホルモンはストレスの原因ではなく、ストレスを抱えた結果として分泌されるもので、危機的な状況に直面したときに、体がよりよくエネルギーを使えるようにするために進化してきたものだ。コルチゾールは、糖や脂肪を血流に送り込み、糖分や脂肪分の多い食べ物を欲しがらせ、皮下脂肪ではなく内臓脂肪を蓄えるように仕向ける。短時間のコルチゾール大量放出は自然で正常なことだが、慢性的に低量のコルチゾールが放出され続けると、肥満と慢性炎症が促進されるため有害だ。したがって、長時間座って通勤し、プレッシャーのかかるオフィスワークをしているような人には、ダブルパンチとなる。

最後に、おそらくこれが最も重要なのだが、長時間座ったままの状態が続くと筋肉の活動が停止したままになり、慢性炎症が引き起こされる可能性がある。筋肉は体を動かすことのほかに、腺としての機能を持ち、重要な役割を持つ数多くのメッセンジャータンパク質（マイオカインと呼ばれる）を合成・放出している。マイオカインには様々な機能があるが、代謝、血液循環、骨などに影響を与えるほか、ご想像にたがわず、炎症の抑制にも役立っているのだ。実際、研究者たちは、マイオカインについて調べ始めたとき驚愕したという。中強度から高強度の運動を行なうときに筋肉は、免疫系が感染症や傷に対して炎症反応を起こすのに似たやり方で炎症を制御していたのだ[40]。詳細は省くが、中・高強度の身体活動を行なうと、体はまず、運動による生理的ストレスに起因する損傷を予防・修復するために先を見越して炎症反応を起こし、その後、炎症のない状態に戻すために、より大規模な二回目の抗炎症反応を起こすことが判明している[41]。身体活動による抗炎症作用は、ほとんどの場合、炎症を起こす作用より強力で長く続くうえ、筋肉は体の約三分の一を占めるので、活発に活動する筋肉は強力な抗炎症作用を発揮するのだ。控え目な身体活動であっても慢性炎症のレベルが低下し、その効果は肥満体型の人にも現れる。[42]

筋肉を使うと炎症が抑制されるというこの発見は、なぜ長時間座り続ける生活が多くの慢性疾患と関連しているのかという疑問に、もう一つの説得力ある説明を与えてくれる。[43] つまり、私たちの体は長時間動かずにいると、背後でくすぶるかすかな炎症の火を消すことができないのだ。実のところ、脂肪細胞の肥大化、血液中の過剰な脂肪や糖、ストレス、そして不活発な筋肉という炎症を引き起こすメカニズムは、いずれも座ること自体が原因なのではない。むしろ、体を十分に動かさないことが原因なのであり、通常それは、座っている時間が長いことを意味する。しかし一日に長時間座るのは、過去においても現在においても、完全に正常なことだ。であるとすれば、炎症の起きる程度を低くすることのできる、よりよい座り方というものはあるのだろうか？

アクティブな座り方

英語に相当するものがない便利なドイツ語に「ジッツフライシュ（Sitzfleisch）」という単語がある。直訳すると「お尻の肉」だが、比喩的には、何か困難なことを成し遂げるために長時間我慢して座り続ける能力のことを指す。それが意味するところは、根気と忍耐力だ。チェスの試合に勝ったり、複雑な数学の問題を解いたり、本を書いたりするには、ジッツフライシュが要《い》る。この言葉は一般的には褒め言葉だが、「用量」に関する重要な原則に注意を払うことが必要だ。つまり、物事によっては、どれくらいの頻度で、いつ行なうかが、用量と同じくらい重要になる。たとえば私の場合、コーヒーを四杯一度に飲んだりしたら、神経過敏になり、頭痛がしてくる。だが、合計四杯を一日の様々なタイミングで飲んだとすれば、まったく問題は起きない。こうしたことは座り方についても当てはまるのだろうか？　さらには、毎日激しい運動を短時間すれば、一日中座っている悪影響を相殺することができるだろうか？

身体活動と座ることとの関係は複雑なため、自発的な運動量と座る時間は、比例するとは限らない。意外なことに、定期的にトレーニングをしているマラソンランナーも、それほど運動しない人と同じくらい座っている。[44]むしろ、熱心なランナーは疲労困憊していることが多いので、ふつうの人より多く座っているかもしれない。また、たとえ同じ時間座って過ごしているとしても、座り方や状況は人によって異なるため、座り方の異なるパターン、すなわち、長時間座り続けることや頻繁に中断される座り方が、慢性的な軽度の炎症にどのような影響を与えるかを考える必要がある。仕事中は座りっぱなしのサラリーマンでも、毎日一時間、ジムに通っている人はどうなのだろうか。また、一日の大半を座って過ごしているけれども、頻繁に立ち上がる必要のある人はどうだろう。

座り方の違いによる影響を調べる研究の多くは疫学調査で、人々の健康状態、座っている時間の長さ、座っている状態の中断度、座っていないときにどれほど活発に体を動かしているか、といった点における相関関係を過去にさかのぼって調べている。これらの研究は、因果関係を検証することはできないものの、リスクを評価し、仮説を立てるには役に立つ。これらの研究から得られた結果は、一時間のジム通いが、椅子に座ったままの一日の悪影響を取り除いてくれると思っている人には悪いニュースだ。ある大規模な研究で、座っている時間、壮健さ、およびその他の変数について、九〇〇人以上の男性を対象に一〇年分のデータが収集された。[45]その結果、予想通り、壮健で活動的な男性は、運動不足で座りがちな男性に比べて、心臓病や2型糖尿病などの慢性疾患にかかる可能性が低くなっていた。だが、壮健な男性でも、一日をほとんど座って過ごしている人は、最も座っている時間が短い人に比べて、2型糖尿病などの炎症関連疾患のリスクが六五％も高かった。また、二四万人以上のアメリカ人を対象にした、より大規模な調査では、適度な運動や激しい運動をする時間の長さは、座りがちなことに関連する死亡リスクを下げることにはなっても、それを打ち消してはいなかった[46]。さらには、週に七時間以上の中強度または激しい運動をしている人でも、それ以外のときに座っていることが多いと、心血管疾患で死亡するリスクが五〇％高くなっていたのである。これらの研究や他の懸念を抱かせる研究を総合すると、たとえ身体活動が活発で壮健な人であっても、椅子に座っている時間が長ければ長いほど、数種類のがんを含め、炎症に関連する慢性疾患のリスクが高まると示唆される[47]。これらの結果が正しいとすれば、運動だけでは、座ることの悪影響をすべて打ち消すことはできないわけだ。

これらのデータを見ると、心底恐ろしくなる。それでも、デスクチェアを捨てる前に、ときどき中断する座り方、つまり「アクティブな」座り方は、ずっと座り続けるより害が少ないという仮説について考えてみたい。私たちは一〇分ごとに立ち上がって、ジャンピングジャック（ジャンプしながら両手両足の開閉を繰り返すエクササイズ）をすべきなのだろうか？　ありがたいことに、今度はグッドニュースがある。五〇〇〇人近いアメリカ人を対象に行なった多年解析により、同じ時間座っていても、座っているときに短い中断を頻繁に入れる人は、ほとんど椅子から立ち上がらない人に比べて、炎症の程度が最大二五％少ないという結果が出たのだ[48]。より恐ろしい研究では、様々な背景を持つ四五歳以上のアメリカ人八〇〇〇人に加速度計を一週間装着してもらい、その後の四年間に死亡した人数を集計した。その数は全体の約五％だった[49]。当然のことながら、座りがちの人たちの死亡率は高かったが、長時間にわたって中断なく座り続けることがほとんどない人たちの死亡率は低かったのだ。実際、いちどに一二分以上座り続けることをほぼしない人たちのあいだでの死亡率は低く、三〇分以上立ち上がらずに座っていることが多い人たちでは特に死亡率が高かった。この研究の一つの欠点は、すでに病気にかかっている人は、そもそも立ち上がって活発に動くことができないということにあるが、それでもこの結果は、座っている時間が長いことと、座っている状態を中断するまでの間隔が長いことの両方によって、死亡リスクが高まることを示唆している。

私は性格的にも職業的にも懐疑的な人間だが、これらの気になる統計を読めば読むほど、自分の習慣を改めようと努めてきた。定期的に椅子から立ち上がるように意識しているし、座るのを中断してちょっとした用事をしたり愛犬をかまったりしている。立ち机も前より頻繁に使うようになった。だが、疫学調査は因果関係を検証するものではないし、健康と座っている時間との関係を曖昧にする他の要因を補正することもできない。たとえば、家でテレビを見ながら座っている時間は、職場で座っている時間よりも、健康状態に強く関わっている。[50]なぜなら、裕福な人々はテレビをあまり見ず、より良い医療を受け、より健康的な食事を摂っているので、リスクを抱える程度が低いからだ。私なら、椅子に座る快適さをあきらめる前に、アクティブな座り方が、なぜ、どのようにして中断なく座ることより良いのかを知りたいと思う。単なる統計的な関連性だけでなく、そのメカニズムが知りたい。

可能性のある理由の一つは、すでに見てきたように、短時間の活動は筋肉を目覚めさせ、血液中の糖や脂肪の濃度を低く抑える、というものだ。しゃがんだり、ときどき立ったり、子供を抱き上げたり、床を掃くというような軽い身体活動を行なうと、全身の筋肉が収縮して細胞機構が動き出す。このような軽い身体活動は、ちょうど車を走らせずにエンジンをふかすように筋肉細胞を刺激して、エネルギーを消費させたり、遺伝子をオンやオフに切り替えさせたり、他の機能を実行させたりする。皿洗いなどの軽い家事をすると、ただ座っているときに比べて、一時間あたり一〇〇キロカロリーも多く消費されることを思い出してほしい。筋肉は、こうした低強度の動作に必要なエネルギーを供給するため、血流から糖や脂肪を抽出して燃焼するのだ。[51] これらの活動は本格的な運動ではないが、三〇分に一回、ほんの一〇〇秒といった短時間だけ座りっぱなしを中断する実験でも、糖、脂肪、そしていわゆる悪玉コレステロールの血中濃度が低下していた。[52] 血流に循環する糖や脂肪が少なくなると、炎症だけでなく肥満も防ぐことができる。さらに、控え目な短い運動をときどき行なうと、刺激された筋肉が炎症を鎮め、生理的ストレスを軽減する。[53] 最後に、筋肉、とりわけふくらはぎの筋肉は、脚にある静脈と、体中の廃棄物を運ぶ排水路の役目をしているリンパ系に、血液などの液体を滞留させないようにするポンプとして働く。これらの液体が円滑に流れるのは好ましいことだ。体を動かさずに長時間座ったままでいると、むくみ（浮腫）が生じたり、静脈に血栓ができたりするリスクが高まる。[54] そのため、椅子に座るよりも、しゃがむといったようなアクティブな座り方のほうが健康的である可能性が高い。なぜなら、こうした座り方をすると断続的な筋肉の活動、とりわけふくらはぎの筋肉の活動が必要になるため、脚の血液を再循環させることができるからだ。

もう一つのアクティブな座り方は、研究者が無味乾燥に「自発的身体活動」と呼ぶもので、落ち着きなく体を動かすことだ。そわそわ、もじもじする癖のある私は、何時間も不動の状態で座っていて気のふれないような人には感嘆してしまう。どうやら、落ち着きなく体を動かす癖は、遺伝が一部関与しているらしく、この癖の影響はかなり大きいようだ。一九八六年に行なわれた有名な研究で、エリック・ラヴシンと共同研究者は、一七七人の被験者に、三・六メートル×三メートルの密閉された部屋で一度に一人ずつ二四時間過ごしてもらい、消費カロリーを正確に測定した。その結果、研究者たちが驚いたことに、落ち着きなく体を動かした人たちは、じっと座っていた人たちに比べて、一日あたり一〇〇〜八〇〇キロカロリーも多く消費していた。[55] 他の研究でも、座ってももぞもぞ体を動かすだけで、一時間に二〇キロカロリーも消費されること、そして落ち着きなく動く腕や脚には有益なレベルの血流が促進されることが判明した。[56] さらにある研究では、落ち着きなく体を動かす人の死亡率は、他の運動、喫煙、食事習慣、飲酒などの要因を補正した後で、三〇％も低いという結果が出ている。[57]

つまるところ、ジッツフライシュは生産性を高めることはできても、健康を促進することはできないのだ。それでも、脱工業化社会では、長時間にわたってスクリーンを見続けなければならない仕事がいよいよ増えている。私たちはみな、急いで立ち机を買うべきなのだろうか？

どのように、どれだけ座るべきか？

座りがちな生活習慣について書かれた誇張表現は数あるが、中でも最も過激なのは、「座ることは新たな喫煙だ」というものだろう。タバコは新しく、依存性があり、高価で、臭く、毒性があり、世界最大の殺人者であるが、座ることは大昔から人々がやってきたことで、完全に自然な行為だ。もっと言えば、問題は座ること自体にではなく、長時間動かず座り続ける状態に、ほとんど運動しない状態が組み合わさることにある。私たちの祖先の行動が現在の狩猟採集民や農民と同じようなものだったとしたら、現代の欧米人の一部と同じように、一日に五～一〇時間座っていたことだろう。[58] だが、私たちの祖先は、座っていないときにも十分体を動かしていた。そして、椅子を持たなかった祖先たちがどっしり腰を下ろすときには、背もたれのある椅子で休むのではなく、しゃがんだり、ひざをついたり、地面に座ったりしながら、もぞもぞ体を動かし、太腿やふくらはぎ、背中などの筋肉を立っているときと同じくらい使っていた。ハッザ族の人々が座ったり、しゃがんだり、膝をついたりするときには、通常一五分以上はその姿勢を続けない。[59] さらに、もし私たちの祖先が今日の脱工業化社会の人々に似ていたとすれば、座っているときにも、家事や子供の世話を行ない、頻繁に立ち上がる必要があったはずだ。彼らの座り方は概して、かつ必然的に、より活動的で長続きしないものであり、毎日数時間の身体活動を犠牲にするようなものではなかっただろう。

デスクワークは予見しうる将来にかけてずっと続くだろうから、このような宣伝は、立ち机は「座りすぎを解消する万能薬」として広く宣伝されるようになった。しかし、このような宣伝は、立ち机は「座らないこと」と「身体活動」をわざと混同している。立つことは運動ではないし、今のところ、立ち机に大きな健康的メリットがあるとお墨付きを与える綿密に計画された慎重な研究は存在しない。さらに、一二時間以上座っている人は、座っていない人に比べて死亡率が高い傾向にあることは多くの疫学調査で明らかになっているものの、仕事で座る時間（職業的座位行動）が長い人の死亡率が高いことを示す前向き研究はまだ行なわれていないことにも注意が必要だ。一万人以上のデンマーク人を対象とした一五年にわたる大規模研究でも、職場で座っている時間と心臓病との間に関連性は見られなかった。[60] 日本の中年会社員六万六〇〇〇人を対象としたさらに大規模な研究でも、結果は同じだった。[61] 半面、余暇時間における座り方は、最もよく死亡率を予測する指標となる。それが示唆することは、社会経済的地位および朝・夕・週末の運動習慣は、平日に職場で座っている時間の長さよりも、健康に重要な影響を与えるということだ。[62]

ついでに言うと、座ることに関するもう一つの誇張された発言も神話の可能性がある。あなたも今まで「だらしなく椅子に座ってはいけない」「背筋を伸ばして座りなさい」と何度も言われてきたのではないだろうか。この言い古された言葉の起源は、一九世紀後半のドイツの整形外科医フランツ・シュタッフェルに遡る。[63] 産業革命が起きて、椅子に座ったまま長時間仕事をする人が増える中、シュタッフェルは、そうした人たちは臀部を前に押し出して腰を伸ばすことにより姿勢に悪影響を与えているのではないかと危惧した。健康被害を恐れたシュタッフェルは、座っているときにも、普通に立っているときの特徴である背骨の二重S字カーブを保つべきだと考え、背もたれの低い椅子を使って、腰を立てて座ることを強いるように提唱した（図5の右から二番目の人の座り方）。シュタッフェルの意見は、それから数十年後、椅子に座る人の筋肉活動を測定しながらX線写真を撮影したスウェーデンの人間工学の先駆者、ベンクト・アケルブロムと彼の学生たちによって裏付けられた。[64] その結果、今でも医療従事者の大半を含む欧米人のほとんどは、腰の下部のカーブを保ち、背中を丸めずに座れば、腰痛が回避できると考えている。[65]

だが、科学的な証拠は、この現代の文化規範を否定する。大きなヒントは、背もたれのある椅子は実際に猫背の姿勢を取りやすくするものの、世界中の椅子を使わない人々もみな、図5に明らかなように、腰を緩めて上背を丸めるという楽な姿勢をとっていることだ。[66] 猫背の座り方を咎める多くの生体力学的な議論も反証されている。[67] しかし、懐疑論者にとって最も説得力を持つのは、座る姿勢と腰痛の関係について発表された全研究を精査し厳密に評価した何十もの慎重なメタ解析や系統的レビューだ。腰を下ろして、これらの論文を読んだとき、私は率直に言って驚いた。このテーマに関する質の高い研究のほぼすべてにおいて、腰のカーブを伸ばしたり猫背になったりする姿勢で座る習慣を腰痛と関連づける一貫した証拠が見つからなかったからだ。[68] また、座っている時間が長い人ほど腰痛になりやすいことを示す良好な証拠もなく、[69] 特別な椅子を使ったり頻繁に立ち上がったりすることで腰痛の発生率が減らせるという証拠がないことにも驚いた。[70] むしろ、腰痛にならずにすむ最良の予測指標は、疲れにくい筋肉を備えた丈夫な腰を持っていることだ。言い換えれば、疲労しにくい丈夫な腰を持っている人は姿勢が良いということになる。[71] つまり、私たちは原因と結果を混同してしまったのだ。腰痛の専門家であるキエラン・オサリヴァン博士が私に言ったように、「良い姿勢は、主に環境、習慣、精神状態を反映したものであり、腰痛よけのお守りではない」のである。

もしあなたが今、座っていること（おそらくは猫背で）に罪悪感や不安を抱いているなら、人間は活動するように進化してきたのと同じくらい、座るようにも進化してきたということを心に留めておこう。椅子を非難したり、猫背になって座ったり、しゃがまなかったりする自分を諌《いさ》める代わりに、長時間動かない座り方ではないアクティブな座り方を探し、恥ずかしいと思わずに体をもじもじ、そわそわ動かし、座っているから運動したり体を動かしたりすることができないと思うのはよそう。こうした習慣は、体調不良を招く慢性炎症を予防・軽減してくれる。繰り返しになるが、座っていることに関する恐ろしい統計は、主に仕事をしていないときにどれだけ座っているかに基づくものだ。

しかし、「座る」といった長時間体を動かさない状態よりも、軽い身体活動をしたほうが健康によいことを知るにつけ、ある疑問が湧いてくる。動かない時間が長引くと徐々に体が蝕まれるというのなら、なぜ私たちは座りすぎないように注意される一方で、半昏睡状態下で、ほぼ動かずに過ごす睡眠を、一日の三分の一に当たる八時間もとるように勧められるのだろうか？

第四章　睡眠――なぜストレスは休息を妨げるのか

神話その4――毎晩八時間は眠らなければならない

けれども、［プーは］眠れませんでした。眠ろうとすればするほど眠れませんでした。ヒツジをかぞえると、眠れることがよくあります。そこで、それもやってみましたが、さっぱりききめがないので、こんどはゾゾをかぞえてみました。ところが、これは、なおいけません。プーのかぞえるゾゾは、どのゾゾも、どのゾゾも、みんなプーのミツのつぼ目がけて、いちもくさんに押しかけていき、すっかりたべてしまうんです。しばらくのあいだ、プーは、みじめな気もちで、横になっていました。けれども、とうとう五百八十七番めのゾゾが、舌なめずりをしながら、「ひじょうに上等なミツじゃわい、これは。こんないいミツははじめてじゃわい。」と、いったとき、プーは、もうがまんができませんでした。

――A・A・ミルン『くまのプーさん』（石井桃子訳、岩波少年文庫）

座ることと同じように、睡眠も典型的な非活動状態だ。だが、座りすぎの人が多すぎるとみなされている一方で、睡眠は生物学的に必要なものであり、足りない人が多すぎるとみなされている。人間はできるだけ休むように進化してきたのなら、なぜこれほど多くの人が睡眠を削っているのだろうか？

学生時代の私の睡眠に対するアプローチは、自主的睡眠不足とでも言えるようなものだった。二〇歳の若者の多くがそうであるように、私も好んで夜更かしをした。ようやくベッドにもぐり込んでも、寝つけずに何度も寝返りを打ち、ついに眠りに落ちたあとも、明け方になると憎たらしい脳にしつこく起こされるという具合で、常に睡眠不足に陥っていた。どんなに遅い時刻に寝ても、朝の六時か七時には、ぱっちり目が覚めてしまうのだ。睡眠不足は悪循環を引き起こした。睡眠不足に陥るのが不安で、よけい寝つけなくなり、睡眠時間が足りないとストレスが募って、さらに寝つけなくなったからだ。市販の睡眠薬も試してみたが、効果はなく、あまりにもストレスに苛まれた私は、ついに専門家の診断をあおぐことにした。

親身になって私を診てくれたこの医師のことは一生忘れないだろう。彼女はおそらく、私と同じような悩みを抱える学生を何百人も診てきていたに違いない。にもかかわらず、不眠症、学生生活、その他もろもろの不安を打ち明ける私の話に、丁寧に耳を傾けてくれた。私は、気絶するぐらい強い薬を処方してもらいたかったので、こまごまとしたことをすべて話した。だがこの医師は、ソクラテス式問答法を辛抱強く用いて、私は自分で思っているよりはるかに寝つきが良いことに気づかせてくれたのだった。「あなたは授業中に居眠りしますか？」「はい」。「図書館で勉強しているときに居眠りしてしまいますか？」。「はい」。「休暇中に自宅に戻ると、よく眠れますか？」「はい」。こうして私に現実を認識させたあと、医師は、ホルモン、特にコルチゾールの血中濃度が一日中変動して覚醒度合いを制御していること、そして、好むと好まざるとにかかわらず、私は一生涯、朝型人間として生きる宿命を背負っているのだと告げたのだった。運動の話はしなかったが、医師は思いもよらない過激な提案をした。すなわち「もっと早く寝るようにしたらどうですか?」と言ったのである。

それは、私が聞きたかったアドバイスではなかった。私のような大学生にとって、夜更けは一日の中で最も楽しめる時間であり、真夜中過ぎまで勉強することもあったし、ごくまれとはいえ、友人と親交を深める機会も九時、一〇時にならないと始まらないことが多かった。私は、一日の最も楽しい時間を犠牲にしてまで、八時間の睡眠をとる価値はあるのだろうかといぶかった。

睡眠不足の学生の例が示すのは、睡眠とは欠かすことのできない休息であるだけでなく、避けられないトレードオフでもあることだ。カロリーは増やしたり減らしたりできるが、時間の流れは止められない。人生の貴重な一分一秒は取り戻すことができないため、睡眠時間は、ヴァージニア・ウルフが「人生の喜びを削る嘆かわしいもの」[1]と表現したように時間の浪費である。マーガレット・サッチャーなどは「睡眠は意気地なしのためのもの」とまで言ってさげすんだ。もちろん、生まれたばかりの赤ちゃんの親や、夜勤の人、慢性的なストレスを抱える人などは、望ましい睡眠時間が十分にとれないことが多いが、世間一般の通念に照らせば、ウルフやサッチャーのような意見は、今やますます一般的になりつつあるようだ。この考え方に従うと、人類は石器時代に火を手なずけて以来、陽が落ちても眠らずに楽しめるための技術をずっと夢見てきたことになる。トーマス・エジソンは、研究室の技術者たちを「不眠症部隊」と誇らしげに呼んでいた。

一見すると、私たちは危機に瀕しているように見える。専門家の統一見解によると、人々の睡眠時間は身体活動の減少と連動して減ってきており、産業革命以前に一日あたり最大九～一〇時間あったものが、現代社会の睡眠に対する「残酷な扱い」によって平均七時間にまで減少し、五時間未満の人も五％にのぼっているという。[2] その結果は睡眠不足という名の「流行病《エピデミック》」で、今や世界の先進社会に暮らす人々の三人に一人が、この病に陥っているというのだ。[3] あなたもきっと、睡眠不足は肥満を促進し、寿命を縮め、二〇％以上の自動車事故の原因になっており、チョルノービリ原発事故やエクソンバルディーズ号の衝突事故のような災害や、寝ぼけた医師による致命的な医療ミスなどを引き起こしているという話を耳にしたことがあるだろう。[4] 私たちは、運動するように強く勧められるのと同じくらい、睡眠時間をケチるなと戒められている。こうして、無数の人々が快適なマットレス、気が散る音を遮断する耳栓、寝室を暗くする厚手のカーテン、眠りを誘う機械、そしてもちろん眠気を催す薬に莫大な額を費やしているのだ。

私たちははたして適切な情報やアドバイスを手にしているのだろうか？　また、人間には運動と睡眠の両方を避ける傾向があると言われるが、それに内在する矛盾については、どう説明すればいいのだろう？　不要な運動を避けようとする本能が、椅子から引きずり出されて体を動かさなければならなくなるほど強いというのなら、私たちは可能な限り安眠を得ようとするのが当然なのではないのか？

睡眠を適切にとることは健康のために非常に重要であり、私は、十分な睡眠がとれない人、あるいはとろうとしない人が直面している深刻な現実問題を矮小化するつもりはまったくない。それでも、睡眠に対する世の中の考えには、座ることについて見てきたのと同じように、進化論的・人類学的な視点が欠落しているのではないかと思われてならないのだ。人間としての私は十分な睡眠をとりたいと思っているが、進化生物学者としての私は、様々な形の睡眠の原因、代償、効果についてもっと知りたいし、人類学者としての私は、現代の欧米諸国の睡眠習慣にとらわれたがために見失っているものについて知りたいと思う。「正常な」人間にとっての「正常な」睡眠とは、どのようなものなのだろうか？　そして最後に、電球やテレビ、スマホといった現代の発明品が、必要不可欠な八時間の睡眠を奪っているという記事をよく目にするが、私は身体活動の不足が睡眠に与える影響についても興味がある。運動が快眠を促すことは誰でも知っている。だとすれば、運動不足はどの程度まで睡眠を妨げることになるのだろうか。

これらの疑問を解決するための第一歩として、まずは、睡眠とは何なのか、なぜ睡眠が必要なのかについて見てゆくことにしよう。

快眠は体のため？　それとも脳のため？

この言葉を書いている今、私の愛犬がいびきをかきながら横のソファで眠っている。というか、少なくとも眠っているように見える。エコーは目を閉じて丸まり、ゆっくりと規則正しい呼吸をし、スイッチを切ってしまっている。「お散歩」や「ビスケット」という魔法の言葉にさえ反応しない。エコーの怠惰でストレスフリーの生活と、昼間の半分と夜間の大部分を寝て過ごす習慣を考えると、疲れた体を休めるために昼寝をしているわけではないだろうし、「気苦労のもつれた糸」を編むため（シェイクスピア『マクベス』より）、そうしているのでもないだろう。それでも、エコーがたっぷり「ひと眠り」しようとすることには共感を覚える。私も寝不足の夜を過ごすと、翌日に支障が出るからだ。だるくて眠いだけでなく、注意力が散漫になり、忘れ物をしたり、判断力が低下したり、感覚が鈍くなったりするうえ、機嫌もいつもより悪くなる。絶対にやらないことではあるが、万が一眠らない日が数日間続いたりしたら、認知機能が急激に低下するに違いない。一晩以上も意図的に寝ないで過ごすことなど考えられないし、ましてや、連続覚醒時間の世界記録（危険を伴うため、もはやギネスブックでは認められなくなった）を打ち立てることなど想像だにできない。驚くことに、そうしたマゾヒストは今でも存在するが、彼らの試みは悲惨な認知機能障害や、パラノイア、幻覚などを引き起こしている。[5]

　脳を持つ生物はみな何らかの形の睡眠をとっており、このことは、行動学的な面と生理学的な面の双方から確認できる。行動学的な面から見ると、睡眠とは、魚、カエル、クジラ、人間を問わず、身体活動や知覚認識が低下した状態であり、通常休息の姿勢をとって行なわれ、急激に反転することが可能である。眠っている動物を目覚めさせるには、大きな音や明るい光、あるいは力強く押したりすることが必要だ。一方、生理学的な面から見ると、睡眠はより複雑で変化に富んでいる。とりわけ脳の活動の変化が大きい。図7に示すように、脳波を測定すると、睡眠には大きく分けて二つの段階があることがわかる。私たちは寝つくと、最初に〝穏やかな〟「ノンレム睡眠」（非急速眼球運動《レム》睡眠）の段階をいくつか経ることになる。段階が進むごとに、次第に意識を失い、代謝は緩やかになり、体温が低下する。ノンレム睡眠中の脳波は、主に高電圧のゆっくりとした波に特徴があり、眼球は動かないか、まぶたの裏でゆっくり回る。その後、より〝活発な〟「レム睡眠」の段階に入る。夢を見ることが多いレム睡眠では、脳波は低電圧の速い波に特徴づけられ、眼球は素早く回転する。レム睡眠の他の特徴には、心拍数や呼吸が不規則になり、一時的な麻痺が起き、クリトリスやペニスが不随意に膨張することなどがある。典型的な夜間の睡眠では、ノンレム睡眠とレム睡眠のサイクルが四～五回繰り返され、その都度、レム睡眠の強さと間隔が長くなっていく。順調にいけば、バラ色の指をした暁の女神（ホメロス『オデッセイ』より）が近づいてくるにつれ、夢はその強さを増してゆく。

　睡眠が脳にとって重要であることは言うまでもないが、それと同時に睡眠は身体活動の低下とも関連がある。バクテリアを含むすべての生物には、ほぼ二四時間周期の体内時計（概日リズムともいう。英語名は「およそ」という意味の〝circa〟に由来するサーカディアンリズム）があり、それによって一日の

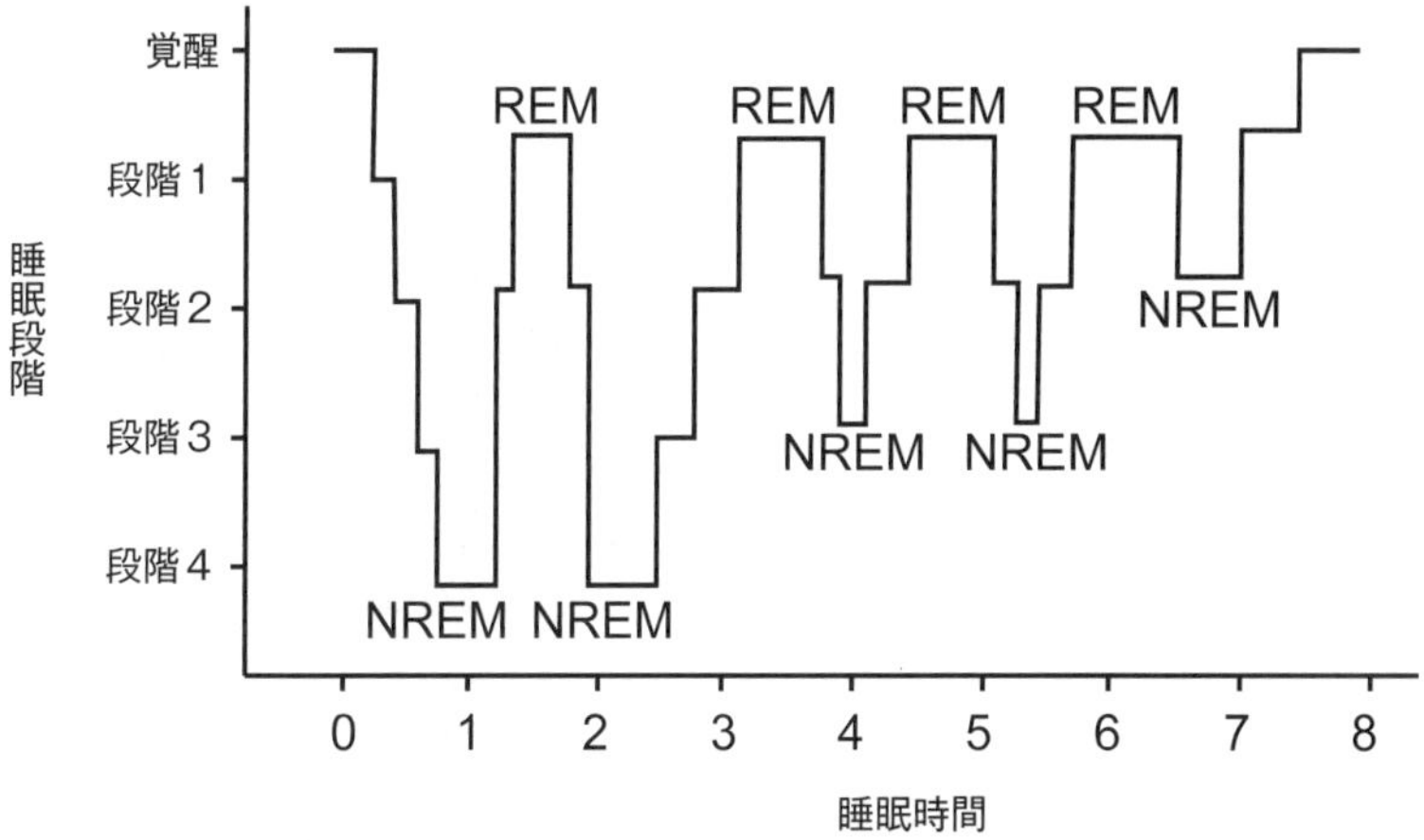

図7　典型的な夜間の睡眠におけるノンレム睡眠（NREM：非急速眼球運動睡眠）とレム睡眠（REM：急速眼球運動睡眠）のサイクル。

異なる時間に体の機能がスローダウンしたりスピードアップしたりしている。このように偏在する周期があることから、動物において睡眠が進化したのは、体をあまり動かさないときにエネルギーを節約して、カロリーを修復や成長に回すためだという考えが生まれた。きょうもし私が山に登ったりマラソンをしたりしたら、今夜はいつもより長くぐっすり眠ることだろう。そうしなかったら、明日目覚めたときに、疲れが取れていないと感じるはずだ。人間の代謝率は睡眠中に約一〇～一五％低下する。また、成長の約八〇％は、ノンレム睡眠中に生じる。[6]

　睡眠は休息であるとはいえ、私には、睡眠が休息のための適応として進化したとは思えない。睡眠中に代謝が下がるのは、活動していないときにエネルギーを節約することが生物にとって有益だからだろう。だが実際には、エネルギーを節約し、組織修復などの回復を行なうのに、睡眠は必要ない。ただじっとしていればいい。さらに、睡眠にはかなりの代償と危険が伴う。

眠っているときには、自然選択の最優先事項である、交尾相手を探す、食物を得る、そして何より、誰かの食べ物にならないようにするといった行動をとることができない。私は、初めてアフリカのサバンナのキャンプファイヤーの横で寝ようとしたとき、遠くから聞こえてくるハイエナの不気味な鳴き声やライオンの吠える声に怯えて、ゆっくり休むことができなかった。やがて、夜行性の肉食動物は焚き火や人間に近づかないため、そうした鳴き声に怯える必要はないことを学んだが、数百万年前の、まだ火を手なずけていなかった私たちの祖先にとって、血に飢えた動物たちの鳴き声を聞きながら眠りに落ちるのは、さぞかし怖かったことだろう。睡眠中は非常に無防備な状態になるため、ライオンに常に怯えているシマウマのような動物は、一日三〜四時間しか眠らない。その半面、シマウマを食べるライオンのほうは、通常一三時間も眠りをむさぼる。[7] 今日《こんにち》では、日没後に肉食動物に食べられることを心配するような人はほとんどいないものの、夜は依然として危険に満ちている。

睡眠が主に脳に関係していることは、それほど脳を酷使しなくてもわかる。この数十年間、研究者たちは眠れぬ夜を幾晩も費やして、睡眠の神経学的な利点は、その代償を上回ることを明らかにしてきた。明白な恩恵の一つは、認知に関するものだ。つまり、睡眠は、重要なことの記憶、およびそれらの合成・統合を助けるのである。まるで魔法のように聞こえるかもしれないが、脳は睡眠中に情報を保管して分析するのだ。私は、ときおり、複雑な情報（まさに、睡眠はいかにして脳に影響を与えるか、などといった情報）を理解しようとして夜更かしをするときに、この現象を経験する。夜が深まるにつれて頭の中がどんどん混乱し、ついにはあきらめて寝てしまうのだが、目覚めたときには、奇跡のようにすべてが理解できるようになっているのだ。眠っている間に何が起こったのだろう？

睡眠が思考を助ける方法を理解するには、進化の観点から見たときの記憶の唯一の利点とは、将来よりよく行動できるようにするためであることに思いをはせるといい。[8]

妹が人間のハンターに銃で撃ち殺されるところを目撃したシマウマにとって、その悲惨な記憶が唯一役に立つのは、次に銃を持った人間を見た際に、その事件を思い出して逃げるときである。しかし、生物が効果的な認知を行なうには、日々生成するあらゆる記憶を整理し、重要なものと重要でないものを取捨選択し、それらを理解する必要がある。[9] センサーを使って、眠る前、眠っている最中、そして目覚めたとき（あるいは眠らなかったとき）の人々の脳の状態を調べたエレガントな実験で、こうした機能は、しばしば睡眠中に働くことが判明した。[10] 一日の始まりから終わりにかけて、私たちは記憶を脳の海馬という領域に蓄えていく。海馬は、ＵＳＢメモリのような短期記憶センターとして働く。その後、脳はノンレム睡眠中に、これらの記憶を分類し、無数の役に立たない記憶（地下鉄で隣に座った男性が履いていた靴下の色など）を却下し、重要な記憶を脳の表面近くにある長期保存センターに送る。また、脳は記憶にタグを付けて分類し、将来必要になるかもしれない記憶を識別して強化しているらしい。さらには素晴らしいことに、レム睡眠中にも特定の記憶を分析し、それらを統合してパターンを探している可能性がある。だが、これが重要なのだが、脳のマルチタスク能力は限られているため、覚醒して意識がはっきりしているときには、このような分類・整理・分析機能を効果的に働かせることができない。[11]

脳にとって、さらに重要な睡眠の機能は清掃業務だ。生命を維持するための無数の化学反応は、必然的に「代謝産物」として知られる老廃物を生み出すが、その中には反応性が高く損傷を与えるものもある。[12] 資源を大量消費する脳は体全体の五分の一のカロリーを使うため、高濃度の代謝産物を大量に生成する。中でも、アミロイドβのような不要な分子は、神経細胞を詰まらせてしまう。[13] また、アデノシンのように、蓄積すると眠気を導くものもある（この作用はカフェインで打ち消すことができる）[14]。だが、これらの老廃物を取り除くのは大変な仕事だ。肝臓や筋肉などの組織は、代謝物を直接血液中に洗い流しているが、脳は、血液が脳細胞に直接触れないように、血液脳関門によって循環系から厳重に隔離されている。[15] そのため脳はゴミを捨てるための、睡眠に基づく斬新な配管システムを進化させたのだ。ノンレム睡眠時には、脳のすみずみにある特殊な細胞がニューロン間の空間を六〇％も拡張して、脳を浸している脳脊髄液が老廃物を文字通り洗い流せるようにする。[16] また、拡張したこの空間には、傷ついた細胞を修復したり、脳内の神経伝達物質の受容体を若返らせたりする酵素も入り込むことができる。[17] だが、難点が一つある。脳間質液を介する経路は、車が一度に一方向にしか通れない一車線の橋のようなものなのだ。つまり、脳を洗浄しながら思考することはできないのである。そのため、一日のあいだに溜め込んだクモの巣を洗い流すため、私たちは眠らなければならない。

したがって睡眠は、時間を犠牲にして脳の機能を向上させる、必要不可欠なトレードオフなのだ。記憶を蓄え老廃物を蓄積する覚醒時の一時間ごとに、これらの記憶を処理してクリーンアップを行なうのに一五分の睡眠時間が必要になる。だが、この比率は人により大きく異なり、高齢者のように睡眠時間が短い人もいれば、より多くの睡眠時間が必要な人もいる。子供は特に多く眠ることが必要で、親なら誰でも知っていることだが、昼寝を抜いた子は、どんなに可愛いらしい子供でも地獄の幼児になってしまう。幸いなことに、睡眠不足の大人は子供ほどたちが悪くはないが、結局のところ、私たちは誰一人として、睡眠時間と覚醒時間のトレードオフから逃れることはできない。睡眠を削って宵っ張りをしたり、早朝に起きたりするのは、楽しいことでもあるし、役に立つこともあるが、記憶力や気分、そして長期的な健康面で代償を伴い、ときには悲惨な結果をもたらすこともある。睡眠不足による健康への悪影響は言うに及ばず、アメリカでは、居眠り運転による交通事故が推定で年間六〇〇〇〇件も起きている。[18]

さて、あなたは昨晩、必要とされる八時間の睡眠をとっただろうか？

八時間という神話

現代社会に備わる物珍しい傾向の一つは、規定量を付与することにより、特定の行動を医学化することだ。たとえば、一週間あたり一五〇分以上の運動、一日あたり二五グラムの食物繊維、一日八時間の睡眠などが一般的に規定されている。この八時間という規定がいつ、どこで生まれたのかは定かではないが、一九世紀後半、ストライキ中の工場労働者たちが「労働に八時間、休息に八時間、やりたいことに八時間！」と叫びながら街中をデモ行進した。また、ベンジャミン・フランクリンは、「早寝早起きは、人を健康にし、裕福にし、賢くする」と聖人ぶって言っている。私も睡眠は八時間とるべきだと思い込んで人生の大半を過ごしてきたし、朝型人間であることに若干の自惚れがなかったわけでもない。だがこのような一般通念にもかかわらず、世の中には（私の学生たちは特にそうだ）好んで夜更かしをし、わざと八時間をはるかに下回る睡眠時間で生き延びている人たちがたくさんいる。こうした人々は電化製品や時間に追われる現代社会の異常な産物なのだろうか？　また、他の動物と比べてみると、どう映るのだろうか？

ざっと見渡しただけでも、人間のあいだにも哺乳類のあいだにも、睡眠形態の単一のパターンというものが存在しないことはすぐわかる。ロバは一日に二時間しか眠らないが、アルマジロは二〇時間も眠る。また、キリンのように頻繁に昼寝をする動物もいれば、一度にまとめて眠る動物もいる。ゾウのような一部の大型動物は立ったまま眠ることができ、イルカやクジラなどの海洋哺乳類は驚くことに、泳ぎながら脳の半分だけを眠らせることができる。[19]

睡眠のために人生の三分の一以上を犠牲にするのは別格のトレードオフであるため、自然選択が息を呑むほど多様な睡眠パターンや睡眠時間を生み出したことは驚くに値しない。それでも、この多様性を理解しようとしても、見えてくるのは、いくつかの弱い関連性だけだ。そのなかで最も強い相関関係は、無防備な餌動物は、それを捕食しようとする肉食動物より睡眠時間が短いという傾向である。[20]「狼は小羊と共に宿り、豹は子山羊と共に伏す」（新共同訳『イザヤ書』一一章六）と言われるが、農場の家畜が捕食者と一緒に落ち着いて眠れるとはとても思えない。また、餌を得るためにより多くの時間を費やさなければならない大型動物の睡眠時間も短い傾向にある。だが、それら以外には、動物によって睡眠時間に差があることの合理的な説明はほとんど見当たらないのだ。この多様性のなぞを解く鍵が何であれ、大部分の哺乳類は一日に八～一二時間眠り、大方の霊長類は九～一三時間の睡眠をとっている。私たちの最も近い親戚であるチンパンジーは、平均すると一晩に一一～一二時間休息をとるようだ。[21]

では、人間の場合はどうだろうか。当然のことながら、人間の睡眠パターンに関する情報は主に欧米の人々から得られたもので、大部分の成人は通常七～七時間半眠るとされるが、三人に一人は七時間未満の睡眠時間になることがよくあると自己申告している。[22]しかし、自己申告による睡眠時間の推定値は、信頼性に欠けることで悪名高い。[23]睡眠を客観的にモニターする新しいセンサー技術によると、米国、ドイツ、イタリア、オーストラリアの成人の平均的な睡眠時間は、暖かく明るい夏には約六時間半、寒く暗い冬には七時間から七時間半であると示されている。[24]多くのばらつきはあるものの、総合的に見ると、成人の欧米人の夜間の平均睡眠時間は約七時間で、必要とされる八時間を一時間（一三％）も下回っている。

これは正常なことだろうか。そもそも八時間という〝聖杯〟の根拠は何なのだろうか。[25]本書の大前提は、欧米化された現代社会に暮らす人々の大部分は、産業革命以前の人類を代表する存在ではないことにある。私自身も例外ではない。私の睡眠パターンはどの程度まで、目覚まし時計や照明、スマホ、そしてそれ以外の睡眠の敵である仕事や電車の運行時間、毎晩のニュースなどに汚染されているのだろうか？

幸いなことに、このような問題に目覚めた研究者たちは、新たな技術を使って非工業化社会に暮らす人々の睡眠に関する質の高いデータを次々に集積しはじめた。中でも最も衝撃的だったのは、タンザニアのハッザ族の狩猟採集民一〇人、カラハリ砂漠のサン族の採集農耕民三〇人、ボリビアのアマゾン熱帯雨林の狩猟農耕民五四人にウェアラブルセンサーを装着してもらって行なった、カリフォルニア大学ロサンゼルス校の睡眠研究者、ジェローム・シーゲルらによる研究である。これらの人々には、電灯はもちろんのこと、時計やインターネットもない。にもかかわらず、シーゲルらが驚いたことに、彼らの睡眠時間は工業化社会の人々より短かったのだ。これら採集民の一日の平均睡眠時間は、暖かい季節には五・七〜六・五時間、涼しい季節には六・六〜七・一時間だった。また、昼寝もほとんどしていなかった。電気を使わないアーミッシュの農民（アメリカ、カナダに居住するドイツ系移民子孫の宗教集団で、移民当時の生活様式を保持し、農耕や牧畜によって自給自足生活をしている）、そしてハイチの農民やマダガスカルの自給自足農民などの非工業化社会に暮らす人々を対象とした研究でも、一日の平均睡眠時間は約六・五〜七・〇時間という類似の結果が得られている。[26] つまり、よく言われる説に反して、非工業化社会に暮らす人々の睡眠時間は、工業化社会や脱工業化社会に暮らす人々より長いという証拠はないのだ。[27] さらによく見ると、この五〇年間に工業化社会に暮らす人々の平均睡眠時間が減少したという実証的な証拠もほとんどない。[28] 調べれば調べるほど、八時間睡眠が正常であるとは明言できなくなってくる。[29]

もしあなたがこの文章を読んで疑わしく思ったとしたら（そうであって当然だが）、非工業化社会に暮らす採集民や農民の一般的な睡眠時間が八時間以下だったとしても、そうした習慣が健康に最適なものであるとは限らない、と考えているかもしれない。狩猟採集民の多くはタバコも吸う。だが、二〇〇二年にダニエル・クリプキらが一〇〇万人以上のアメリカ人の健康記録と睡眠パターンを調べた大規模な研究を発表したとき、睡眠研究界に激震が走った。[30] これらのデータによると、一晩に八時間睡眠をとるアメリカ人の死亡率は、六時間半から七時間半の睡眠をとる人たちより一二％も高かったのだ。さらには、八時間半以上睡眠をとる「ヘビースリーパー」と四時間未満の「ライトスリーパー」の死亡率も一五％高かった。この研究は、「睡眠データは自己申告に基づいている」「たくさん寝る人はすでに病気にかかっていた可能性がある」「相関関係は因果関係とは異なる」などの瑕疵《かし》があるとして痛烈に批判された。しかしそれ以来、より良質のデータと、年齢や、病気、収入などの要因を補正する高度な手法を用いた数多くの研究により、七時間程度の睡眠をとっている人は、それ以上またはそれ以下の睡眠をとっている人より長生きする傾向があることが裏付けられてきている。[31] 八時間睡眠が最適であることを示す研究は一つもなく、ほとんどの研究で、七時間以上の睡眠をとっている人は、七時間未満の人よりも寿命が短いという結果が出ているのだ（ただし、ロングスリーパーにとって睡眠時間を短縮することが有益であるかどうかはまだ解明されていない）。

八時間睡眠の必要性は神話だとしても、睡眠パターンについてはどうだろうか。あなたと私は同じ時間眠るかもしれないが、その中身は違う。早寝早起きの「ヒバリ族」の人もいるだろうし、できるときには夜更かしし、夜明けが訪れても眠り続ける「フクロウ族」の人もいるだろう。このような対照的な傾向は驚くほど遺伝性が高く、克服するのは難しいことが判明している。[32] また、加齢に伴って睡眠時間が短くなり、目覚めやすくなる人もいれば、一晩目覚めずにぐっすり眠る人もおり、夜中に目が覚めて一、二時間覚醒して過ごしてから、再度眠りにつく人もいる。このような多様なパターンの正常性をめぐる議論を引き起こしたのは、人類学者のキャロル・ワースマンと歴史学者のロジャー・イーカーチだった[33]。彼らは、産業革命以前には、夜中に一時間ほど目覚めてから再び眠りにつくのが普通だったと主張したのである。人々は「一回目の睡眠」と「二回目の睡眠」の間に、話したり、仕事をしたり、セックスをしたり、祈ったりしていたという。このことが示唆するのは、電灯をはじめとする産業上の発明が、私たちの睡眠パターンを変えた可能性があるということだ。しかし、センサーを使って非工業化社会に暮らす人々の調査を行なうと、より複雑なことがわかってくる。タンザニア、ボツワナ、ボリビアの採集民のほとんどが夜通し寝ているのに対し、マダガスカルの自給自足農民は、睡眠を二回に分けてとっているのだ[34]。

実のところ、生物学的現象の大部分は非常に多様性に富むものであり、睡眠もその例外ではない。人間の睡眠スケジュールは、その人の体内時計や、覚醒と眠気を調節する体の仕組みの違いにより、他の生物種と同様に様々だ[35]。さらに、単一の睡眠パターンが存在しないことは、ニューヨークや東京などにいる照明光に囲まれた人々にも、アフリカのサバンナやアマゾンの熱帯雨林のように電気を持たない人々にも当てはまる。人類学者のデイヴィッド・サムソンは、ハッザ族の狩猟採集民二二人からなる野営地で二〇日間にわたり睡眠活動を測定した。その結果、誰がどの時間に眠っているかという点で非常に大きなばらつきが見られたため、一晩のあいだ、ほんの一八分間を除き、少なくとも野営地の誰か一人は起きていたものと推定している[36]。進化の観点から見ると、このような差異はおそらく適応により得られたものと思われる。なにしろ、私たちが最も無防備になるのは、危険な夜に眠り込むときだからだ。警戒を怠らない歩哨（年配の人物の場合が多い）が少なくとも一人いれば、ヒョウやライオン、そして危害を加えようとする他の人間に満ちた世界で眠る危険性は減っただろう[37]。

だから、夜中に目が覚めることがあったり、一日の睡眠時間が八時間ではなく七時間だったりしても、慌てないでほしい。実のところ、人間はチンパンジーなどの類人猿に比べて、睡眠時間が短くなるように適応したようだ。この短縮はおそらく、およそ二〇〇万年前に、アフリカの荒野で安全な寝床である木に登るための様々な機能を失ったことが原因と考えられる。危険な場所で寝なければならなかった、不安定に二足歩行する歩みののろい人間は、火を手なずけるまで、ヒョウやライオン、サーベルタイガーなどの格好の餌食になっていたに違いない。そのような状況下で、私たちの無防備な祖先は、常に集団内の誰かが覚醒していて警報を発することができるように、最小限の浅い睡眠を何回かに分けてとるようになったのだろう。もしそうしていなかったら、絶滅していたかもしれない。

睡眠時間が短くなることのもう一つの利点は、昔も今も変わらず、一日あたりの社交時間がより長くなることだ。おそらく私たちの祖先が一日の終わりに火を囲んで噂話をしたり、歌ったり、踊ったりして過ごしたように、現代に暮らす私たちも、夕方になると、夕食を囲んだり、バーなどの明るい場所に集ったりして楽しんでいる。だが、ついには眠気がすべてに勝るようになり、多くの人は暗くて静かな部屋の柔らかく暖かいベッドに潜り込み、ふかふかの枕に頭をうずめて、眠りの神モルフェウスの腕に身を任せる。そしてこれこそ、睡眠が真に奇妙なものになる時点なのだ。

睡眠の文化

二〇一二年一二月のある日、メキシコ北部の山中の人里離れた場所を旅していた私と同僚たちは、暗くなってから、その日泊まる予定だった日干し煉瓦造りの小屋にようやくたどり着いた。すでに星が出ていて、気温は低く、とても疲れていて、眠りたくてたまらなかった。排尿をすませて歯を磨き、寝る準備が整ったときには、すでに四人の同行者が、小さな小屋にある唯一のベッド（クイーンサイズの台の上に紙のように薄いマットレスが敷いてあった）に重なるようにして眠っていた。みな満足げにいびきをかいて寝ており、それ以上入り込むスペースもなかったので、私は硬い土の床に横たわり、数枚の毛布で身をくるんで眠りについた。だが実際には、かえって、何日もシャワーを浴びていない人たちで混みあう、うるさいベッドで寝ないですんだことにほっとし、清潔なシーツと枕のある快適なベッドでなかったにもかかわらず、丸太のように熟睡することができたのだった。このように一人で、あるいは妻とだけ寝たいと願う私の上品ぶった好みは、文化的な観点から見て、どの程度まで正常なものなのだろうか。

人類学者はずっと以前から人々がどのように眠るかについて研究を行なってきており、世界中の人々の睡眠の習慣や態度に関して豊富な証拠を提供してきた。もし一般化できることがあるとすれば、それは、人々の睡眠に対する考え方は文化によって大きく異なり、世界中のどこであっても、睡眠を単に眠気を解消するためのものとはみなしていないということだろう。多くの文化では、睡眠を社会的な行事として捉えている。たとえば、ニュージーランドのマオリ族はかつてロングハウス（一棟に多数の家族が居住する長大な家屋）で集団となって寝ていたが、今でも葬儀の際には、死者をこの世からあの世へ送り出すために付き添って共同で眠る。[38]ニューギニアのアサバノ族は、夜間の魔力を恐れて、見知らぬ人を決して一人では寝かせないし、中央オーストラリアのワルピリ族は、星空の下で列を作って眠り、その順番は厳しい社会的ルールによって決められている。[39]数多くの文化では、寝ている人の隣で話をしたり、セックスをしたりするのは普通のことであり、母親が常に赤ん坊と寝るとは限らないのは、欧米化した現代の家庭においてのみ見られる慣習だ。[40]誰かと一緒に寝るのは、暖かく過ごすための素晴らしい方法でもある。

こうした共同で眠る習慣が風変わりに思われるなら、産業革命によってベッドが安価になる前は、欧米人も、自宅で家族や客人とベッドを共有していただけでなく、旅先でも見ず知らずの他人と日常的にベッドを共有していたことに思いをはせてみよう。[41] メルヴィルの『白鯨』の冒頭で、語り手のイシュメイルはニューベッドフォードの宿屋のベッドで船員仲間のクイークェグに初めて出会う。イシュメイルは当初、刺青を入れた残忍な人食い人種の横に寝ることに恐怖を覚えたが、「酔っ払ったキリスト教徒より、しらふの人食い人種と寝るほうがましだ」と決心する。朝、目を覚ますと、クイークェグは「最も愛情のこもったやり方」でイシュメイルの上に腕を伸ばして寝ていたのだった。

工業化社会の睡眠は、よりプライベートになっただけでなく、快適にもなった。一八八〇年代にコイルバネのマットレスが発明されるまで、羽毛や動物の毛を詰めた快適なマットレスが手に入れられたのは欧米の富裕層だけだった。ほとんどのマットレスは薄くゴツゴツした藁《わら》入りのパッドで、今ではどこでも使われているシーツや柔らかい枕も、富裕層だけが使える贅沢品だった。図８の写真が示すように、世界のほとんどの地域では、何百万年にもわたって、ほぼ誰もが枕を使わずに、沈まない硬い地面の上に草や藁、皮、樹皮、葉っぱなど何でも、手に入る断熱材を敷いて寝ていた。寝心地悪く思われるかもしれないが、地面に寝るのは案外すぐに慣れる。さらに、伝統的な使い捨ての寝具は、藁を敷き詰めたマットレスより衛生的だ。藁のマットレスは、シラミ、ノミ、ナンキンムシからなる「近世昆虫学における不浄の三位一体」の理想的なすみかになる。[42] 中世には、藁のマットレスの上に集団で寝る習慣があったため、腺ペストのような伝染病が蔓延した。

睡眠がより贅沢でプライベートなものになるにつれ、人々はより静かな暗い場所で眠るようになった。おそらくあなたは人生の約三分の一を昔の王様のものより快適なベッドで過ごすことになるだろう。寝室は光や騒音などに妨げられないよう配慮されており、冷暖房装置によって「理想的な」室温

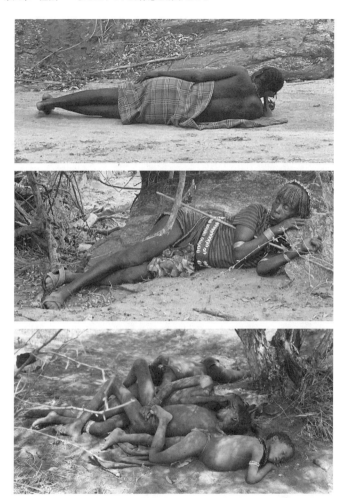

図８　非工業化社会における睡眠の例。上：睡眠中のエチオピア、ハマル族の男性（著者撮影）、中：睡眠中のエチオピア、ハマル族の女性（著者撮影）、下：睡眠中のカラハリ砂漠、サン族の子供たち（写真提供：Laurence K. Marshall and Lorna J. Marshall © President and Fellows of Harvard College, Peabody Museum of Archaeology and Ethnology, PM2001.29.14879）。

に保たれてさえいるかもしれない。このような感覚的に遮断された状態のもとで眠るのは、現代の工業化社会の外では稀だ。概して採集者たちは混乱《ベッドラム》に近い状況で眠っている。人々はたいてい、騒音や光を遮るもののない、かなりにぎやかな環境で、焚火の横に集団で横たわって寝る。彼らが眠りに落ちる中、まだ起きている野営地の者たちは、話したり、授乳したり、はしゃぎまわったり、仕事をしたりしていて、遠くからは動物の吠え声がよく聞こえてくる。私が考えるに、アフリカの夜を最も乱すのは人間でもハイエナでもなく、キノボリハイラックス（イワダヌキ科の植物食の哺乳類）だ。キノボリハイラックスは樹上に生息する猫ほどの大きさの有蹄類（象の遠い親戚）で、夜になると、まるで首を締められている人の悲鳴のような恐ろしい鳴き声をたてる。ハイラックスはともかくとして、現代人が暗くて静かな環境で眠ることを好むのは、文化により定着した習慣だ。静かで暗い場所でないと眠れないという人は、進化の面から見て異常なのである。

　現代人の感覚からすると、石器時代の混沌とした睡眠環境は安眠とは無縁のように思えるが、人類学者のキャロル・ワースマンは、その逆もあり得ると示唆する。[43] 私たちは、ノンレム睡眠の初期の段階を通して、徐々に周囲の環境を意識しなくなってゆく。このように徐々に意識を欠落させてゆくのは、適応の結果であるのかもしれない。脳は眠りにつくときに周囲の世界を監視している。おそらくは、眠ってしまうことが危険でないかどうかを評価しているからだろう。近くにいる友人や家族の話し声、パチパチ燃える焚火の音、乳児の泣き声、ハイエナが遠くにいることなどについての認識が徐々に薄らいでいくことにより、より深い無意識の段階の睡眠に入っても安全だという信号を脳に送るのだ。皮肉なことに、安心できるこのような刺激を効果的に遮断することにより、私たちは睡眠にストレスを抱くよう自らを追い込んでしまっているのかもしれない。

　私は、現代の睡眠文化の奇妙な特徴の中で、ストレスをこうむってもプライバシーを手に入れようとして逆効果になっていることの最たるものは、親のベッドや寝室から乳幼児を追い出す慣習ではないかと思う。最近までは、どんな文化でも、赤ん坊は母親と一緒に寝るのがふつうだった。また、子供と一緒に寝ないことを児童虐待の一形態とみなす文化も多い[44]。しかし、私たち夫婦が最初に親になったとき、多くの本や他人からの助言は、娘と添い寝をしないようにというものだった。単純にも私たちは、リチャード・ファーバー博士（ボストン小児病院小児睡眠障害センターの医師兼所長）のアドバイスに従ってしまった。彼の悪名高い「ファーバライジング」メソッドには、赤ん坊を別室のベビーベッドに追いやることが含まれており、一人にされた私たちの娘は、親を求めて泣き叫んだ[45]。ファーバー博士の処方箋とは、泣き叫んでパニックになっている赤ん坊のもとに訪れる間隔を、一人で眠りにつけるようになるまで徐々に延ばすようにし、最終的に「自らをなだめる」方法を学ばせる、というものだった。だがこれは大失敗に終わった。結局、娘も私たちも一週間苦しんだあと、妻と私は、それまで人間がいつもしてきたように、娘と一緒にベッドで寝ることに決めたのである。添い寝には、母親と乳児がよりよい睡眠をとれるようにする以上の効果がある。母親と乳児のあいだで睡眠と授乳のタイミングを同期させ、たくさんのポジティブで養育的なやりとりを育むのだ[46]。喫煙や、飲酒、薬物摂取などをしている親とベッドを共有するのは乳児にとってリスクがあり、特に乳幼児突然死症候群の原因となる危険性があるとはいえ、多くの親は誤った情報により添い寝を遠ざけられてきたのである[47]。

添い寝に関する私感はさておき、生まれ育った文化の必然的な産物である私は、睡眠を社会活動の機会にするようなことは絶対にしたくない。私は、静かな暗い部屋にある快適なマットレスの上で、自分以外には隣に横たわる妻とベッドの足元の愛犬がいるだけ、という状況で眠りたい。私たちの祖先の多くも、できればそうした環境で寝たかったのではないだろうか。自分の睡眠の好みが文化的に構築されたものであることについての理解は、理想的とは言えない環境で寝ようとするときに慰めとなる。とびぬけて最悪な環境は飛行機の中だ。エンジン音、人々のおしゃべり、トイレの水を流す音、赤ちゃんの泣き声が響く中で、狭い座席に縛り付けられて眠りにつこうとするとき、私は、人間は混沌とした騒がしい状況の中で、集団で眠るように進化してきたのだと自分に言い聞かせる。とは言っても、人間は、地球の九〇〇〇メートル上空を時速八〇〇キロで飛ぶ金属チューブの中で眠るように進化してきたわけではないが。安眠の鍵は、睡眠の大敵であるストレスを避けることにある。なぜ今《こん》日《にち》では多くの人が、入眠という本質的に安らかで楽な行動にストレスを感じているのだろうか。また、身体活動は、どのように眠りを促進するのだろうか。

睡眠に関するストレス

睡眠不足の影響を研究する理想的な実験室があるとしたら、それは大学だろう。現代の学生も、私が彼らの年齢だったときと同じくらい睡眠不足に陥っているように見える。昨年、ある非常に真面目な学部生が私の勤務時間中にやってきて、試験の結果が悪かったことについて弁解した。試験の話をするうちに、彼女は試験のテーマをよく理解していたことがわかり、私は感心させられた。そしてすぐに、睡眠不足が試験結果に影響を与えた可能性が明らかになった。この学生は、普段から四時間しか寝ておらず、試験の前夜も例外ではなかったという。なぜそんなに睡眠時間が短いのかと尋ねたとき、私は彼女の年齢だったときに録音した自分の声を聞いているような気がした。通常、夜中の二時か三時にベッドに横になるものの、なかなか寝つけず、朝には早く目が覚めてしまい、休んだ気がしない。そして日中には講義中に居眠りをしそうになり、夜はカフェインを大量に摂取して図書館で長時間過ごした後、なかなか寝つけなくなるのだ。

　大学生は特殊なタイプの人類だ。その理由の一つは、彼らの多くが、まだ成人としての責任を負うことなく、大人になった経験を初めて楽しんでいることにある。睡眠不足の学生の多くは、象牙の塔を出たら落ち着いて、もっと睡眠をとることを余儀なくされる。だが中には睡眠不足のままになる者もいる。いくつかの調査によると、アメリカの成人の約一〇％は診断可能な不眠症（寝つくのに三〇分以上かかることが頻繁にある、または一晩通して眠れない状態が続く）をこうむっており、成人の約三分の一までが、自分は十分な睡眠がとれていないと考えている。[48] 他の地域でも不眠症の有病率は同程度だ。[49] 当然のことながら、こうした患者の多く（アメリカ人の場合はおよそ五％）が睡眠薬に頼っている。[50] なぜ、これほどまでに多くの人が、日中は休みすぎるほど休んでいるのに、夜になると十分な休息をとれないでいるのだろうか？

　この質問に答えるには、脳内で相互作用して覚醒と睡眠を制御する二つの主要な生物学的プロセスについて考える必要がある。[51] これらのプロセスが正常に機能していれば、私たちは朝すっきりと目覚め、一日の大半を気持ちよく覚醒して過ごし、夜には穏やかに眠りにつくことができる。だが、これらのプロセスが乱れると、授業中や会議中にウトウトしてしまったり、夜なかなか寝つけなかったり、朝早く目が覚めてしまったり、不快な頭痛に悩まされながら何時間も眠れずに横たわったりするのだ。

　第一のシステムは、脳の視床下部と呼ばれる部位にある特殊な細胞群によって制御される、ほぼ二四時間周期の体内時計だ[52]（この細胞群には視交叉上核《しこうさじょうかく》という眠気を誘う名前が付いている）。この細胞群は朝になると、腎臓の上部にある腺に信号を送ってエネルギー消費を促す主要ホルモンであるコルチゾールを分泌させ、私たちを目覚めさせる。そして日が暮れると、視床下部は同じく脳内にある松果体《しょうかたい》に指令を出し、「ドラキュラホルモン」とも呼ばれるメラトニンを分泌させて、眠りを誘う。

体内時計は、光量や一日に経験するできごとによって、時計と同じように毎日再同期される。時差ぼけに悩まされたことのある方ならご存知のように、体内時計は、光や他の環境の合図によって、ゆっくりと（一日一時間程度ずつ）リセットすることが可能だ。

だが、睡眠の制御が体内時計だけに頼って行なわれるとしたら問題が生じる。睡眠不足の状態が何日も続いたあとでも朝遅くまで眠っていられなかったり、日中十分に休んでも夜更かしができなくなったりするからだ。そのため、私たちの睡眠・覚醒状態は、活動レベルと密接に関連する第二のシステムによって調節されている。この体内の恒常性を維持するシステムは覚醒時間をカウントする砂時計のように機能して、睡眠圧を徐々に強めていく。起きている時間が長ければ長いほど、脳がエネルギーを消費したときに残るアデノシンなどの分子が蓄積されて、睡眠圧が高まってゆくのだ。そして眠ることにより、この砂時計がリセットされるのだが、それは主に、ノンレム睡眠中に起こる。概して、この恒常性維持システムは覚醒時間と睡眠時間のバランスがとれるように働き、起きている時間が長すぎると、究極的に体内時計システムを上書きすることによって、失われた睡眠時間を取り戻す。

通常の状況下では、体内時計と恒常性維持システムが協調して働き、所定の睡眠と覚醒のサイクルを維持する。しかし、人生ではいつも所定のことばかり起きるとは限らない。たとえば、家が火事になったり、お腹を空かせたハイエナの群れが動物園を抜け出して近所に侵入してきたり、義理の母親が同居すると言い出したりしたら？　これらや他の生命を脅かす危機は「闘争と逃走」のシステムを活性化させて、過覚醒状態を引き起こす。するとすぐに、体は次々とホルモンを放出する。中でもエピネフリンとコルチゾールは、心臓の動きを速め、血液中に糖をみなぎらせ、消化器系の機能を停止させ、注意力を高める。当然のことながら、これらのホルモンは、睡眠を可能にするプロセスを阻害する。これは、「絶えざる警戒」状態を維持するための重要な適応だ。[53]緊急事態に対処する夜は、ほとんど一睡もできない。だが、すべてがうまくいって、火事は鎮火され、ハイエナは捕獲され、義母が帰ってしまったら、落ち着きが戻り、睡眠不足の累積債務のおかげで次の夜は丸太のように眠ることができるだろう。

闘争と逃走という反応（専門的に言うと、交感神経系の活性化）が睡眠に及ぼす影響を考えると、なぜ運動が睡眠に対して、重要でよく知られている影響を及ぼすのかが理解できる。寝る直前に一マイル全力で走ったり、重いバーベルを挙げたりすると、なかなか寝つけなくなる。激しい運動がこの交感神経系の働きを活発にして、覚醒を促すからだ。一方、一日の早い段階に、サッカーを一試合したり、ガーデニングを一～二時間したり、長い散歩に出かけたりすると、寝つきがよくなる。これらの活動は睡眠圧を高め、体を刺激して、より深い「休息と消化」の反応（専門的に言うと、副交感神経系の活性化）を引き起こすことにより、当初の闘争と逃走の反応に対抗するためだ。ほかにも、運動からの回復により、コルチゾールとエピネフリンの基礎分泌値が徐々に低下し、体温が下がるだけでなく、体内時計の再同期にも役立つといった利点がある。[54] 身体活動がすべての睡眠問題を防いだり治したりするわけではないが、多数の研究で、一回の運動でも（ただし就寝の直前に行なうものではない）通常は就寝を助けること、そして規則的な運動はさらに効果があることが示されている。[55] あらゆる年齢層からなる二六〇〇人以上のアメリカ人を対象にし、体重、年齢、健康状態、喫煙習慣、うつ病などの要因を補正した研究によると、週に一五〇分以上の中・高強度の運動を定期的に行なった人は、睡眠の質が六五％向上しただけでなく、日中に過度の眠気を感じることも少なかった。[56] また逆に、十分な睡眠をとれば、体を休めて修復するための十分な時間が確保できるので、人々は活動的になり、運動能力が向上する。[57] 睡眠時間が六時間未満の思春期の子供たちは、八時間以上の睡眠時間をとっている同年齢の子供たちに比べて、怪我をする率が二倍になっている。[58] そして最後に、身体活動が常に少ない成人は、不眠症をこうむる率が高い。[59]

不眠症は緊急事態に対応するための一晩や二晩の睡眠不足ではなく、長期にわたる症状であり、悪循環を引き起こすことが多いため、特に悲惨だ。長い通勤時間、社会的な軋轢、果てしない宿題などによる慢性的なストレスなどが原因で、コルチゾールや他のストレスホルモンのレベルが通常より上昇すると、眠くなるべき夜に頭が冴えたり、ノンレム睡眠とレム睡眠が一〜二回繰り返された後に目が覚めてしまったりする。[60] やがて、慢性的な睡眠不足に陥ると、特に夜間にコルチゾールの分泌量が増えて問題が温存され、不眠症が進む。[61]

残念なことに、コルチゾールのレベルを上昇させ睡眠不足に陥らせるストレスは、免疫系を阻害したり、体により多くの内臓脂肪を蓄えさせたりすることによって、他の面でも徐々に健康を蝕んでゆく。睡眠不足はまた、食欲を調節するホルモンの機能も攪乱する。空腹を感じさせるグレリンというホルモンのレベルが上がると同時に、食べたい欲求を抑えるレプチンというホルモンのレベルが下がるからだ。[62] 私も睡眠不足になると間食が増える。そのことは睡眠不足に陥っている何百万人もの学生も同じで、夜中に何か食べたくなったときには、大学キャンパス近くの、クッキーなどのエネルギー豊富なスナック菓子を販売する深夜営業の店が彼らの欲求を満たしている。さらに追い打ちをかけるように、慢性的な睡眠不足は慢性炎症を促進するうえ、成長ホルモンが夜間に正常に分泌されなくなる。[63] 睡眠不足は、肥満とそれに伴う2型糖尿病や心臓病を促進するだけでなく、がんの発生とも関連がある。[64] そして残酷な運命のいたずらにより、過体重の人々は睡眠中に呼吸困難に陥るリスクが高く（睡眠時無呼吸症候群）、睡眠がさらに妨げられてしまう。

狩猟採集民は日常的に体を動かしており、弁護士も存在しないため、大部分の工業化社会に暮らす人々に比べて不眠症になることは少ないだろうが、彼らもまたストレスを抱え、ときおり眠れない夜を迎えることは確かだ。だがそうだとしても、睡眠不足の根本的な原因を放置して、その症状だけを治療するという現代的な罠に陥ることはないだろう。現代の睡眠不足の対症療法的治療法として最も一般的なのは、飲酒による自己治療だ。アルコールは、最初は眠気を誘うことはあっても、睡眠を維持する神経伝達物質を混乱させてしまう。[65] さらに、私たちは知らず知らずのうちに、「睡眠産業複合体」と呼ばれるものの餌食になっている。睡眠にストレスを感じている人は、ハイテクマットレス、サウンドマシン、ノイズキャンセリングヘッドフォン、遮光カーテン、となりで寝る人のいびきを止める装置、アイマスク、そして高機能寝具と呼ばれるものなどに大金を費やすように仕向けられるからだ。無害なものがほとんどであるこれらのガジェットは、焚火の横の地面に寝ていた私たちの祖先を面白がらせることになるだろうが、睡眠薬の乱用については、心底危機感を募らせるべきだ。習慣性の高い睡眠薬は数十億ドル規模の産業になっており、米国では一九九八年以降、市販薬を除いても、睡眠薬の処方量が三倍以上に増加している。[66]

その人気に反し、睡眠薬は危険だ。三万人以上を対象としたある観察研究では、睡眠薬を定期的に服用しているアメリカ人の成人は、その後二年半以内に死亡するリスクが五倍近くに増加していた。[67] 他の多くの研究でも、睡眠薬は、うつ病、がん、呼吸器系疾患、精神錯乱、夢遊病および他の危険性との間に強い関連性があると報告されている。[68] さらにこれらの警告では不十分だとでもいうように、複数の研究が、睡眠薬の効果のほとんどはプラセボ効果にすぎないと報告している。不眠症患者群と健康な対照群に人気のある睡眠薬（ソナタやルネスタなど）を処方したところ、不眠症患者群の睡眠時間は平均するとプラセボを処方された人たちと変わらず（約六時間二〇分）、一四分だけ早く眠りについたものの、翌日の記憶障害が報告されたこともあった。[69] ジェローム・シーゲルはこう警告している。「二〇年後、人々は睡眠薬の時代を、現在私たちがタバコの喫煙を受容していた時代と同じように振り返ることになるだろう」[70]

睡眠に悩まされる

最後に、本章冒頭で投げかけた疑問に立ち戻ることにしよう。すなわち、人間は可能な限り休息するように進化してきたのであれば、なぜこれほど多くの人が睡眠時間を削っているのか、という疑問だ。私は、あまりにも多くの人が睡眠不足に陥って、自らの健康も他人も危機に陥れている（とりわけ車を運転しているとき）というエビデンスに目をつぶるつもりはないが、一部の人騒がせな人は、睡眠を進化論的・人類学的視点から捉えていないため、一般の人々の睡眠行動を異常なものと誤認しているといわざるをえない。ちょうど座ることを悪者扱いしているのと同じだ。睡眠に関して恐怖を煽ることは利益を生むし、私たちの社会は身体活動や不活動に関わる行動に性急な判断を下しがちで、座ることは悪く、寝ることは良いというレッテルを貼ってしまう。実際には、どちらの休息方法もまったく正常な行動だが、環境や現代の文化的規範に強く影響を受け、複雑な代償と効果を伴う、非常に多様性に富む行動なのだ。

自分の睡眠が正常かどうか不安な場合、睡眠研究者は、次の五つの簡単な質問を自分にしてみるように提案している。[71]

自分の睡眠に満足しているか？
一日中、居眠りせずに起きているか？
夜中の二時から四時の間は眠っているか？

夜間に目が覚める時間は三〇分以下か？
六時間から八時間の睡眠時間がとれているか？

これらの質問への答えが「通常、あるいはいつも」の人は、十分な睡眠をとっていると知って、安心して眠ってかまわない。そうでない人は、認知行動療法などのよく研究された賢明で効果的なアプローチや、規則的な睡眠スケジュールを守るといった良い習慣、そしてもちろん運動によって少しでも楽になるよう願っている。繰り返しになるが、睡眠と身体活動は切っても切れない関係にある。身体活動をすればするほど、よく眠れるようになるのだ。なぜなら、身体活動は睡眠圧を蓄積し、慢性的なストレス、ひいては不眠症を軽減するからだ。この意味で、身体活動と睡眠はトレードオフの関係ではなく、協力関係にある。[72]もしかしたら、運動をするように口うるさく説く善意の人々が、ベッドで過ごす時間を増やすようにともしつこく勧めるのは、さほど逆説的なことではないのかもしれない。

パートⅡ

スピード、力強さ《ストレングス》、そしてパワー

第五章　スピード――ウサギでもなくカメでもなく

神話その5――正常な人間は持久力のためにスピードを犠牲にする

またしても、避けがたく、かん高いアワワワの声が島を横切って響く。ラルフは馬がやるように横へ飛び、蔓草から身をもぎ離して、もう一度走った。走るうちに息が切れ、羊歯の茂みに身を投げた。

ウィリアム・ゴールディング『蠅の王』（黒原敏行訳、早川書房）

私が人生で最も速く走ったのは、おそらく、ケニア、ナイロビの南西、四〇キロほどのところにあるオロルゲサイリエというところにいたときのことだと思う。この暑くて埃っぽい荒涼とした土地には、少数のマサイ族の牧畜民を除けば、人はほとんど住んでいない。だが今から一二〇万年前から四〇万年前までの間、今はもう存在しない広大な湖が、初期の人類やカバ、ゾウ、サル、シマウマなどの生命を支えていた。大学院に入学したての二四歳の頃、私はオロルゲサイリエで数週間を過ごし、大昔にそこで起きたことの謎めいた手掛かりとなる化石や石器の発掘を手伝うという素晴らしい機会に恵まれた。オロルゲサイリエは科学的な興味の尽きない土地だが、暮らし、働き、学ぶにも、息をのむほどすばらしいところだ。テントを張った野営地は、はるかかなたの死火山まで続く広大な乾燥した低木地帯を見下ろす小さな岬にあり、私は毎朝、石器時代の骨や石の発掘に出かける前に早起きしては、日の出を楽しんだものだった。ときには、夜に悪さをして巣穴に戻るハイエナが、その大きく頑丈な顎で骨や動物の足をくわえながら、のろのろ歩く姿を見かけることもあった。ハイエナの巣穴は私たちの野営地からさほど遠くないところにあったが、われわれ二つの動物種は互いに関わり合いを持たないようにしていた。

ところが、ある朝遅く、仕事に熱中していた私は、警報となるべき強烈な悪臭に気づきそこなってしまった。ほんの一メートル足らず先で私をじっと見つめていたハイエナの輝く目、黒い鼻先、そしてその腐敗臭に気づいた瞬間のことは、今でもはっきりと覚えている。恐怖にかられた私は、クリップボードを手から落として命がけで走った。ほんの三〇秒ほどのことだったが、この猛ダッシュの速度は自己最高記録だったと思う。息を切らし、脚に火がついたような感じを抱えながらようやく振り返ると、ほっとしたことに、ハイエナはゆっくり反対方向に走り去るところだった。もしかしたらハイエナも、私が逃げたかったのと同じぐらい、私から離れたかったのかもしれない。今でもハイエナに似た臭いがすると、あのときのパニックの瞬間を強烈に思い出す。

時が経つにつれ、ハイエナが私を追わなかったことが、ますますありがたく思われるようになった。もしそうなっていたら、逃げおおせるのは無理だったろう。ハイエナは時速六五キロ近い速さで走ると言われている[1]。私はもともとウサギよりカメ型の人間だし、絶頂期でも、時速二四キロ以上で走るようなことは、一分たりともできなかった。おまけにハイエナと違って、身を守る爪も脚も牙もない。その気になれば、あのハイエナは簡単に私を傷つけたり殺したりできたはずだ。

大部分の人間は、野生の大型肉食動物に近づくような無分別なことはしない。だが、スペインのパンプローナでは毎年七月になると、数百人の成人男性が、飼いならされていない巨大な雄牛に襲われたり傷つけられたりする危険を好んで冒す。このサン・フェルミン祭の期間中、連続八日間にわたって、午前八時ちょうどに一二頭の雄牛が町の曲がりくねった中世からある狭い通りに放たれ、それからの数分間、この危険な獣が、カラフルな服を着た命知らずの群衆を町の闘牛場まで八二五メートルにわたって追いかけるのだ。人間と雄牛は決して互角ではない。雄牛の体重は一〇倍ほどもあり、致命傷をもたらす角も持っていて、通りを駆け抜けるときには、人間のランナー、とりわけ酔っ払いや二日酔いのランナーに簡単に追いついてしまう。[2] 雄牛が、行く手を邪魔したり滑って転んだりした不運な人間《オンブレ》を踏みつけたり突き刺したりすることも稀ではない。毎年、負傷者は何十人にも及び、数年に一度は突き刺されて命を落とす人も出ている。[3] この祭りについては様々な意見があるだろうが、私とハイエナの友人との明白な差異、すなわち、われわれ人間は遅く、弱く、無防備な動物であり、他の動物に比べて腕力より頭脳に頼るという差異を際立たせていることは確かだ。

だが、人間はみな、本当にこんなに遅いのだろうか？　もし、ハイエナや牛とレースをしたのが、スリルを求める一握りのアマチュアではなく、本当に速く、もっと訓練を積んだスプリンターだったとしたら？

ウサイン・ボルトはどれぐらい遅いか？

ロンドンの競技場に選手たちが入場し、一斉に観客が沸き立つ。ときは二〇一二年の夏期オリンピック。世界最高峰の徒競走である一〇〇メートル走の決勝戦だ。八万人に及ぶ観客の熱気をよそに、八人のファイナリストは頭の中でレースの戦略をさらいながら、ストレッチやウォーミングアップをしている。ついに全員の準備が整うと、関係者が選手をスターティングブロックに誘導し、観客やテレビカメラに向かって一人ずつ紹介する。彼らは地上最速の八人であるはずだが、みなの注目は主に、世界記録保持者である長身のジャマイカの逸材、ウサイン・ボルト選手の上に集まっている。身長一九八センチのボルトは他の選手より頭一つ抜きんでており、満面の笑みを浮かべながら、熱狂的な拍手喝采を浴びている。やがて選手たちが強いほうの脚をペダルにかけ、膝を地面につけ、指先をスタートラインの数ミリ後ろに置いて、スターティングブロックに慎重に身をゆだねると、まるで魔法がかけられたかのように、会場は緊張をはらんだ静寂に包まれる。世界の大半の注目は、今やこの八人の上に集まっている――とりわけボルトの上に。審判の合図で選手たちは膝を立てる。そして数秒後、スターターピストルの音が鳴り響く。バン！

数ミリ秒のうちに、スプリンターたちは腰と膝を伸ばし、体をスターティングブロックから上へ前へと押し出す。胴体は地面から四五度の角度、片方の腕は前、もう片方の腕は後ろに振り出されている。ボルトは、スターティングブロックから最後に離れたランナーの一人だ。ランナーたちは加速しながらゆっくり胴体を上げていき、一〇～一五歩目には八人全員が完全に直立して横一列に並ぶ。だが、みなが加速し続ける中、先頭に立つのはボルトだ。この時点で、スプリンターたちは完璧なフォームを維持するため、それぞれの足の母趾球《ぼしきゅう》（足裏の親指の付け根にあるふくらみ）のすぐ後ろが腰のやや前の位置で地面に触れるように着地し、その膝をできるだけ素早く上げてから、再び足とすねを地面に叩きつけるようにして加速する。エンジンの役目を果たしているのは主に脚だが、腕も胴体と平行にポンプのように動く。その胴体は肩を下げ、不必要な回転を避けるために、できるだけリラックスした状態を保っている。五〇メートル地点で選手たちは時速四一キロほどの最高速度に達するが、リードしているのは明らかにボルトだ。ここで初めてスプリンターたちは最初の一息をつく。念頭にあるのはただ一つ。減速せずにコースにとどまることだ。

七〇メートル地点で、ボルトは他のスプリンターに数歩先んじている。彼にとって、もはやレースの勝敗は、自分との闘いだ。目には見えないものの、ボルトを含めた全員のペースがやや落ちているが、選手たちには、減速ペースを最小限にとどめた者が勝利するとわかっている。彼らはここで全力を振り絞り、膝を上げることと、リラックスした姿勢を保つことに集中しなければならない。ボルトは評判にたがわず突進し、フィニッシュラインを踏むと同時に、やや胴体を前方に傾ける。スターターピストルが鳴ってから九・六三秒後。オリンピック新記録だ！　観客の歓声の中、ボルトはジャマイカ国旗を肩にかけ、「ライトニング・ボルト・ポーズ」をとって勝利を祝う。

ボルトは二〇一七年に、数々の世界記録達成や複数のオリンピック金メダル獲得という華々しい記録を残して引退したが、なぜ彼には他のスプリンターと一線を画す活躍ができたのだろう？　スピードはストライド（足が着地してから次に同じ足が着地するまでのサイクル）の長さとストライドレート（一分間あたりの歩数、ピッチ）の積で求められるため、ストライドを長くするか、ピッチを増やすか、あるいはその二つを組み合わせれば、より速く走ることができる。[4]ボルトは脚が長い。そして脚を動かす速度も、脚のより短いスプリンターと同じくらい速かったため、ライバルより速く走ることができたのだ。[5]典型的な一〇〇メートル走をボルトは四〇歩で走ったが、ライバルたちはそれに四五歩を要した。とはいえ、ボルトがそれだけのスピードで脚を動かすには、驚異的な力が必要だった。長いバットを振るときに、より大きな力が必要となるように、長い脚を加速させるのにも、より大きな力が必要になる。総合的に見て、長い脚と大きな力を生み出す能力が組み合わさったことにより、ボルトは空中を飛ぶ時間が長かったのだ。彼の史上最速のラン（二〇〇九年ベルリン）は平均時速三七キロで、一時的な最高時速は四五キロに達していた。

私はときおりトラックを走りながら、スピードを上げようと努めることがある。だがそうしても他のランナーたちは、息を弾ませる私を想像を絶する速さで、いとも簡単に追い抜いていく。しかも彼らはアマチュアのランナーだ。ボルトのようなランナーに抜かれるときは、どんな感じがするのだろう。それでも、ボルトのようなエリート・スプリンターがどれほど速いとしても、普通の四本脚の動物と比べたら見劣りする。野生動物の走行速度を正確に測定することは難しく、測定した最高速度が本当に彼らのトップスピードなのかどうかを知るのも不可能だが、あえてウサイン・ボルトの世界記録である時速三七・五キロを、様々な四

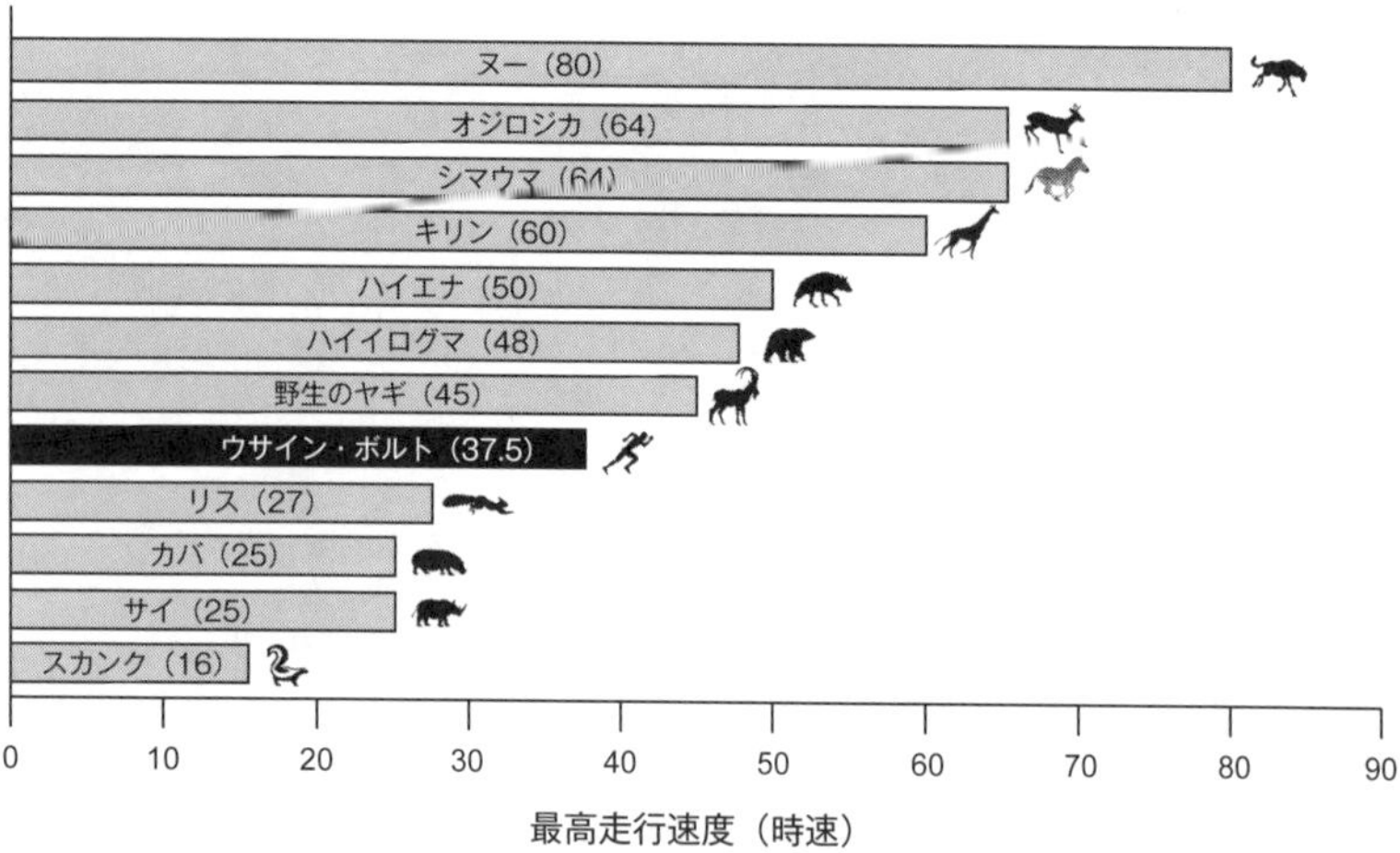

図9　ウサイン・ボルトの最高スプリント速度と、さまざまな哺乳類の最高走行速度（推定）との比較。多くの動物については最高走行速度の測定や検証が困難なため、これらの数値のいくつかは割り引いて見る必要があることに留意されたい。また、そこそこ健康な人間の大部分は時速24キロ以上では走れない（ほぼカバの走行速度に近い）ことも思い出されたい。（動物のデータは主に以下より。Garland,T., Jr. [1983], The relation between maximal running speed and body mass in terrestrial mammals, *Journal of Zoology* 199:157–70）

足歩行の哺乳類の推定最高速度と比較して示したのが図9である。[6] グッドニュースは、ボルトはスカンク、サイ、カバ、そして我が家の庭を訪れるハイイロリスのような大部分の小型齧歯《げっし》動物より速く走れることだ。だが、バッドニュースは、勝てる相手がそれぐらいしかいないことである。ボルトは、シマウマ、キリン、ヌー、オジロジカ、果ては野性のヤギまでを含め、大部分の四足動物には勝ち目がない。肉食動物について言えば、ハイイログマやハイエナのような足の遅い捕食動物でも、トラック上でボルトを抜くのは朝飯前だろう。朝飯にしてしまえることについては言うまでもない。

短距離走にまつわる問題の一つは、すぐにガス欠をきたしてしまうことだ。どんな動物でも長時間にわたってトップスピードを維持することはできず、それは人間でも同じだ。ボルトのようなエリート・スプリンターは、最高速度を二〇秒ほど維持できるが、そのあとは大幅に速度が落ちる。一〇〇〇メートル走の最速タイム（現在のところ二分一一秒）は時速二七・三キロで達成されたが、そのスピードは一〇〇メートル走の最速タイムに比べると四分の三以下の遅さだ。そして五〇〇〇メートル走の世界最速タイム（一二分三七秒三五）は時速二三・七キロで達成されたもので、スピードはさらに遅い。野生のチーターも最長で三〇秒ほど走ってから減速する。[7] ただし、多くの哺乳類は人間に比べてはるかに速く走ることができるため、人間を追いかけたり、人間から逃げたりするには、より長く維持することができる最大以下のスピードで十分だ。

疾走する人間は曲がるのも下手だ。現実の世界では、動物がスタートラインに一直線に並び、平坦な地面をできるだけ速く、できるだけまっすぐにフィニッシュラインまで疾走するようなことは決してない。実際にはジグザグに走るが、そうすると速度は落ちる。チーターがガゼルを追いかけるところを見ると、ガゼル（最高速度は時速約八〇キロで、チーターの最高速度である時速一一〇キロより恐ろしく遅い）は命を狙う追跡者のスピードを遅らせるために、命がけで予測不能な急旋回をする。[8]

この戦略はしばしばうまくいくとはいえ、もしあなたがチーターに追いかけられたとしたら、ジグザグ走行はやめたほうがいい。パンプローナのベテランたちが言うように、コースの最も危険な箇所は、コーナーを曲がるときだからだ。二本脚の人間は、コーナーでは、四本脚の牛に比べてさらに遅く不安定になるのである。[9]

こうしたわけで、世界最速の人間も大部分の動物にはかなわないわけだ。さらにここでは、トラック上の規定距離をできるだけ速く走ることだけを目的としてコーチらの支援のもとに何年もトレーニングを積んできた世界最速の人間を、トレーニングを積んでいない平均的な哺乳類と比較している点についても考慮されたい。人間のエリートランナーは一時的に時速三二キロ以上のスピードを出すこともあるとはいえ、ふつうの健康な人間が、人類進化の大部分における最大スプリント速度として妥当な推定値である時速二四キロを超えることは、めったにない。世界有数のスプリンターでもない限り、リスを追い越すこともできないのだ。なぜ人間は他の動物に比べてこれほど遅いのだろうか？

二本脚の問題

いくつかの宗教の教えのように、もし人間が神に似せて作られたのだとすれば、神は走るのが遅いのだろう。だが人間の足の遅さの進化論的な説明としては、約七〇〇万年前に私たちの祖先が常習的に直立する習慣を身につけたことにその原因がある。二足歩行には利点もあるが、欠点もあるのだ。二足歩行になったがために、私たちは樹上でのふるまいが不器用になり、つまずいたり転んだりしやすくなり、腰痛も抱えやすくなった。それに加えて、致命的に足が遅くなってしまったのである。

人間が二足歩行の結果として、いかにのろまになってしまったかを理解するには、歩いたり走ったりするとき、脚は地面に対してパワーを生み出さなければならないことについて考えてみるといい。脚で地面を押すパワーが強ければ強いほど、走る速度は速くなる。そして、まさにこの点に、直立歩行の人間が他の動物より遅い理由があるのだ。イヌやチンパンジーには、地面を押してパワーを発生させる脚が四本あるが（パワーとは一秒間当たりに筋肉がどのくらい仕事をするかということ）、人間には二本しかない。実際、人間が走る際には、体を持ち上げて前進させる脚が、どの瞬間においても一本しか地面に接地していないのだ。パワーの弱さは、スピードの遅さにつながる。私の四気筒エンジン車が、V型八気筒エンジンを備えたフェラーリの半分の速度しか出せないように、二本脚の人間は同じサイズの四本脚の動物の半分の速度でしか走れない。グレイハウンドが走る速さは、エリート・スプリンターのおよそ二倍だ。

　ここで読者の方は、時速七五キロもの速度が出せるダチョウのことを思い浮かべたかもしれない。もしそうだとしたら、二本脚がスピードを妨げる決定的な要因ではないことにも気が付いただろう。[10]とはいえ残念なことに、私たち人間は四本脚を手放して以来、飛べない鳥を高速で走らせるような適応形質を進化させてこなかった。人間が霊長類の祖先から受け継いだ、速さの障害となる形質には、大きくて扱いにくい足と脚が含まれる。図10で、あなたの足を、ウマやイヌ、ダチョウの後肢と比べてみてみよう。人間の不格好な足は地面に水平に接地するようにできているため、くるぶしは地面からわずか数センチ上の位置に来る。一方、イヌやダチョウはつま先で走り、長い脚は大きく三つの部分に分かれる。霊長類の大きな足は、木の枝を摑んだり、木に登ったりするには適しているが、その太くて短い脚は、歩幅が狭いためにスピードが出ない。また、他の動物に比べてずんぐりした霊長類の脚は、上から下まで同じように太く、足首も太ければ、足のサイズも大きい。イヌやウマ、ダチョウなどの後肢は先細りになっていて、足も小さいため、脚の重心が腰に近く、脚を振りやすくなっている。最後に、霊長類の足には、自然のスパイクとなる爪や、自然の靴となる蹄《ひづめ》がない。

直立姿勢には、もう一つ不利な点がある。走る際に、歩幅を伸ばすバネとして背骨を使うことができないのだ。グレイハウンドやチーターの疾走をスローモーションで見てみよう。後肢で着地するとき、その足先は肩の下の位置で接地し、長くて柔軟な背骨が強靭な弓のように曲がって弾性エネルギーを蓄える。次の瞬間に後肢が地面を蹴ると、背骨の湾曲が急激に戻って弾性エネルギーを放出し、体が空中に跳ね上がって、歩幅を増大させる。[11] 一方、私たちの短くて小さい直立した背骨は、速く走るにはまったく役に立ってくれない。むしろ、生まれつき傾きやすい上半身を安定させながら、足が地面に着地するたびに足から頭まで伝わる衝撃波を和らげるのに必死になっている。[12]

要するに、七〇〇万年前に人類の祖先が二足歩行に移行した運命のとき以来、人間はずっとのろまな動物として過ごしてきたのだ。もし私が当時のアフリカにいた腹ペコのサーベルタイガーだったら、レイヨウや他の俊足の四つ脚の獲物よりずっと簡単に追いつける初期の人類は、さぞかしありがたい獲物だっただろう。とはいえ、たとえ私たちの古代の祖先が簡単に手に入る獲物だったとしても、彼らは命がけで全力疾走することもあったに違いない。何といっても、

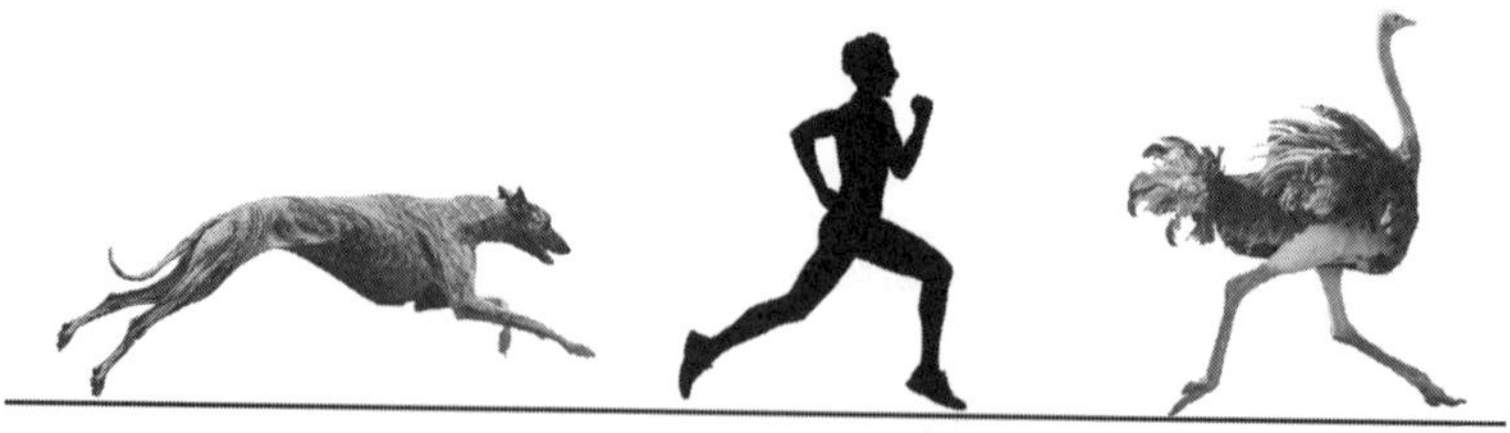

図10　走行中のイヌ、人間、ダチョウの側面図。人間の脚は太く、あまり先細りしておらず、おもに二つの部分からなり、足は大きくて不恰好であることに注目されたい。

サーベルタイガーの餌食にならないためには、隣の人よりほんの少し速く走ればよかったのだから。それは、私の二倍以上の速さで走ることができるウサイン・ボルトにとっては、何の雑作もないことだ。だが、大部分の長距離ランナーと同じく、おそらく私はボルトよりもはるかに遠くまで走ることができるだろう。私の持久力は、どの程度までスピードを犠牲にして得られたものなのだろうか？

速く走るか、遠くまで走るか

私の友人であり同僚でもあるジェニー・ホフマン教授は、とんでもない長距離を走るのが好きだ。あるときは、二二八・五キロを二四時間かけて走ったという。私には、そんなことをするくらいなら足の爪を一枚ずつ剝がされたほうがマシのように思えるが、彼女によると、ゆっくりとしたペースで、定期的にジンジャースナップを補給しながら走れば、それは実行不可能なことではなく、しかも楽しい活動なのだそうだ（ただし、ジンジャースナップを楽しむには二四時間ノンストップで走り続ける必要はないことを付け加えておく）。このレースにおいて彼女が一キロあたり六・二五分というゆっくりしたスピードで走るには、エリート・スプリンターの圧倒的な速さの四分の一に抑えることが必要だった。実際、もし彼女がハイエナから逃げるために全力疾走するとしたら、一分もたたないうちに息が上がってしまい、立ち止まるか、スピードを落とさざるを得なくなるだろう。もしウサイン・ボルトも追われたとしたら、ジェニーを簡単に追い抜くことはできるだろうが、彼もまたすぐにガス欠になるはずだ。ジェニーとボルトの違いと共通点は、二つの重要な問題を浮かび上がらせる。すなわち、短距離において最大スピードを抑制するものは何なのか、そして、なぜ人間は、高速で走ることと長距離を走ることを両立できないのか、という問題だ。

ごく短距離のスプリントの場合、スピードは主に筋力とスキルからもたらされる。スプリンターの脚は、地面を強く素早く叩くハンマーのように働く。そしてニュートンが示したように、あらゆる作用には反対方向から等しい力《フォース》が加わるため、脚が地面を下方および後方に蹴る力が強ければ強いほど、地面が体を上方および前方に押す力も強くなる。このため、一〇〇メートル走や二〇〇メートル走の最高速度は、足が地面につく一瞬の間（エリート・スプリンターの場合は〇・一秒ほど）に、どれほど効率よく脚の筋肉で力を生み出せるかに大きくかかっている。[13] ウサインがジェニーより短距離を速く走れる第一の理由は、地面をより強く蹴ることができるからだ。

半面、長距離の場合は、ウサインもジェニーもペースを落とさないとガス欠になってしまう。なぜならあらゆる生物は、燃料を素早く利用可能なエネルギーに変換するのに苦労するからだ。そのため体は、よく車の内燃機関に例えられる。車のエンジンがガソリンを燃やすように、体も食べ物を燃やす。そしてスピードを出しすぎると、高速で走りすぎた車と同じように、体も燃料切れを起こすのだ。だが、この例えには問題がある。体は実際には、ガソリン車よりも電池式電気自動車に似ているのだ。しかも、巨大な一個のバッテリーにときおり充電するのではなく、私たちの細胞は、常に充電が必要な何百万もの小さな有機バッテリーを使っている。

地球上のあらゆる生命体の体内に広く分布し、体を動かしているこの極小電池は、ＡＴＰ（アデノシン三リン酸）と呼ばれる。その名の通り、ＡＴＰは一個の小さな分子（アデノシン）に三個のリン酸基分子（リン原子が酸素原子に囲まれたもの）が結合してできたものだ。この三個のリン酸基は、一個ずつ重なるように鎖状に結合していて、個々のリン酸基を結ぶ化学結合にエネルギーを蓄えている。三個のリン酸基分子の端の一個が加水分解されると、それを二番目のリン酸基に結び付けていた微量のエネルギーが一個の水素イオン（H^+）とともに放出され、そのあとにＡＤＰ（アデノシン二リ

独ソ戦』などで知られる現代史家の大木毅氏。
むべき名作ノンフィクションをラインナップしていきます。

こ見直すとともに、
-の解説を収録。
継いでいただける決定版としてお届けします。

ンナップ

ンー

援護なし、敵対空砲多数、邀撃必至。それでも若者たちは、B―24爆撃機とともに決死行に赴く。『バンド・オブ・ブラザーズ』著者による全米百万部のベストセラー

・アンブローズ

（元防衛大学校教授）

バルジ大作戦

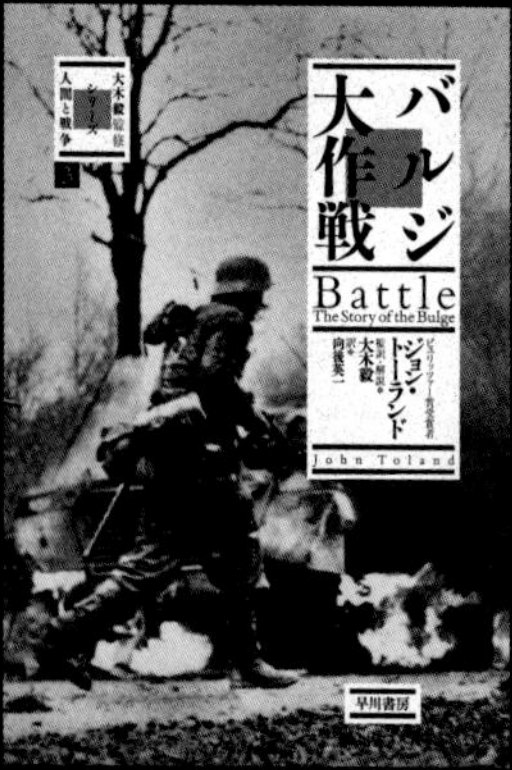

ヒトラー最後の賭け、バルジ大作戦。奇襲は奏功し、連合軍戦線に危険な突出部（バルジ）が広がるが――ピュリッツァー賞作家が千人以上の関係者に取材した大著

10月

ジョン・トーランド
向後英一訳
監訳・解説：大木毅

すべて
四六判上製

推薦の辞

平和を求めるということは、避けるべき戦争の重層的な
実態をより深く知ることに他ならない。
その道標として最良のシリーズと言える。

戸髙一成
呉市海事歴史科学館
（大和ミュージアム）館長

戦争の本質を「物語り」によって究めることは、国家、社会、
人間の「生き方」を問うことである。
本シリーズの刊行で、日本人の
危機意識が目覚めることを期待する。

野中郁次郎
経営学者、一橋大学名誉教授
『失敗の本質』共著者

歴史の底流を読む、
いま「原典」がよみがえる時だ。

保阪正康

ン酸）が残る。この放出されたエネルギーは、神経細胞の発火、タンパク質の生成、筋肉の収縮などをはじめ、体中の細胞が行なうほぼすべての作業に使われる。そして重要なのが、ＡＴＰは充電可能であるという事実だ。細胞は、糖分子と脂肪分子中の化学結合を分解することにより、失ったリン酸基を加えてＡＤＰをＡＴＰに修復するエネルギーを得る。[14] だが問題は、ハイエナにしろ人間にしろ、速く走れば走るほど、体はこのＡＴＰの充電に苦労するため、しばらくするとスピードが落ちてしまうことだ。

この魅力的ではあるがスピードを抑制する、進化ならではのシステムを理解するために、ウサイン・ボルトと私がケニアで同時にハイエナから逃げているところを想像してみよう。ボルトは最初こそ私よりはるかに速いスピードで疾走するが、三〇秒ほどすると、やはり息切れしてしまう。なぜかというと、私たちは二人とも、即時、短期、長期という異なるタイムスケールで次々に働く三つのプロセス（図11の模式図参照）を使って同じようにＡＴＰを充電しており、このプロセスが、スピードとスタミナの間で妥協をはかるからだ。

最初のプロセス（ホスファゲン機構と呼ばれる）は、最も早くエネルギーを供給するが、一瞬しかもたない。ボルトと私が走り出すとき、筋肉細胞に蓄えられているＡＴＰは、数歩歩くにもやっとの量だ。ＡＴＰをこれほど微量しか蓄えないのは得策ではないように思えるだろうが、一個しか電荷を蓄えられないこれらの有機電池は、極小ではあるとはいえ、大量に製造・保存するには、細胞にとってかさばりすぎ、重すぎるのだ。人は一時間の歩行で一三・六キロを超えるＡＴＰを使い、ふだんの一日には全体重を超えるＡＴＰが必要になる。これほどの量のＡＴＰを持ち歩くのは明らかに不可能である。[15] そのため人間の体には、全体で一〇〇グラム程度のＡＴＰしか常時蓄えられていない。[16] 幸いなことに、最初の数歩で脚の筋肉のわずかなＡＴＰを使い果たしてしまう前に、リン酸と結合してエ

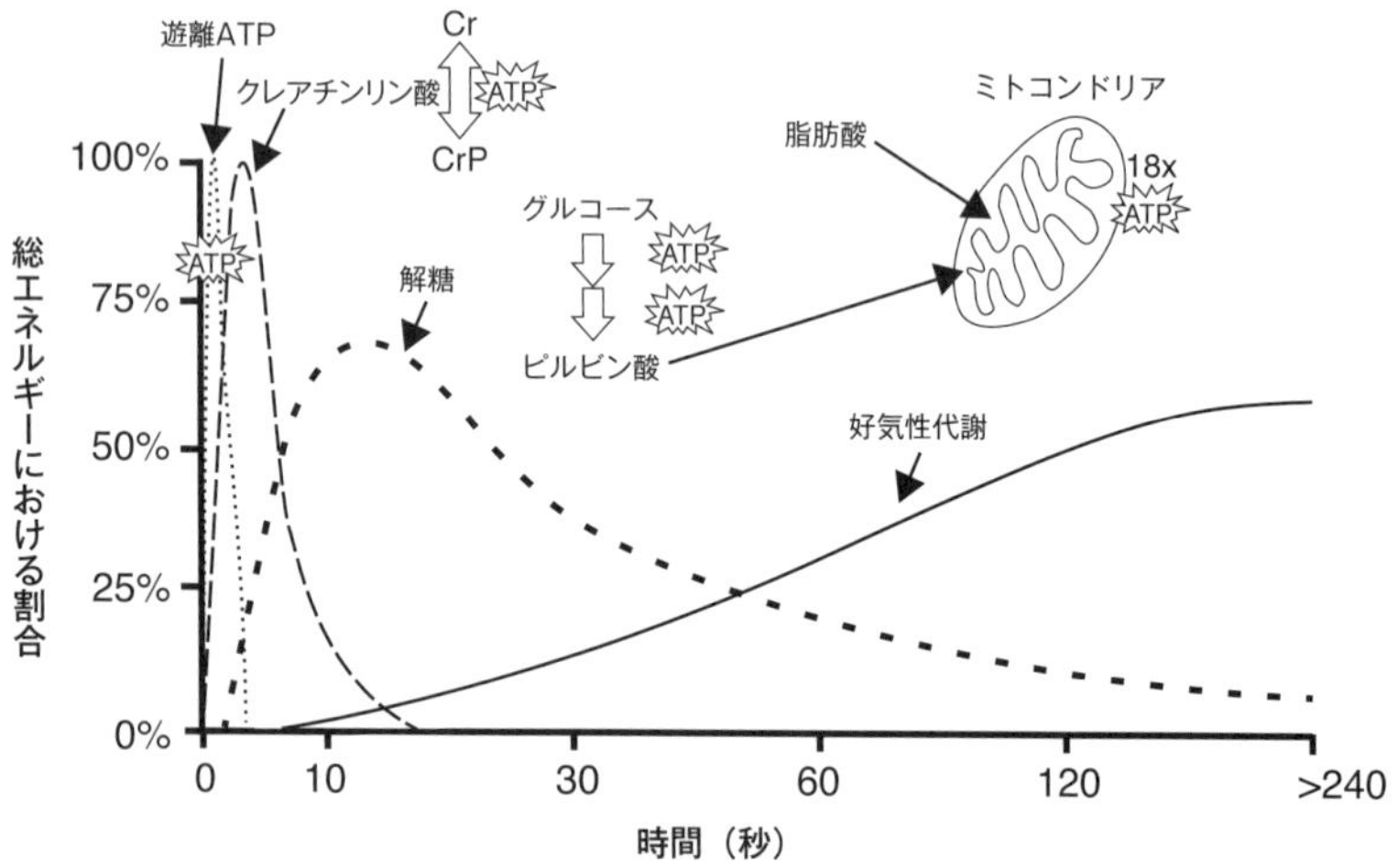

図11　時間の経過にともなって変わる、筋肉がATPを補充するプロセス。最初は、蓄えられたATPとクレアチンリン酸（CrP）からほぼ瞬時にエネルギーが供給される。その後、エネルギーは解糖系から比較的迅速に供給され、最終的には、好気性代謝からゆっくりと供給される。好気性代謝は、ピルビン酸（解糖系の最終産物）または脂肪酸からエネルギーが放出されることにより、ミトコンドリア内で生じる。

ネルギーを貯蔵するクレアチンリン酸という、もう一つのＡＴＰに似た分子が迅速に使われる。[17]だが残念ながら、このクレアチンリン酸の貯蔵量にも限界があり、一〇秒の疾走で六〇％減り、三〇秒走ると枯渇してしまう。[18]それでも、クレアチンリン酸による短時間の貴重な燃料噴射は、第二のエネルギー補充プロセスを作動する時間を筋肉に提供してくれる。この第二のプロセスとは、糖の分解だ。

糖は甘さの代名詞になっているが、そのそもそもの役割は「解糖」（英語名は〝glycolysis〟で、「糖」を意味する〝glyco〟と「分解」を意味する〝lysis〟からなる造語）と呼ばれるプロセスを通してＡＴＰを補充するための燃料になることだ。解糖プロセスでは、酵素が糖分子を素早く半分に切断し、その結合からエネルギーを解放してＡＴＰを二分子補充する。[19]糖からＡＴＰを補充する際に酸素は必要なく、供給速度は、三〇秒の疾走中にエネルギーのほぼ半分を補充できるほど素早い[20]。実のところ、健康な人は、二四キロ近くを十分に走れるだけの糖を蓄えることができる。だが、このプロセスには間接的な難点がある。解糖中に、糖分子の使われなかった半分（ピルビン酸と呼ばれる分子）が、細胞による処理を上回る速度で蓄積されてしまうのだ。ピルビン酸が処理不能なレベルに蓄積すると、ピルビン酸は酵素によって乳酸と呼ばれる分子に変えられ、その過程で水素イオンが発生する。乳酸自体は無害で、最終的にＡＴＰの補充に使われるのだが、水素イオンは筋肉細胞を次第に酸性に変えるため、疲労や痛み、機能低下が生じる[21]。その結果、スプリンターは三〇秒ほどで脚が焼けるような感覚に襲われることになる。その後、酸は長い時間をかけてゆっくりと中和され、余剰な乳酸は、第三かつ最後のプロセスである長期的な好気性の（有酸素性の）エネルギー代謝プロセスに送り込まれる。

酸素は生きるために欠かせないものだが、遠くまで走りたい場合にはとりわけ必要になる。実際、酸素を使って糖分子一個を燃焼させると、解糖に比べて一八倍ものＡＴＰを得ることができる。しかしここでもトレードオフが生じる。好気性代謝がもたらすエネルギーは解糖に比べて圧倒的に多いが、様々な工程を経なければならず、酵素も大量に必要とするため、エネルギーの提供速度が大幅に遅くなるのだ[22]。これらの工程は、細胞内にあるミトコンドリアという特殊な構造体の中で生じる。ミトコンドリアは、糖から生じるピルビン酸だけでなく、脂肪も、そして緊急時にはタンパク質も燃焼させることができる。だが、糖と脂肪の燃焼速度はそれぞれ異なる。私の体には二〇〇〇キロを楽に走れるほどの脂肪が蓄えられているが、脂肪の分解と燃焼は、糖に比べて多くの工程を必要とするため時間がかかる。安静時、体はエネルギーの約七〇％を、ゆっくりと脂肪を燃焼させることで得ているが、速く走れば走るほど糖の燃焼が必要になる。最大酸素摂取量に達したときに燃やされるのは糖だけだ。

このことから、長距離においてある人が他の人より速く走れる理由がわかる。もし私がボルトとレースをしたら、地面を文字通り強く叩くことができるボルトはものすごい速さで私を置き去りにするだろうが、距離が長くなればなるほど、私の方が有利になる確率が高まってゆく。なぜなら、どんな人でも運動を開始すると好気性エネルギー代謝が活性化されるが、この方法で得られるエネルギーの最大値は、人によって大きく異なるからだ。この重要な限界値は最大酸素摂取量（VO_2 max）と呼ばれ、その概要を示したのが図12である。最大酸素摂取量の計測は一見ぞっとする方法で行なわれる。通常の場合、酸素消費量を測定する機械（第二章で説明したもの）に接続されたマスクを装着して、トレッドミルの上を走ることになるのだ。マシンが速くなるにつれて、酸素の消費量もどんどん増えてゆき、やがて酸素の消費能力がそれ以上増えなくなると息が上がる。この限界（最大酸素摂取量）の時点で、筋肉に追加の燃料を供給するには解糖が必要になる。この範囲を超えるスピードは、筋肉が酸性に傾くので維

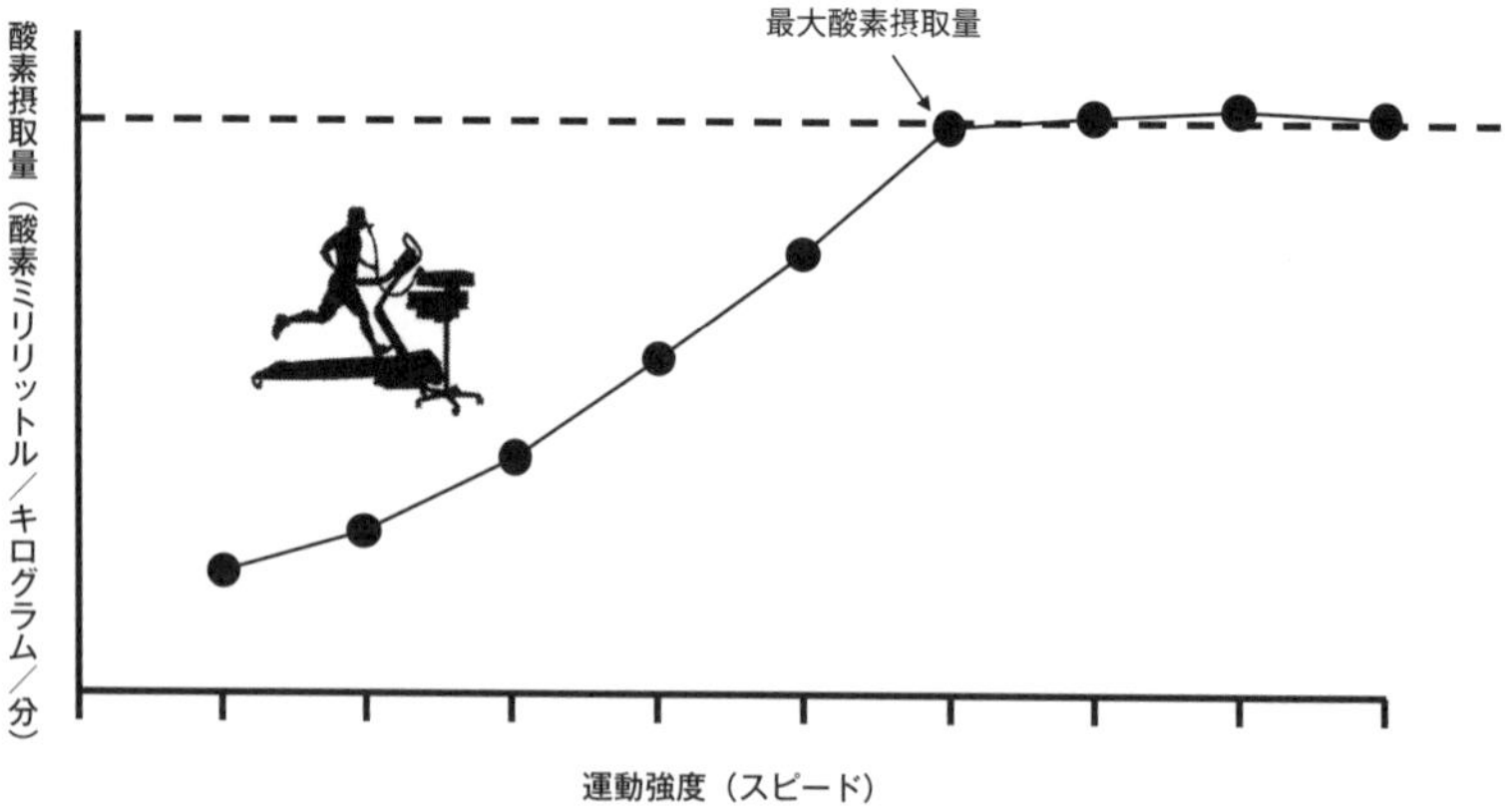

図12　最大酸素摂取量（VO_2 max）の測定方法。スピードを上げていくと、最終的に酸素摂取量の最大値に達し、それが自分の最大酸素摂取量となる。

持できない。幸いなことに、短時間に最大強度を必要とする三〇秒間のダッシュのような場合、最大酸素摂取量がスピードに影響することはほとんどない。だが、距離が長くなればなるほど、最大酸素摂取量が重要になってくる。一〇〇メートル走では、有酸素呼吸を通して得るエネルギーは一〇％だけだが、その割合は四〇〇メートル走では三〇％、八〇〇メートル走では六〇％、一六〇〇メートル走では八〇％に達する。[23]長く走れば走るほど、最大速度は高い最大酸素摂取量の恩恵を受けるようになる（これから見てゆくように、この値はトレーニングによって向上させることができる[24]）。

ここまできてようやく、ボルトにしても私にしても、さらにはあのハイエナにしても、速く走るか、遠くまで走るかに応じて、エネルギーのトレードオフを行なわなければならない理由がわかったわけだ。

ボルトは、ダッシュ時にこそ私を埃の中に置き去りにするが、二人ともわずかなATPとクレアチンリン酸をすぐに燃やし切って、解糖率を最大レベルにまで上昇させる。そして最大酸素摂取量を超えて疾走しているので、分子バッテリーを充電し、筋肉から酸を取り除くため、約三〇秒後に脚を止めてあえがなければならない。[25]考えたくもないことだが、万が一、体が回復する前にハイエナが追いかけてきたりしたら、好気性エネルギー代謝に頼らなければならないことになるので、走る速度はさらに落ちる。そのため、ハイエナの追跡が長引けば長引くほど、ボルトより持久力のある私のほうが有利になる可能性があるのだ。

だがボルトにとって幸運なことに、そうした事態にはならないだろう。三〇秒後、息を整えるために脚を止めて振り向くと、ハイエナが私を朝飯に食べている姿が目に入るからだ。ここに、覚えておくといい重要な教訓がある。すなわち、ハイエナを追い越すのは人類最速のランナーでもまず無理だとしても、生き延びるには一番遅い人間にならなければいいのだ。

赤い肉と白い肉。どちらの遺伝子が欲しい？

私のように痩せっぽちな人でも、筋肉は体重の三分の一強を占め、一日の摂取カロリーの約五分の一を消費している。体を支え、体温を保ち、動けるようにしてくれる筋肉には、それだけのカロリーに見合う価値があると言えるだろう。だが、その働きや見た目についてよく考えてみたことがある人は、ほとんどいないのではないだろうか。外科医や肉屋、解剖学者でもない限り、あなたが目にする筋肉のほとんどは、調理されて皿に盛られたものだろう。面白いことに、魚、鶏、牛の肉の味はみな違うにもかかわらず、それぞれの動物の筋肉の基本構造を顕微鏡で見比べてみたときに、違いがすぐにわかる人はあまりいない。その理由は、六億年以上前に、収縮することで力を発揮するように進化した筋肉の基本的な構造と機能が、それ以来あまり変わっていないからだ[26]。だがそれなら、なぜボルトの筋肉は（体が大きいということは別にして）彼を速く走らせ、私の筋肉は私を遠くまで走らせることができるのだろうか？

この疑問を解決するために、筋肉を顕微鏡で覗いてみよう。図13に示すように、筋肉は、筋線維と呼ばれる細長い細胞の束だ。それぞれの筋線維はまた、筋原線維と呼ばれる数千本の糸からなり、この糸には結束帯が連なるような縞模様の部分がある。これはサルコメア（ギリシャ語で「肉の成分」の意）と呼ばれる構造だ。

サルコメアは、細いフィラメントと太いフィラメントという二つの重要なタンパク質で構成されており、これらが両手の指を絡め合うように互いをすり合わせることで、引っ張る力を生み出している。この収縮作用は、神経が筋肉に電気信号を送ると、ちょうど綱引きのチームがロープを引っ張るよう

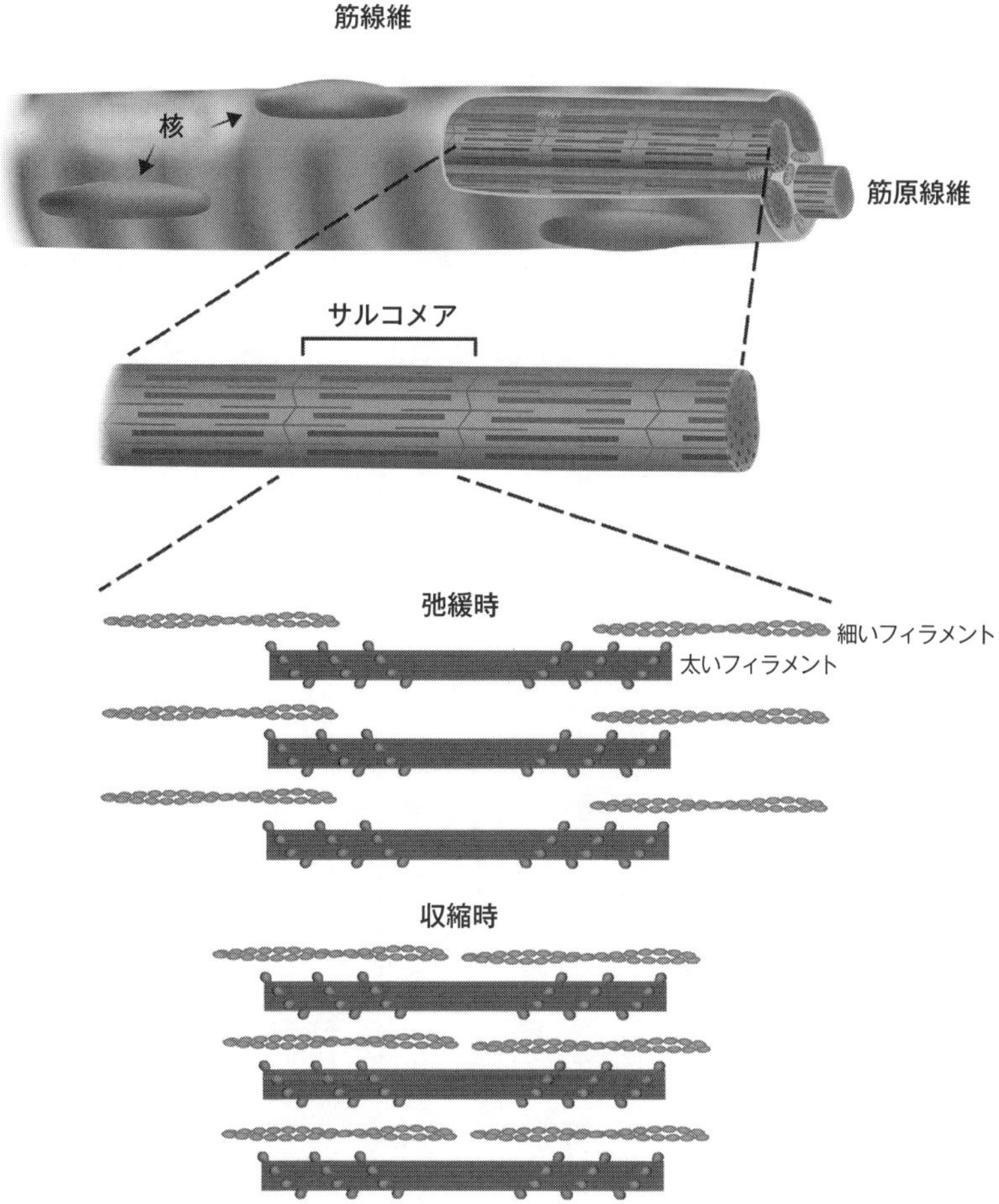

図13　筋肉の構造。細いフィラメントと太いフィラメントが引っ張り合うと、サルコメアが収縮し、筋原線維、筋線維、ひいては筋肉全体が短くなる。（線維の画像はAlila Medical Images/Alamy Stock Photo を元に作成 ）

に、太いフィラメント上の小さな突起が細いフィラメントを引っ張ることにより生じる。突起がラチェット機構（歯止めの作用により動作が一方向に生じる）のように働き、ATP分子を一個使って、極小の引っ張り力を生じさせる。体中の筋肉には何十億個もの突起があり、それらが何度もラチェット動作を繰り返すため、小さな力はあっという間に積み重なって大きくなる。[27]

筋肉の細胞はどれも似たような働きをするが、骨を動かす骨格筋の線維にはいくつかの種類がある。その一つは、急速な収縮や強力な収縮はしないが、有酸素的にエネルギーを使い、簡単には疲れない遅筋だ。I型と呼ばれるこれらの線維は、その赤みがかった色から一般に赤筋と呼ばれている。[28]その反対は速筋（II型）で、白筋とピンク筋の二種類がある。白筋（IIX型）は、糖を燃焼させ、強力かつ急速に力を生み出すが、すぐに疲れてしまう。ピンク筋（IIA型）は、やや強い力を有酸素的に生み出すもので、疲労度も中程度だ。まとめると、赤筋はウォーキングやジョギングで長距離を走るような低強度の持続的な運動に、ピンク筋は一マイル（一・六キロ）のレースのような中強度の運動に、そして白筋は一〇〇メートル走のような短時間に最大の瞬発力を必要とする運動に適している。

他のどの動物もそうであるように、あなたの筋肉には赤、ピンク、白の筋線維が混在しており、その割合は筋肉ごとに異なっている。それらの違いについては、調理した鶏肉を見るとわかりやすい。鶏の脚や腿には赤い遅筋線維が多く含まれていて、一日中反り返って歩き回れるようになっている。一方、鶏の胸肉の大部分は白の速筋線維で、羽ばたきのように、大きな力を短時間発揮することができる。ありがたいことに、筋肉の種類を見るために人々を切り刻んで茹でる必要はないが、人間の筋線維の種類を研究するには、生きた針差しになってもらい、筋肉の生検を行なうことが必要だ。この方法は注射を刺すのに似ているが、中空の針は通常より太い。そして何かを注入する代わりに、針で筋肉の小さな塊を吸い上げることになる。痛みも少しある。それでも筋肉の生検は、体の中にある筋肉の驚くべきバリエーションを明らかにしてくれる。体の大部分の筋肉には、遅筋と速筋の線維がほぼ半々ずつ混ざっているが、三頭筋のように主にパワーを生み出すために使われる筋肉は約七〇％が速筋線維からなり、ふくらはぎの深層筋（ヒラメ筋）のように主にウォーキングなどのパワーをあまり使わない活動に使われる筋肉では、約八五％が遅筋線維に占められている。[29]

筋線維タイプの組成も人によって異なる。そこで再び、なぜボルトは私よりこれほど速く走れるのか、という問題に戻ろう。一九七六年、四〇人の被験者を使って、ふくらはぎ外側の筋肉（腓腹筋《ひふくきん》）の生検を行なうという、先駆的で少々痛みを伴う研究が実施された。その結果、一般の非スポーツ選手には速筋と遅筋の線維の割合がほぼ同じである傾向があり、エリート・スプリンターでは速筋線維が約七三％を占め、プロの長距離ランナーでは遅筋線維が平均七〇％を占めることが判明した。[30] 以来、様々な筋肉について数千件の生検が行なわれ、これらの結果が裏付けられた。総合的に見ると、大部分の人では速筋線維より遅筋線維のほうがやや多いが、ウサイン・ボルトのようにスピードとパワーを要するスポーツを得意とする選手では速筋線維が圧倒的に多く、伝説的なマラソン選手のフランク・ショーターのように持久力のあるスポーツを得意とする選手では遅筋線維が優位を占める。[31] スプリンターはまた、速筋線維が多いことに加えて、長距離走者より大きな筋肉を持っている。[32]

こうした差異はまた、スピードあるいは持久力に特化した種の脚の筋肉にも見られる。グレイハウンドやチーターのような俊足の動物は、速筋線維が大部分を占める非常に筋肉質の脚を持っているが、フォックス・テリアやスカンクのような持久力が進化した動物では、遅筋線維が優勢で足はさほど速くない。[33] つまり、ウサイン・ボルトのように圧倒的に速筋線維が多い人は、俊足であっても持久力がない可能性があり、フランク・ショーターのように遅筋線維が多い人は、優れたマラソン選手にはなれても、一〇〇メートル走で勝てる可能性は低いのだ。そして大多数の人は、短距離走と長距離走のいずれについても、平凡な能力を持つ可能性が高い。私のスプリント能力が低い理由は、両親から受け継いだ遺伝子のせいで、ウサギではなくカメになってしまったことにあるのかもしれない。

生まれか育ちか

いや、ほんとうにそうだろうか？　「生まれか育ちか」の問題にまつわる多くの単純すぎる考えと同様に、この件についても、詳細に見てゆくと、結論を出す前に留意すべき点があることがわかる。私たちの体に関するあらゆることは、両親から受け継いだ約二万五〇〇〇個の遺伝子と、子宮から始まり現在に至る生活環境との間に生じた無数の相互作用の産物だ。形質がただ単純に遺伝子に由来していることはほとんどなく、スピードと持久力の関係についても、遺伝子と環境因子、およびそれらの相互作用の複雑な絡み合いを解くのは難しい。

生物学者が、走るスピードのような形質の遺伝性を調べようとするとき、最良のデータをもたらしてくれるのは双子たちだ。こうした研究で最も一般的なのは、一〇〇％の遺伝子を共有する一卵性双生児と、五〇％しか共有しない二卵性双生児の一〇〇メートル走のタイムなどを比較するというものである。たとえば、一卵性双生児間の一〇〇メートル走のタイムが、二卵性双生児間の一〇〇メートル走のタイムより似通っていたら、遺伝子がスピードに強く影響していることになるが、そうでない場合は、環境要因のほうが大きく影響している可能性が高いわけだ。こうした一卵性双生児と二卵性双生児の差は、遺伝率の推定値を提供してくれる。誤差がつきものではあるものの（運動能力を単一の正確な数値で表すことなど、土台無理なのだ）、このような研究は数多く行なわれており、人々の運動能力の約半分は遺伝子に影響を受けていることが判明している。[34] とはいえ、運動能力の遺伝率の推定値は研究ごとに大きく異なり、その値は大幅に割り引いて見ることが必要だ。スピードの遺伝率推定値は三〇～九〇％、有酸素能力の遺伝率推定値は四〇～七〇％である。[35] 遺伝率の推定値には二倍から三倍もの差があるわけで、現実世界の厄介な複雑さは、個々の研究では把握しきれないことを教えてくれる貴重な証拠となっている。どんな人でも、特定の運動技能に秀でるための解剖学的、生理学的、行動学的特性を受け継いでいることは確かだが、これらの技能の発達については、その人が成長し暮らす環境も、少なくとも同じくらい強く、かつ様々なレベルで影響を与えている。ボルトのような偉大なアスリートは、生まれと育ちの双方を兼ね備えた存在なのだ。[36]

スピードと持久力における影響を生まれと育ちの面から評価するもう一つの方法は、差異を生み出している特定の遺伝子を探すことだ。この点についても、「生まれ派」にとってはバッドニュースがある。これまでに行なわれた遺伝子研究（その数は少なくない）では、ただ一つの例外もなく、強い影響をもたらしている単一の遺伝子が同定できていないのだ。スポーツの才能に関連する可能性があるとして現在最有力候補になっているのは、ＡＣＴＮ３という無味乾燥な名前の付いた遺伝子である。これは、大きな力がかかっても筋肉が硬いまま留まれるようにするタンパク質をコードする遺伝子だ。重要なのは、この遺伝子には、正常なR型と、突然変異により機能が低下し、そのため筋肉がより弾力的になるX型という二つのバージョンがあることである。オーストラリアのアスリートを対象として行なわれ、広く報道された二〇〇三年の研究では、ＡＣＴＮ３のXバージョンは、アスリートではない人や持久系のアスリートにはよく見られるが、エリート・スプリンターや重量挙げ選手など、力やパワーを大量に必要とするスポーツ選手にはほとんど見られないことが示された。[37] この発見により、一部の親の間で、我が子にやらせるべきスポーツを見極めるために遺伝学者にお金を払って子供を検査させるという事態が生じた。そして親たちは、もし子供にX遺伝子が二つあったら、短距離走はあきらめさせ、代わりに長距離走や水泳をさせるようにと告げられた。しかし、研究者たちがより多くのデータを集めるにつれ、ACTN3に対する世間の興奮は冷めていった。ギリシャのスプリンターを対象としたある研究では、この遺伝子が四〇メートル走のタイムの差に与える影響は、よくても二・三％でしかないことが示され[38]、もう一つの研究では、アフリカ人と非ヨーロッパ人では、この遺伝子がまったく推定価値を持たないことが示された[39]。さらに悪いことに、ACTN3は、このように運動能力との関連性が非常に弱いにもかかわらず、これまでに発表された二〇〇以上の運動能力に関連する遺伝子の中では、最強の影響力を持つとされているのだ[40]。それでも、だからといって、遺伝子が無意味なわけではない。どのような集団にも、脚の筋肉が速筋優位の人と遅筋優位の人が存在するが、この違いの約四〇％は遺伝子によるものであるように見受けられるからだ[41]。さらに、祖先が西アフリカ出身の人々は、ヨーロッパ系の人々に比べて、一部の筋肉における速筋線維の割合がわずかに高い（約八％）という限定的な証拠もある[42]。それでも、集団内または集団間にランニング能力の主な違いをもたらす単一遺伝子はまだ見つかっていない。そのため、エリート・スプリンター、マラソン選手、一般人の間の対照的な能力は、影響力のある数種類の遺伝子に起因するものではないと結論づけざるを得ない。むしろ、スプリント速度のような運動能力は、身長などの複雑な形質の成り立ちに似ている。遺伝性が非常に高い身長は、四〇〇以上の遺伝子の影響を受けており、各遺伝子の影響は小さいものの、それらが累積されている[43]。私の身長がやや低いのは、父方と母方から受け継いだ数百の遺伝子の影響が結びつき、総合的に一七五センチという結果をもたらしたためだ。さらに私の身長は、子供のころに食べた物、眠った時間、経験したストレスや病気の影響も受けている可能性がある。身長よりさらに複雑なスピードや持久力といった形質が、そうした影響を受けていないと、どうして言えるだろう。

最後に重要なことがある。影響力の低い何百もの遺伝子が運動能力に部分的な影響しか与えていないという証拠は、スピードと持久力のトレードオフに関する一般的な考え方にも疑問を投げかけるのだ。人が受け継ぐ何万もの遺伝子の中には、やや速く走れるようにするものもあれば、遠くまで走れるようにするものもあるため、人をカメまたはウサギのいずれかにするような単純な遺伝的要因というものは、あるはずがない。私たちの大部分はカメとウサギの両方の資質を持っているのである。では、なぜ明らかに遠くまで走れる人と速く走れる人がいるのだろうか？　そして、短距離を全力で走るより、ジョギングのほうが好きだという人も、ときにはペースを上げた方がいいのだろうか？

すばらしき高強度インターバルトレーニング

ジャーナリストのアッシャー・プライスは三四歳のときに、バスケットボールのダンクシュートを決めるジャンプができるようになれるかどうかを見極めるために、一年間トレーニングを積むことを決心した。身長こそ一八八センチとそこそこあったが、それ以外の条件はかなり悪かった。もはや若くはないことに加えて、とりわけ運動能力があるわけでもなく、体格もやや太めで、精巣がんからの回復途上にあったのだ。彼が事前に私に電話をよこし、自分の夢は叶うと思うかと尋ねてきたとき、私は恥ずかしながら、彼の夢に水を差してしまったのだった。「三十代半ばまでにダンクシュートができなかったのなら、今からやってもおそらく無理だよ」と。[44] どちらが正しかったかは、彼の努力をチャーミングに綴った『イヤー・オブ・ザ・ダンク（*Year of the Dunk*）』を読んでいただくとして、そのときに私が下した反射的な予測は、一般論を反映している。すなわち、優れた運動能力は生まれつきの才能とトレーニングの組み合わせから生まれるものであり、ダンクシュートのように強くて速い力を出す必要がある技は、持久力を必要とする技とは相反するものであるというコンセンサスだ。
だが、コンセンサスは真実ではない。大半の人は平凡なカメかウサギになることを余儀なくされているという考えには一抹の真実が含まれてはいるが、スピード対持久力に関する私たちの認識は、プロのエリート選手に注目しすぎたために歪んでしまったように思える。確かに、世界トップクラスのスプリンターが一流のマラソン選手と競っても勝ち目はないし、その逆もまた然りではあるが、人間のパフォーマンスの極限に位置するこれら特別なアスリートの能力を基に、アスリートたちに比べるといわば歩行者並の私たちの能力について語ることは、ほとんど意味がない。最速のマラソン選手は四二・一九五キロを約二時間で走る。一キロを約二分五五秒で駆け抜けるペースだ。あなたは一キロだけでもその速さで走れるだろうか？　もしそうだとしたら尊敬に値する。その速さで一キロ走れる人はほとんどいない。人類の九九％とは異なり、マラソン選手たちは、スピードと持久力の間にトレードオフが生じている証拠を示していない。むしろ彼らは、速く走ることと遠くまで走ることは両立できると証明しているのだ。

持久力とスピードが両立可能であることを示すスポーツ選手はほかにもいる。プロのサッカー選手が一試合で走る距離は平均一一～一二キロだ。九〇分間の試合は、約二二分間の爆発的な高速スプリントと、約六八分間のゆっくりとしたランニングやウォーキングからなる。[45] 彼らはカメなのだろうか、それともウサギなのだろうか？　明らかに、彼らはその両方だ。だからといって持久力とスピードの間にトレードオフが存在しないわけではないが、それは総合的な運動能力における個人差に隠れてしまうことが多い。たとえば、持久力とパワーの両方に優れていなければならない一〇種競技のエリート選手の中には、一〇〇メートル走や砲丸投げのようにスピードや瞬発力を必要とする競技が得意でありながら、一五〇〇メートル走などの持久力を必要とする競技にも秀でている選手がいる。[46] そして、最高のアスリートがすべての競技において秀でる傾向があるように、カエル、ヘビ、トカゲ、サンショウウオも、最も瞬発力に長けた個体は、最高の持久力も備えている。[47]

大局的に見て、進化の歴史は人類を他の四足動物に比べて足が遅くなるように運命づけたものの、人間が他の人間と競う場合には、大部分の人はカメとウサギの両方になる必要があるというのは理にかなっているのではないだろうか？　また、狩猟採集民だった私たちの祖先は、歩く、運ぶ、掘る、戦う、食べ物を用意する、そしてときには少し泳ぐといった様々な活動に従事していた。[48]　さらには、ときおり長距離を走ることもあれば、ライオンやお互いから逃げるため、いたずら小僧のように全力疾走することもあっただろう。現代の狩猟採集民は持久力に優れているが、最高速度を測定してみると、走る速度も時速一九～二七キロほどあり、超高速とはいえないものの、かなり速いことがわかる。[49]その一方で、速さと強さを身につけるために何年もかけてトレーニングをしてきたフットボール選手が、のちにマラソンランナーに転じた例もある。体は、驚くほど様々なことができるように鍛えることができるのだ。トレーニングには、体に潜んでいるウサギとカメのいずれかを優先させるものがあるものの、両方を鍛えることはできないのだろうか？

その答えは、「できる」だ。しかも、その効果は絶大だ。自分はスピードより持久力に向いていると思っている人でも、高強度の運動をときおり定期的に行なうことで、強く、速くなるだけでなく、より健康的にもなれることが多くの証拠から明らかになっている。高強度インターバルトレーニング（ＨＩＩＴ）と呼ばれるこのトレーニングは、スプリントのような激しい短時間の無酸素運動とそれより強度の低い不完全回復（低・中強度の運動や短時間の休息）とを交互に繰り返すものだ。ちなみに、ＨＩＩＴはウェイトトレーニングではなく、基本的には高強度の有酸素運動である。それでは、スピードについての章を終えるにあたり、ＨＩＩＴが、持久力を犠牲にせずに瞬発力を上げるうえで、どのように役立つのか見てゆこう。

まずは、プライオメトリック・トレーニング（ジャンプ・トレーニングとも呼ばれる）から始めよう。典型的なプライオメトリック・トレーニングは、大きなスキップを一〇回ほど行なうもので、片足で可能な限り高く速く跳ぶと同時に反対側の膝と両手を上げ、次に反対側の足で同じことを行なうという動作を繰り返す。着地するたびに腰、膝、足首が曲がるため脚の筋肉が伸び、それらの筋肉が瞬発的に収縮するのは非常に困難になる。[50] このジャンプにより、速筋線維は急速に疲労する。次に、バットキック（お尻を蹴るように膝を後ろに曲げる動作）を同じ回数行なう。そのあと、一〇〇メートルまたは二〇〇メートルを何度か全力疾走することで、筋肉を急速かつ強力に収縮させ、ATPとリン酸を枯渇させる。HIITワークアウトはハードな運動で、何日も筋肉痛が残る可能性がある。

だが、効果は抜群だ。週に二回のHIITを続けていると、神経の刺激を受けたときに同時に収縮する線維の数が増えることもあり、大きな力を素早く生み出す筋肉の能力が徐々に向上する。また、筋肉の組成も変わる。HIITは、速筋線維を増やすように体を刺激することはできないが、すでにある筋線維を太くするため、強い力が出せるようになり、走る速さが向上する。[51] スプリンターの筋肉は、長距離走者の筋肉より平均二〇％以上太い。[52] HIITにはまた、遅くて疲労しにくいピンク筋を速くて疲労しやすい白筋に変えたり、線維をわずかに伸長させることによって収縮速度を上げたり、収縮する筋肉における線維の割合を増やして力を高めたりする効果もある。[53] しかし、これらや他の変化は自然に起こるものではなく、維持するには常に努力が必要となる。速く走りたければ、速く走るための努力が必要なのだ。

定期的にHIITを行なうことで得られる効果には、筋肉に対する効果以上のものがある。たとえば、心臓の心室を大きくより弾力的にして、血液を効率よく送り出せるようにすることができる。さらにＨＩＩＴは、動脈の太さと数と弾力性を増強し、筋肉にみなぎる微細な毛細血管の数を増やす。また、血流を通してグルコースを運搬する筋肉の能力を向上させ、それぞれの筋肉内でミトコンドリアの数を増やして、より多くのエネルギーが供給できるようにする。[54] これらや他の適応は血圧を下げ、心臓病や糖尿病、さらに多くの疾患の予防に役立つ。ＨＩＩＴの効果を研究すればするほど、オリンピック選手だろうが、あるいは健康的な体を手に入れるために奮闘している一般の人であろうが、どんなフィットネスのプログラムにもＨＩＩＴを取り入れるべきであると思われてくる。

ＨＩＩＴの利点は、これまで見てきたスピードに関する探求から得られる最後の教訓だ。ウサイン・ボルトのようなエリート・アスリートは人間のパフォーマンスの限界について教えてくれるが、平均的な普通の人間も祝福すべき驚くべき身体能力を持ち、それは、人類という種の進化の歴史において、とても重要な役割を果たしてきたことを忘れてはならない。石器時代に暮らした私たちの祖先には、何年もかけてトレーニングを積み、大観衆の前で、正確に計測された一〇〇メートルの直線をできるだけ速く疾走するような機会はなかった。その代わり、カメとウサギの両方に見合うような幅広い運動能力を持つ「何でも屋」に進化したのである。私たちの祖先がハイエナに（ライオンやサーベルタイガーについては言わずもがなだ）あまり頻繁に追われることがなかったよう願いたい。だがそれが起きたときには、スピードは、運命を左右する重要な要素だったことだろう。そうでなければ、あなたや私は、今ここにいなかったかもしれないのだから……。

第六章　力強さ——ムキムキからガリガリまで

神話その6——人類は極めて強靭になるように進化してきた

強い男をいびる者はいない。

——チャールズ・アトラス

私の祖父母は、アメリカに来て間もなくニューヨークのブルックリンに居を定めた。幼いころに祖父母を訪ねた思い出の一つに、暑い夏、ブルックリンにある有名なコニーアイランド・ビーチに集う人の様々な体型に好奇心をそそられたことがある。体型は水着を着ても隠せない。私の家族はみな背が低く、筋肉質でもなかったが、ニューヨークで最も人気のあるこのビーチでは、背の低い人から高い人、痩せた人から太った人、体毛のほとんどない人から毛深い人、嫌悪感を抱かせる体つきから魅力的な体つき、そしてガリガリな人からムキムキの人まで、ありとあらゆるタイプの体型が、ほぼ包み隠さずに披露されていた。大人になったら、そこで見た筋肉質の魅力的な体を持ちたいと思ったことを覚えている。

そのときはついぞ知らなかったのだが、言い伝えによると、筋肉質な体型に対するアメリカ人の意識を劇的に変化させたのは、まさにこのビーチだったという。物語は一九〇三年に、一〇歳のアンジェロ・シチリアーノがエリス島で船から降り立ったところから始まる。アンジェロは英語も話せない貧しいイタリア移民の一人だった。父親に捨てられた彼は、おじの住むブルックリンに母親と一緒に移り住み、アメリカンドリームを達成しようと奮闘した。子供のころは病弱で、おじや、いじめっ子たちにいつもいたぶられていたという。そんなおり、彼自身の言葉によると「ある日、とてもきれいな女の子とコニーアイランドに行ったんだ。二人で砂の上に寝そべっていると、大きくてがっちりしたライフガードが一人——いや、二人だったかもしれない——僕の顔に砂を蹴り上げた。僕は何もできなくて、女の子は気を悪くした。だから彼女に言ったんだ。またあいつらに会ったときには、こてんぱんにしてやるって」[1]

屈辱感に苛まれたアンジェロだったが、その数日後、遠足で訪れたブルックリン美術館で天啓を得る。ギリシャの神々の彫刻を目にし、その隆々たる筋肉に感銘を受け、筋肉を増強すれば、男らしくなってプライドを取り戻せるに違いないとひらめいたのだ。そこで、数カ月間にわたり、寝室でダンベルやロープ、ゴムグリップなどを使って汗を流したが、ほとんど効果はなかった。だが、ブロンクス動物園でライオンが伸びをする姿を見たときに、再び啓示を得る。ライオンは重量物を使わずになぜあれほど強くなれるのかと思案したアンジェロは、「筋肉同士をぶつけて」強くなったに違いないと思いついたのだ。そして「ダイナミック・テンション法」と自ら名付けた方法を試し始めた。今日、アイソメトリック・トレーニングと呼ばれている方法である。これが功を奏した。数カ月後、因縁のコニーアイランド・ビーチで生まれ変わった肉体を披露したときには、友人から「アトラスホテルの屋上にあるアトラス像みたいだな！」と評されたという。その後まもなく、アンジェロ・シチリアーノは、自らの名をチャールズ・アトラスと改名した。[2]

チャールズ・アトラスは、隆々とした筋肉で初めて金を稼いだボディビルダーではない。しかし、当時最も成功したマッスルマンとなり、現代のフィジカルカルチャー運動の先駆者になった。コニーアイランドで怪力男としてわずかな金を稼いだ後（自分の腹の上を歩かせて金をとった）、モデルになり、「世界で最も完璧に発達した男」としてコンテストで優勝。そして、アメリカ中のガリガリの子供や、たるんだ男たちに輝かしいマッチョ体型を約束する通販コースを立ち上げたのだ。アトラスは、漫画やパンフレット、広告などを通して、自らの話を繰り返し伝えた。それは、恋人にふられる、男らしくない、弱さや衰えが気になる、といった典型的な不安を利用したものだった。もちろん、男らしくありたいという願望自体は目新しいものではなかったが、大恐慌でプライドを傷つけられ、産業革命で人間の労働力が機械に取って代わることに不安を募らせていた大勢の人にとって、アトラスの約束はとりわけ心に響いた。筋肉を増強することは、何百万人もの傷ついた人々の自尊心を回復させる手段となり、アトラスは男らしい体型の徳を説く新たな高僧となったのである。

チャールズ・アトラス以降、「ヘラクレスのようになりたい」という根強い願望に訴える広告に惹かれた若者は数知れない。アトラスは、ジャック・ラランヌやアーノルド・シュワルツェネッガーを含め、何世代にもわたるフィットネスの達人や有名なボディビルダーたちに影響を与えてきた。トレーニングジムもアメリカ中に誕生した。当初ジムでは、ダンベルやバーベルなどのウェイト器具が使われていたが、その後、最新式の装置も使われるようになった。中でもジムを大きく流行らせることになったのは、滑車に重りを乗せ、調整可能な形で筋肉の可動域全体に一定の負荷をかけることができるノーチラスマシンだった。ノーチラスマシンやその他の機器によりレジスタンス・トレーニングが効果的かつ効率的にできるようになるにつれ、フィジカルカルチャーはサブカルチャーから数十億ドル規模の主要産業に発展していった。[3]

抵抗（レジスタンス）運動の効果を謳い、それを売り込もうとする動きが高まる中、ウェイトリフティングと人類の進化に関する概念が衝突するのは必然的なことだった。大きな衝突のきっかけとなったのは、一九八八年のベストセラー『ザ・パレオリシック・プリスクリプション（旧石器時代の処方箋）』である。[4] この本は、「文明病」の大部分の原因は現代のライフスタイルが人体に適応していないことにあると主張し、主に食べ物に焦点を当てて「パレオダイエット」を生み出したが、こうした考え方はすぐに運動にも及び、「プライマルフィットネス」という潮流を引き起こした。[5] パレオダイエットの実践者が、原始人のように食べることこそ最も健康的な食生活であると（非論理的に）信じているのと同じように、プライマルフィットネスの愛好者も、大昔のムキムキ祖先のように体を鍛えることこそ最善の運動であると信じている。[6]

プライマルフィットネス運動についてよりよく知るために、私は一度、そのスーパースターの一人であるエルワン・ル・コーとともに運動してみたことがある。それは「ニューヨーク・ベアフット・ラン」というイベントでのことで、九月のあるよく晴れた週末、私は数百人のパレオプライマル愛好家とともにフェリーに乗り込み、ニューヨーク港の自由の女神像からほど遠くないところにある、絵のように美しいガバナーズ島に向かった。このイベントの主な目的は、島の周囲二・一マイル（約三・四キロ）の道を裸足でぐるぐる走るというものだったが、参加者たちは、ビールを飲み、バーベキューを食べ、交流を深めることにも同じぐらい熱心だった。引き締まった体つきの長身のエルワンは、ニューメキシコ州のサンタフェでフィットネスキャンプを運営するフランス人だが、その映画スターのようなルックスと見事な身体能力、運動に対する情熱により、すぐに皆の注目を集めた。彼はガバナーズ島周囲の道を裸足の遊び場に変え、気が向くとコースを外れて、木によじ登ったり、ベンチを飛び越えたり、リスを追いかけたりした。エルワンの仲間たちも同じような調子で、走る、歩く、跳ぶ、這う、登る、泳ぐ、持ち上げる、運ぶ、投げる、捕える、戦うといった、人間の体が本来やるものと彼らがみなすことをすべてやるように促された。上半身裸の屈強な男たちが巨大な丸太を運んだり、木にぶら下がったりしている姿を想像されたい。[7]

　以来私は、本やウェブサイト、会議、愛好家との会話などを通して、プライマルフィットネス・ムーブメントについてより詳しく知ろうと努めてきた。私が知る限り、こうした「現代の原始人」の大半は、生涯にわたる〝自然な動作〟こそが、私たちの祖先の体を極めて筋肉質で引き締まったものにしていた理由だと信じている。すなわち、祖先は、中強度のレベルの持久運動をしながら、ときおり巨石を持ち上げたり、ライオンと戦ったりするといった巨大な力を必要とする作業に従事していたというのだ。ゆえに、ウェイトトレーニングは、プライマルフィットネス・ムーブメントの基盤となっている。その主な提唱者の一人であるマーク・シソンは、典型的な原始人と自らがみなす「グロック」という架空の人物を例に引いて、そのライフスタイルを規定している。シソンは言う。「グロックは、今日《こんにち》の熱心なフィットネス愛好家がよくやるような、持続する中強度から高強度の運動を習慣的に行なっていたわけではない。グロックの生活では、集めてきた物（薪、すみかへの補充品、道具の材料、動物の死骸など）を定住地に持ち帰ったり、岩や木に登って偵察や採集をしたり、岩や丸太を並べてすみかを作ったりといった、激しい運動を頻繁に行なうことが必要だった」[8]

　プライマルフィットネスとフィジカルカルチャーの交差点にあって、最も成功しているのがクロスフィットだ。二〇〇〇年にカリフォルニア州サンタクルーズでグレッグ・グラスマンが始めたクロスフィットは、今や世界中でカルト的な人気を博している。初めてクロスフィットのジムに足を踏み入れたとき、私は拍子抜けしてしまった。ジムは古いガレージで、きらびやかなマシン、テレビ、ミラーの代わりに、ウェイト、クライミングロープ、サイクリングマシンが置かれていただけだったからだ。だが、そのワークアウトは、気の抜けたトレーニングというイメージをすぐに払拭した。クロスフィットの戦略は、強度の有酸素運動と、ケトルベルを持ち上げたり、逆立ちして腕立て伏せをしたり、ロープを登ったりするといった同じくらい高強度の抵抗運動を交互に行なうことにある。海兵隊の小隊を模したチームで、その日ごとに決められた「ワッド」（「その日のワークアウト」を意味する〝Workout of the Day〟の頭字語）を行なうことにより、クロスフィッターたちは互いに励まし合って、過酷なワークアウト・セッションをひたすら行なう。終わったときには、全員の肉体は疲れ果てているが、精神は恍惚感に満たされている。優れたフィットネス効果が得られることはもちろんだが、クロスフィッターの多くは、人類が生き延びるために必要だったと彼らがみなしている強靭さに基づく全身運動特性という、古来の伝統を実践していると信じている。私の友人の熱心なクロスフィッターが言うように、「強くあることは根本的なこと」なのだ。

これまで何度も見てきたように、私たちの祖先は健康やフィットネスのためにウェイトリフティングなどの運動をするようなことは、皆無ではなかったとしても、ほとんどなかった。このようなワークアウトは、私たちの祖先がやっていた身体活動に、ほんの少しでも似ていると言えるのだろうか？　私たちの祖先は本当にそれほど強かったのだろうか？　それとも、クロスフィッターがやっている高強度の疲れるワッドのようなものは、大部分の狩猟採集民にとって、税金を払うことや本を読むことと同じくらい異質なものに映るのだろうか。

古代における力強さ

一九六七年と一九六八年に、スチュワート・トラスウェルとジョン・ハンセンという二人の医師がボツワナにあるカラハリ砂漠の奥地に赴き、そこに暮らす狩猟採集民、サン族の健康状態を記録した。医師らの詳細で丁寧な分析結果は、体重、身長、栄養状態、コレステロール値、血圧などを冷静に評価したものだが、ある一行がことさら目を惹く。「古傷がもたらす奇妙な症状が認められた。たとえば、ヒョウと丸腰で闘って生き延びた男性……。彼には、顔面麻痺、弓指における伸筋腱の衰弱、上腕骨の慢性骨炎がある。とはいえ、彼は素手でヒョウを仕留めたのだった」[9]

ワオ！　素手でヒョウを殺すというのは、ヘラクレスに匹敵する偉業に思える。だが、過去数百万年のあいだ、これほど幸運に恵まれず、恐ろしい捕食者との遭遇談を語ることなく終わった狩猟採集民は、いったいどれほどいただろう？　いずれにせよ、こうした話は固定観念を助長する。プライマルフィットネスのウェブサイトや書籍、さらにはいくつかの科学論文にさえ、自然にクロストレーニングを行なっている狩猟採集民や非工業化社会の人々はクロスフィットの信奉者に似ている、という記述が含まれていることがある。[10]たとえば、文明の弊害から身体を解放するために「野生化」を推奨しているある本には、次のような記述がある。「想像してみてほしい。ケニアの名高い牧畜民であるマサイ族の男たちがセレンゲティを横切る姿を。しなやかで均整の取れた身体、完璧なコンディショニング、そしてその動きの簡潔な美しさを。まさに、熱心なジムラット（ジムに入りびたる人）が羨まずにはいられないものだ。彼らのパーソナル・トレーナーはどこにいるのだろう？」[11]

これまで多くのマサイ族に会い、かなりの数の狩猟採集民にも会ってきた私としては、残念ながら、これらの特徴は誇張されたものだと言わざるをえない。また、こうした記述は、ほぼ必ず若い男性に焦点を当てたものであることにも気づかざるをえない。狩猟採集民の男女の体力を慎重に測定した研究は多くはないものの、狩猟採集民は（若い男性も含めて）痩せており、適度の体力はあるが屈強ではないことが示唆されている。また一般的に、熱帯地域の狩猟採集民は小柄になる傾向がある。たとえば、ハッザ族の男性の平均身長は五フィート四インチ（一六二センチ）、体重は一一七ポンド（五三キロ）、ハッザ族の女性の平均身長は四フィート一一インチ（一五〇センチ）、体重は一〇三ポンド（四六キロ）だ。体脂肪率は男性が約一〇％、女性が約二〇％で、低体重に分類されるギリギリのラインである。[12] ハッザ族の握力、上半身の総合力、筋肉のサイズは、同年代の欧米人の標準的なレベルには収まるが、高度な訓練を積んだアスリートのレベルには達しない。[13] ハッザ族は筋骨隆々ではないものの、引き締まった壮健な体つきをしており、掘る、走る、木に登るといった身体活動を日常的に行なっている人々に予想される総合力を備えていると思われる。

ハッザ族は一つの集団に過ぎないが、カラハリ砂漠のサン族、中央アフリカのムブティ族、マレーシアのバテク族、パラグアイのアチェ族などの他の狩猟採集民も、体格、筋肉量については、ほぼ同じであるようだ。たとえば、アマゾンに住むアチェ族は、ハッザ族と同じくらい小柄かつ筋肉質で、握力の平均値もほぼ変わらない。[14] アチェ族の腕立て伏せ、順手および逆手での懸垂の回数は、欧米人とほぼ同じだが、重要な違いが一つある。それは、年齢が進むにつれて体力が衰える率が、欧米人より低いことだ。その理由は、中年期を含め、生涯を通じて活発に身体活動を行なっていることにあると思われる。[15] 男性は二十代で体力がピークに達し、女性の体力はやや遅れてピークに達するが、年を取っても筋肉はほとんど落ちない。その結果、年配のアチェの男性と女性の間には、体力の差があまりない。

現代の筋肉質の男性や女性、特にクロスフィッターは、ウェイトやマシンを使って筋肉増強を図っているが、狩猟採集民やマサイ族の放牧民は、ジムなしでどうやってあのように強くなったのだろうか？　伝説によると、古代ギリシャのレスラーだった「クロトンのミロン」は、子牛を毎日頭の上に持ち上げて体を鍛え、子牛が成熟した牛に育つまでそれを続けたという。この話は、ミロンの死に関する言い伝え（素手で木を引き裂こうとして、意図せずに手が挟まってしまい、襲ってきた狼たちに引き裂かれて殺されたとされる）と同じくらいありえなさそうな話だ。後述するように、ウェイトリフターは、ダンベルやウェイトマシンを適切な回数だけ繰り返し持ち上げることによって、筋肉を増強する技術と科学を完成させた。これらの道具は、うごめく牛を持ち上げたり、木を引き裂いたりするよりも手早く簡単に使えるし、効果も高い。狩猟採集民は、ときおり重いものを持ち上げることもあるが、筋肉にかかる抵抗はほとんどの場合、物を運んだり、掘ったり、自分の体重を持ち上げたりすることから来ている。腕立て伏せ、懸垂、スクワット、ランジ（脚を前後または左右に開いた状態で、上下に動かしたり左右に体重移動させたりするワークアウト）など、道具を使わずに自重で行なう運動は、筋力の向上には役立つものの、筋力がついても持ち上げる重さが増えないことが難点だ。そのため狩猟採集民は、ジムがなければ、超絶的な強さを手に入れることはできない。アトラスやミロンのような肉体が手に入れられないことは、いわずもがなだ。

だが、それにはもっともな理由がある。もし私が狩猟採集民だったら、ジムの設備がないことはさておき、適度な強さならともかく極端な強さを手に入れようなどとは思わないからだ。筋肉隆々になることにまつわる潜在的な欠点は、パワーが犠牲になることである。力強さ《ストレングス》とは、どれだけの力《フォース》が出せるかということであり、パワーとは、それをどれだけ素早く生み出せるかを示す。力強さとパワーはそれぞれ独立して存在するわけではなく、両者の間にはトレードオフの関係がある。力強い人は、牛を頭上に持ち上げることができるかもしれないが、それを素早く行なうことはできない。一方、パワフルな人はそれほど重い荷を持ち上げることはできなくても、そこまで重くないものなら、より素早く、繰り返し持ち上げることができる。高くジャンプしたり、木に素早く登ったりするような動作は、力強さよりもパワーがものをいう。自分の体重の二倍以上の物を頭上に持ち上げるような技は、奇妙で危険な能力であり、石器時代では実用的な価値がほとんどなかったはずだ。今日でも、座りがちの平均的な人は、力よりパワーの恩恵を受けている。買い物袋を持ち上げたり、椅子から立ち上がったりするといった日常生活における多くの活動には、瞬発力が必要だ。のちに見てゆくように、このようなパワーが維持できることは、年齢が進むととりわけ重要になる。[16]

石器時代に超強靭であったら問題になったであろうもう一つの点は、カロリーにかかるコストだ。牛一頭を持ち上げられるようなボディビルダーは、牛一頭食べる必要がある（まあ、そこまで食べなくてもいいかもしれないが）。筋肉はコストのかかる高価な人体組織で、一般的な人の体重の約三分の一、エネルギー予算の約五分の一を占めるという事実を思い出してほしい。私にはさほど筋肉はついていないが、それでも維持するには一日あたり約三〇〇キロカロリーが必要だ。筋肉隆々のウェイトリフティング選手は筋肉量が四〇％以上になることもあり、コストのかかる肉を二〇キログラムも余分に備えていることになる。[17]もし私が彼らのように筋肉を増強しようとしたら、新たな体格のために一日あたり二〇〇〜三〇〇キロカロリー多く食べなければならない。現代では三〇〇キロカロリーを余分に摂取するのはさもないことだが（ミルクシェイクを一杯飲み干せばいいのだから）、石器時代にそのような追加のカロリーを毎日採集しなければならなくなったとしたら、繁殖成功度が犠牲になったことだろう。[18]

概して言えば、狩猟採集生活を送っていた私たちの祖先のあいだでは、ボディビルダーやジムラットのような体格には、あまり、もしくはまったくお目にかからなかったと思われる。そこまで筋肉隆々になる手段もなければ、そこまでの力も必要とせず、カロリーコストは余分な負担になったからだ。とはいえ、彼らよりもっと遠い祖先はどうだったのだろうか？　現代の狩猟採集民は、パワフルで力強く描かれることの多い類人猿や絶滅した原始人に、どれほどまで匹敵するのだろうか？

類人猿と原始人はムキムキだったか？

一八五五年、フィラデルフィア自然科学アカデミーが、フランス系アメリカ人の若き冒険家、ポール・デュ・シャイユに西アフリカ探検を依頼した。[19]デュ・シャイユは子供のころ、ガボン沖に交易基地を所有していた父親に連れられて同地を訪れたことがあり、強烈な好奇心を抱いて、再び訪れたいと強く願っていた。二〇歳になっていた彼は、ガボンのオゴエ川を遡り、当時のヨーロッパ人にとって未知の領域だったアフリカのジャングル奥地へと旅立った。それからの三年間、デュ・シャイユはその地域の様々な文化や民族の記録をとり、何千匹もの鳥や哺乳類を剝製にするために殺しては、フィラデルフィアに送った。デュ・シャイユはまた、ヨーロッパ人として初めて野生のゴリラを観察したと主張している。そして最初の著書『赤道アフリカの探検と冒険（*Explorations and Adventures in Equatorial Africa*）』（一八六一年）の中で、この類人猿を、恐ろしい「半人半獣」、「アフリカの森の王」と表現した。図14は同書の典型的な挿絵である。デュ・シャイユの物語は大好評を博したため、彼は同地への再訪を果たし、『ゴリラの国の物語（*Stories of the Gorilla Country*）』を始めとする一連の冒険譚を執筆した。[20]

この残酷で人種差別的な本は、読むのが辛い。ある悲痛な章では、デュ・シャイユが初めて生きたゴリラ「ファイティング・ジョー」を捕獲したときの様子が綴られている。わずか三歳のこの哀れな生き物は、デュ・シャイユの部下が母親を撃ち殺した後、袋に入れられ、首輪をつけられた。当然のことながら、ファイティング・ジョーは監禁されたことにも、母親から引き離されたことにもショックを受け、暴力的に反応して、にわか作りの監獄における残酷で非人道的としか言いようのない状況から何度も逃げ出そうとした。そして自由への猛ダッシュにすんでのところで成功したものの、数週間後、哀れにも命を落としたのだった。

デュ・シャイユの本を読んだ多くの子供たちの一人に、メリアン・クーパーがいた。一九三三年に封切りされた映画『キングコング』の監督である彼は、同書から多大な影響を受けたと主張している。このまさに怪物のようなゴリラは、類人猿の力強さに関する大衆文化の過剰な見方を象徴するものだ。英語の「ゴー・エイプ（猿になる）」というイディオムは、今でも「激怒」を意味する。デュ・シャイユのゴリラに関する記述は、当時の科学者たちから嘲笑されたが（ダーウィンは彼のことを「有害な老いぼれ」と表現した）、彼の文章や描画、そしてその後の探検家たちによる描写のせいで、初期の科学者たちが人類の祖先であるこの類人猿を残忍な生物だと見なすようになってしまった事実は疑う余地がない。[21] 今では、ジェーン・グドールやダイアン・フォッシーなどによる先駆的な研究のおかげで、野生の類人猿のほとんどは、（決して天使とは言えないものの）温和な動物であることがわかっている。[22] それでも、アフリカの森にいた私たちの祖先である類人猿が非常に筋肉質だったという思い込みは未だに根強く、体重一二〇ポンド（約五四・五キロ）のオスのチンパンジーに腕を引っ張られたら、肩の関節が外れてしまうと思われている。

チンパンジーの強さを初めて科学的に検証したのは、アメリカの生物学教師で大学のフットボールチームの監督もしていたジョン・バウマンで、一九二〇年代のことだった。バウマンは、「類人猿におけるあらゆる権威が、チンパンジーの強さは人間よりはるかに勝るとみなしているが、チンパンジーの強さを正確に検証した実験はない。よって……彼らの強靭さを測る確かな検査は、たとえ数は少ないとしても、興味と価値をもたらすものと思われる」と指摘した。こうしてバウマンは、動物園にいるチンパンジーとオランウータンの力を測る粗末な装置を作ったのだった。当初バウマンは、彼らに装置をまともに引っ張らせることがまったくできなかったのだが、ついにシュゼットという「ずるくて悪意のある」メスのチンパンジーが、破壊することを目的に「悪意を持って」装置を引っ張ったという。何度か繰り返すうちに、シュゼットは全身を使って一二六〇ポンド（約五七一・五キロ）もの重さを引っ張ることに成功したらしい。これは、屈強なフットボール選手が引っ張れる重さの三倍から四倍にも及ぶ。[23]

バウマンが未検証、未較正、そしておそらくは不正確な装置を使ってアマチュア的に行なったシュゼットの力の推定値は、彼女の偉業を再現しようとした追試験が何度も失敗に終わったにもかかわらず、今でもよく引用されている。一九四三年、グレン・フィンチというイェール大学の霊長類学者が、八頭の成体のチンパンジーを使ってバウマンの実験を慎重に再現したが、どのチンパンジーも成人男性の力を上回ることはできなかった。[24]その一世代後、アメリカ合衆国空軍の科学者が、奇妙な装置（金属製の檻と電気椅子とを組み合わせたようなもの）を考案し、チンパンジーと人間は、ひじを曲げたときに、どれだけの力が出せるかを調べた。その結果、この装置が使えるように訓練できた唯一の成体のチンパンジーが生み出した力は、実験に参加した中で最強の人間のものより、約三〇％多かったという。[25]さらに最近では、ベルギーの研究者が行なった実験で、体重七五ポンド（約三四キロ）のボノボが、体重が二倍ある人間が跳んだ高さの二倍の高さを跳んだため、体重一ポンドあたりの跳躍力は、両種とも変わらないことが示された。[26]最後に、おそらく最も決定的だったのは、実験室で行なわれた筋線維の分析により、チンパンジーの筋肉は、一般的な人間のものより最大三〇％多く力とパワーを生み出せることが実証されたことだろう。[27]これらの研究はそれぞれ方法が異なるものの、総じて、大人のチンパンジーの体力が人間のものに勝る度合いは人間の力の三分の一を超えないことを示している。昔から言われていることに反し、チンパンジーは腕相撲であなたの肩の骨を関節から抜くようなことはできないのだ。それでも、おそらく負けるのはあなたのほうだろう。

俗説に従うと、がっしりした原始人と格闘するのも考えものだ。このステレオタイプの極致は、典型的な穴居人のネアンデルタール人だろう。一九世紀にヨーロッパの洞窟からネアンデルタール人の化石が初めて発掘されて以来、この氷河期のいとこたちは人々の想像力をかきたててきた。ネアンデルタール人は現代人とは異なるという事実は、その解剖学的特徴から常に明らかだった。彼らは、巨大な眼窩上隆起《がんかじょうりゅうき》（眉弓《びきゅう》）、傾斜した額、尖っていない顎、そして全体的にがっしりした骨格の持ち主だ。彼らの化石が最初に発見されたとき、一部の専門家は、知的障害者、犯罪者、あるいはO脚のコサックが何らかの理由で洞窟に入り込み、死んで埋められたものと誤解した[28]。より冷静な学者たちは、絶滅した人類の種であると正しく判断したものの、自らの偏見を押しとどめることはできなかった。ダーウィンが『種の起源』を出版してからわずか五年後、そしてデュ・シャイユの記述が発表されてから三年後の一八六四年に、アイルランドの地質学者ウィリアム・キングが「ホモ・ネアンデルターレンシス」という種を正式に定義したのだが、キングは「彼らの思考と欲望は……けだもののそれを超えることは決してなかった」と記し、〝野蛮な〟先祖に対する嫌悪感を示すことに何の疑問も抱かなかった[29]。

ネアンデルタール人に貼られた原始人としての不運なステレオタイプのラベルは、二〇世紀初頭に、高名なフランス人古生物学者、マルセラン・ブールが、ラ・シャペル＝オ＝サンの洞窟から出土した最初のほぼ完全な骨格について詳細に記述した内容により、忘れがたいレベルにまで増幅されてしまった。残念ながら、ブールが復元した「ラ・シャペルの老人」の姿は、はなはだしく的外れなものだった。ブールはネアンデルタール人を、野蛮で、愚かで、不道徳で、がっしりしている猫背の人間と

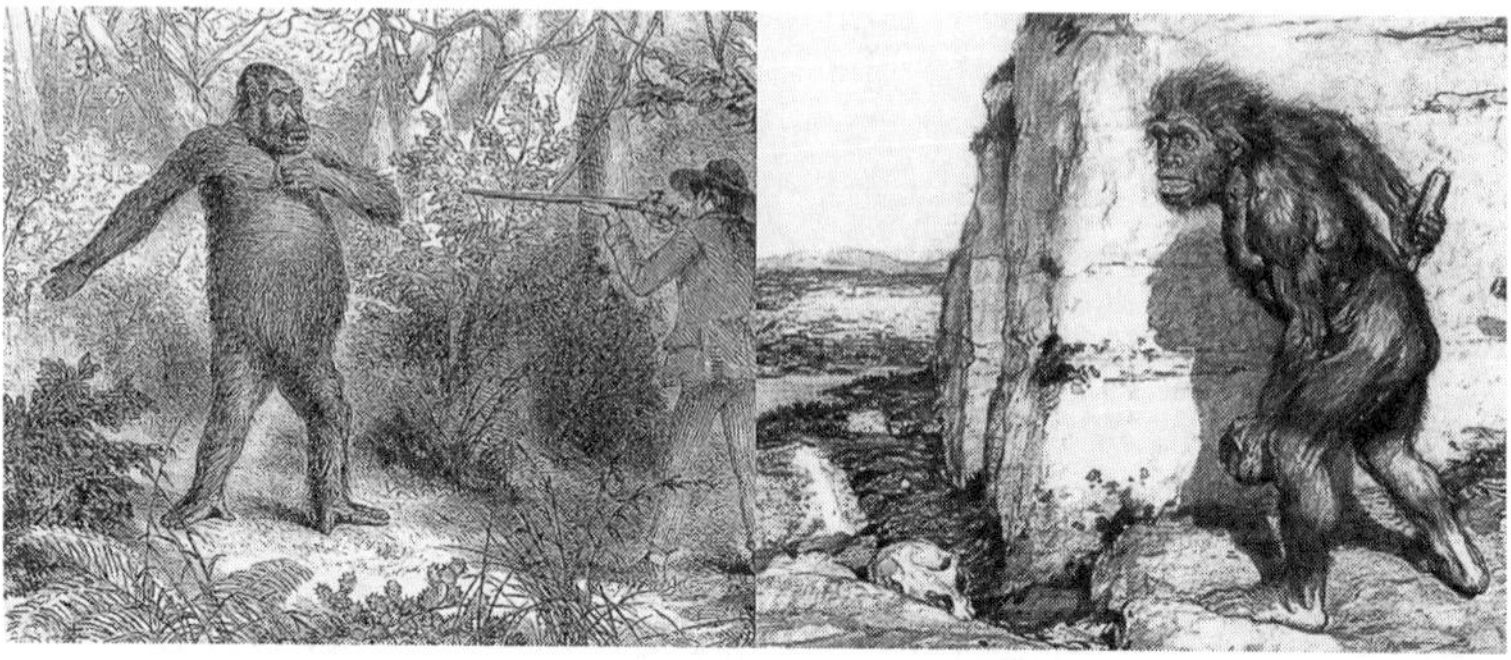

図14　左：1861年に出版された書籍『赤道アフリカの探検と冒険（*Explorations and Adventures in Equatorial Africa*）』に掲載されたデュ・シャイユの「私が最初に出会ったゴリラ」の描写。右：ラ・シャペル＝オ＝サンから発掘されたネアンデルタール人の復元図をもとに、チェコの画家F.クプカが描いた挿絵。この挿絵は、1909年の《イラストレイテッド・ロンドン・ニュース》に掲載された。

して描いたのである。ネアンデルタール人のステレオタイプ確立に果たしたブールの最大の影響は、図14に示すような、当時、広く世間に流布した復元図に見てとることができる。

このネアンデルタール人やその後に描かれた多くのネアンデルタール人は、猫背の猿のような威嚇的なポーズをとっており、デュ・シャイユのゴリラと同じくらい筋肉質で毛深く、膝が曲がっているように表現されたのは、偶然の所産ではないだろう。

幸いなことに、それ以来、ネアンデルタール人に対する固定観念には、大いに待たれていた訂正が施されてきた。現代の学者たちは、ネアンデルタール人は知的で高度な技術を持つ、私たちの近親者であり、現生人類と同じ大きさの脳と九九％以上の遺伝子を共有していると認識している。だが、はたして彼らは私たちよりも強かったのだろうか？　それを知るための証拠の一つは、彼らの体の大きさの推定値だ。私の骨を手に入れることができた人は、特定の骨格の寸法を測定することで、私の身長を復元し、体重を概算することができる。それと同じ方法を使って、ネアンデルタ一ル人の男性の平均身長は五フィート五インチ（一六六センチ）、体重は一七二ポンド（七八キロ）、女性は五フィート二インチ（一五七センチ）、体重は一四五ポンド（六六キロ）だったと示唆されている。このように、ネアンデルタール人は今日の一般的な人間たちより身長が低く、体重は重かった。もし、ネアンデルタール人の体脂肪率が北極圏に暮らす狩猟採集民のイヌイットと同程度であったとすれば、彼らは非常に筋肉質であったに違いない。人類学者のスティーヴン・チャーチルによると、ネアンデルタール人の男性は平均三二キロ、女性は平均二七キロの筋肉を備え、筋肉は現生人類より一〇～一五％大きかったため、その力も現生人類より強かったと示唆されている。[30]

ネアンデルタール人をはじめとする氷河期のいわゆる旧人類が現代人よりも筋肉質であったと推測されるもう一つの理由は、骨が頑丈であることだ。一般的に、骨は負荷をかければかけるほど、とりわけ若い時期にそうすればするほど、太くなる。[31]とはいえ、最も興味をそそられる証拠は、その頭蓋骨にある。ステレオタイプにたがわず、ネアンデルタール人の男性は、女性に比べて、より大きく威圧的な眼窩上隆起と厚い口蓋弓のある大きな顔を備えている。このような頑丈な顔立ちは、多量のテストステロンがもたらしていた可能性がある。[32]男性の主要な性ホルモンであるテストステロンは性欲や攻撃性を刺激することで有名だが、眼窩上隆起のような顔上部の男性化された特徴を含め、二次性徴も増強する。[33]テストステロンのレベルの高さは、チンパンジーのオスの顔上部のサイズと眼窩上隆起が、そのより穏やかないとこであるボノボのオスのものより大きい原因ではないかと考えられており、おそらく同じことが、ネアンデルタール人の男性と他の旧人類についても言えると思われる。[34]この仮説が筋力に関する議論に関わってくる理由は、テストステロンは筋肉増強にも役立つからだ。テストステロンを違法に使用するスポーツ選手がいるのもそのためである。二〇人の普通の男性に高用量のテストステロンを一〇週間投与し、そのうち半数の男性にウェイトリフティングのワークアウトをさせ、プラセボを投与してワークアウトを行なわなかった対照群と比較した（合法的な）実験がある[35]。その結果、ドーピングしなかった対照群と比較して、テストステロンを投与されたがワークアウトを行なわなかった男性たちは約六ポンド（約二・七キロ）の筋肉がついて一〇％強くなったが、ドーピングをした上にウェイトリフティングのワークアウトを行なった男性たちは、一三ポンド（約五・九キロ）の筋肉がつき、約三〇％も強くなっていた。

これらの様々な証拠から、ネアンデルタール人や氷河期の旧人類は、チンパンジーと同じように、現代の狩猟採集民を含めた平均的な人間よりやや筋肉量が多かったと考えられる。では、ネアンデルタール人を凌駕するとまでは言えなくても、それに匹敵する強さを備えていたチャールズ・アトラスのような人は、どのようにしてその強さを手にしたのだろうか。

レジスタンスをぶっつぶせ！

二〇一五年一一月二八日、エリック・ヘッフェルマイアはバージニア州ヴィエナにある自宅のガレージで、腐食したブレーキラインを修理するために、ジャッキで持ち上げたトラックの下にもぐり込んでいた。すると突然ジャッキが滑って体が車の下に閉じ込められ、ガソリンがこぼれて瞬時に引火した。運よく、娘のシャーロット（身長約一六八センチ、体重約五四・五キロ）が事態に気づいて、現場に駆けつけた。彼女は記者団にこう語っている。「生まれて初めてそれ［トラック］を持ち上げたんです。父は『いいぞ、もう少しだ』と言いました。そしてついに持ち上げることができました。クレージーな力でね。それから父を引きずりだしたんです」。それでは足りないとでもいうかのように、彼女はそのあと燃え盛るトラックに乗り込むと、三輪だけで走らせて燃えるガレージから出し、次に姉の赤ん坊を救出してから、消防署に通報したのだった。[36]

シャーロットの英雄的な行為は「火事場の馬鹿力」、すなわち、ごく一般的な人が生死にかかわるような状況下で超人的な筋力を発揮する現象の一例である。このような緊急時には、体内で大量のアドレナリンとコルチゾールが分泌されるため、全身の筋肉線維を最大限に収縮させることができる。科学者の中には、こうした逸話的な報告に懐疑的な人もいる。なぜなら、このような偉業は実験室では再現できないうえ、身体が理論的に生み出せる限界を超えた力を必要とするからだ。いずれにせよ、私たちの多くは自分が思っているより強い力が出せるのだが、その潜在能力を最大限に発揮することはない。良識ある神経系が、全力を出すことによって筋肉が切れたり、骨が折れたり、ときには命を落としかねなくなる事態を防いでいるからだ。[37] 重量物を持ち上げたときにとりわけ致命的な問題となるのは、収縮した筋肉を通して絶え間なく脳に血液を送り込まなければならなくなる状況だ。血液の供給が途絶えると失神し、場合によっては命にかかわる危険性があるため、高負荷の抵抗《レジスタンス》運動では、心臓が高い圧力を発生させることが必要となり、特に心臓自体と大動脈がそれに耐えられる必要がある。そのため、血圧が急上昇すると、人は本能的に胸を膨らませて、一瞬息を止める。バルサルバ法と呼ばれるこの重要な反射は、心臓の負担を軽減することに加えて、体幹を硬くし、背骨を安定させる。[38]

人には自ら思っている以上の腕力があるとはいえ、私は筋肉質なほうではない。もっと定期的にジムに通って体を鍛えようと、何度も決意と挫折を繰り返してきた。初めてウェイトトレーニング室に足を運んだのは高校生のときだが、すぐに退散した。大学や大学院時代には友人に誘われてウェイトトレーニングをすることもあったが、三十代後半のあるときに鏡を見て、自分が中年期に差し掛かり衰え始めたことに気づくまで、定期的なワークアウトをしたことはなかった。そのときになって初めて私は、自宅から数ブロックのところにあるヘルスクラブに入会し、トレーナーを雇って体づくりに取り掛かったのである。

だが、ちっとも楽しめなかった。私の体力のなさを知ったトレーナーは、十数台のマシンを使ったワークアウトを数セット、それに加えて、フリーウェイト、腹筋、腕立て伏せ、ランジ、大きなゴムボールを使った苦しいエクササイズなど、おきまりのトレーニングを指示した。「痛みなくして得るものなし《ノーペイン、ノーゲイン》」というモットーは、常に痛みを抱えることを意味する。強くなる努力は、ランニングにも支障をきたした。脚の痛みがないときでも、力が入らないように感じられたのだ。ジムはまた、汗の臭いが漂う陰鬱な地下室で、自然光はまったく入らなかった。蛍光灯の下、マシンからマシンへと移動し、厳しい決意で反復練習を続ける人たちは、一人として楽しんでいないように見えた。体力はついてきてはいたが、私は半年でジムを辞めた。

以来、何度も筋力アップの試みを再開しようとして、新しいトレーナーを雇ったり、ジムを変えたりもしてみたが、どうしても続けることができなかった。そこで私は、プライバシーが保てる自宅で腕立て伏せやスクワットなどを行なうという、ジムに頼らないトレーニングのルーチンを考案した。私は強靭な人間とはとても言えないが、トレーニングはこれで十分なのではないだろうか？　チャールズ・アトラスが寝室で筋肉をつけられたのなら、私にもできるはずなのでは？

抵抗運動の基本原理は、自分の体重、あるいはダンベル、ウェイト、はては牛までの外部負荷がもたらす力に抵抗する力を筋肉に発生させることにある。要するに、何か重いものを使って、収縮しようとする筋肉に逆らうわけだ。あらゆる身体活動が大きな抵抗を伴うわけではない。水泳は水が流体なので抵抗は最小限に留まり、ウォーキングやランニングも、一歩のサイクルのうち、脚の筋肉の一部に地面からの反発力が加わるのはごく短時間であるため、抵抗の少ない運動だ。一方、ウェイトや残忍なマシンに満ち、様々な動きの中で筋肉が常に抵抗を受け続けるように設計されているジムは、筋力アップに効果的である。[39] それでも、すべてのレジスタンス・トレーニングが同じわけでも、同等の効果があるわけでもない。

アームカール（上腕を固定したままダンベルを胸の高さに持ち上げるトレーニング）をするために、重いウェイトを手に持っているところを想像してみよう。肘を曲げてウェイトを上方に持ち上げる場合、上腕二頭筋は収縮しながら力を発生させる。これは専門用語で「コンセントリック（短縮性）筋活動」と呼ばれる。コンセントリック筋活動は、筋肉が体を動かす第一の手段だ。だが、筋肉は常に収縮するとは限らない。ウェイトを上下に動かさずに静止して持ち続けた場合、上腕二頭筋は収縮しようとするものの、その長さは変わらない。これは「アイソメトリック（等縮性）筋活動」と呼ばれる。アイソメトリック筋活動はハードだ。だが、肘を伸ばしてウェイトを非常にゆっくり下げる「エキセントリック（伸張性）筋活動」は、さらに難しい。上腕二頭筋は、筋肉の長さを伸ばしながら発火することが必要になるからだ。では、上腕二頭筋は、コンセントリック、アイソメトリック、エキセントリックの各筋活動のうち、どれに注力すれば強くなるだろうか？

コンセントリック収縮は体を動かすには欠かせないものだが、チャールズ・アトラスがブルックリン動物園で直感したように、概してこの筋活動は、エキセントリック筋活動やアイソメトリック筋活動に比べると、筋肉増強効果は弱い。[40] そのため、アスリート、トレーナー、ボディビルダーを含め、より強くなりたいと望む人は、エキセントリック筋活動とアイソメトリック筋活動のレジスタンス・トレーニングを多く取り入れている。厄介なことに、彼らは「痛みなくして得るものなし」という格言に従う傾向がある。その理由を探るため、あなたは今ジムにいて、かなりの重量を使ったワンセット一〇～一二回のアームカールを三セットやっているところだと想像してみよう。最初は疲労感だけだが、数時間後には痛みが出てくるに違いない。これは、抵抗力（ウェイト）に逆らって上腕二頭筋に容易に処理できる以上の力を発生させた結果、筋肉が文字通りミクロのレベルで引き裂かれるため起こる。フィラメントが切れ、膜が破れ、結合組織が裂けるのだ[41]。このいわゆる「微小損傷」が短期的な炎症を誘発することが、腫れや痛みの原因である。さらに重要なのは、意図的に筋肉を少し切り刻むことで、成長が促されることだ。微小損傷は影響を受けた筋肉細胞を刺激して一連の遺伝子をオンにする。これらの遺伝子には様々な作用があるが、とりわけ、筋線維の総数と太さを増加させることにより、筋肉の直径を拡張して、筋肉を強くするのだ[42]。

「痛みなくして得るものなし」は、真剣なウェイトリフターたちの根本原則であり、マントラともなっているが、ひどい痛みに苛まれたり、ミイラのような歩き方をしたりしなくても筋肉を鍛えられることがわかれば、安心できる人もいるだろう。筋肉に通常以上の負荷をかけることは依然として必要だが、成長を促す遺伝子をオンにするには、必ずしも筋肉を細切れにする必要はない[43]。あなたの一番の目的が筋力をつけることにあるなら、エキセントリック収縮やアイソメトリック収縮を要するウェイトを使ったワークアウトをゆっくり数回繰り返すことにより、最高の見返りが得られるだろう[44]。一方、あなたの関心がパワーと持久力の向上にあるなら、より軽いウェイトを使ってコンセントリック筋収縮を要する一五～二〇回の急速なワークアウトを複数セット行ない、セット間の休息を短時間にすると、大きな効果を得ることができる[45]。さらに、週に数回のウェイトリフティングは、年齢を重ねても健康かつ活発に日々を過ごすうえで、とりわけ効果がある。

加齢と筋肉

私の故郷ニューイングランドの寒いみじめな冬を熊のように眠り通し、春の最初の芽吹きとともに目覚めることができたら、どんなにいいだろう。だがもしそうできたとしても、熊ではない私の体は、目覚めたときには深刻に弱まっているはずだ。熊は、何カ月にもわたる飢餓と不活動にもかかわらず、冬眠を通して筋肉量を維持することができる。[46] 一方、それよりずっと短い期間であっても、寝たきりになった人間は、驚くほどの速さで筋肉量を減らす。[47] 三週間寝たきりになっただけで、脚の筋肉は最大一〇％も減少するのだ。[48] さらに深刻なのは、重力のない宇宙空間にいる宇宙飛行士で、わずか一〜二週間のあいだに筋肉量の二〇％を失ってしまう。[49]

幸いなことに、筋肉にとって加齢のプロセスは、寝たきりの状態や宇宙飛行ほど破壊的なものではないが、「サルコペニア（加齢性筋肉減弱症）」（ギリシャ語で「肉の喪失」の意）というおどろおどろしい専門用語で呼ばれる筋肉の萎縮は、高齢者の障害や病気の主な原因となっている。加齢に伴なう典型的な変化として、筋線維はそのサイズと数を減らし、神経も劣化する。[50] その結果は、力とパワーの喪失だ。米国や英国などの先進国における二五歳から七五歳にかけての握力の低下率は、平均約二五％にも及んでいる。[51] 私の自宅から数キロ離れたところにあるマサチューセッツ州の町、フラミンガムでは、わずか一〇ポンド（約四・五キロ）さえ持ち上げられない女性の割合は、五五歳から六四歳のあいだでは四〇％だが、七五歳から八四歳のあいだでは六五％にまで増加することが明らかになっている。[52] この傾向は気がかりだ。体力が低下すると、椅子から立ち上がる、階段を上る、普通に歩くといった基本的な動作ができなくなる。そして体が弱ると、人々はよけい不活発になるため、さらに劣化が進むという悪循環に陥ってしまう。

サルコペニアは加齢に伴い静かに進行する病だが、筋肉の機能や能力の衰えはほとんど予防可能であるため、もっと大きな注意が払われてしかるべきだ。加齢に関する研究によると、狩猟採集民も、脱工業化社会の欧米人と同様に、年を経るごとに筋力が低下するが、その速度はかなりゆっくりであることがわかっている[53]。図15に示すように、アマゾンの熱帯雨林に暮らすアチェ族の七〇歳女性の平均握力は、イングランドに暮らす五〇歳の女性に典型的に見られる握力に匹敵する。

高齢の狩猟採集民や生涯にわたって活動的な生活を送っている人々は、筋肉を使えば加齢に伴う筋肉の減少が抑えられるという嬉しい事実の生き証人だ。実際、加齢が抵抗運動に反応する筋肉の能力を失わせることはなく、適度な抵抗運動を行なえば、これまでに述べたメカニズムのおかげでサルコペニアの進行を遅らせ、場合によっては年齢に関わらず元に戻すことさえできる。何十もの無作為化比較試験が、負担をかけない中強度のウェイトトレーニングを行なうことにより、高

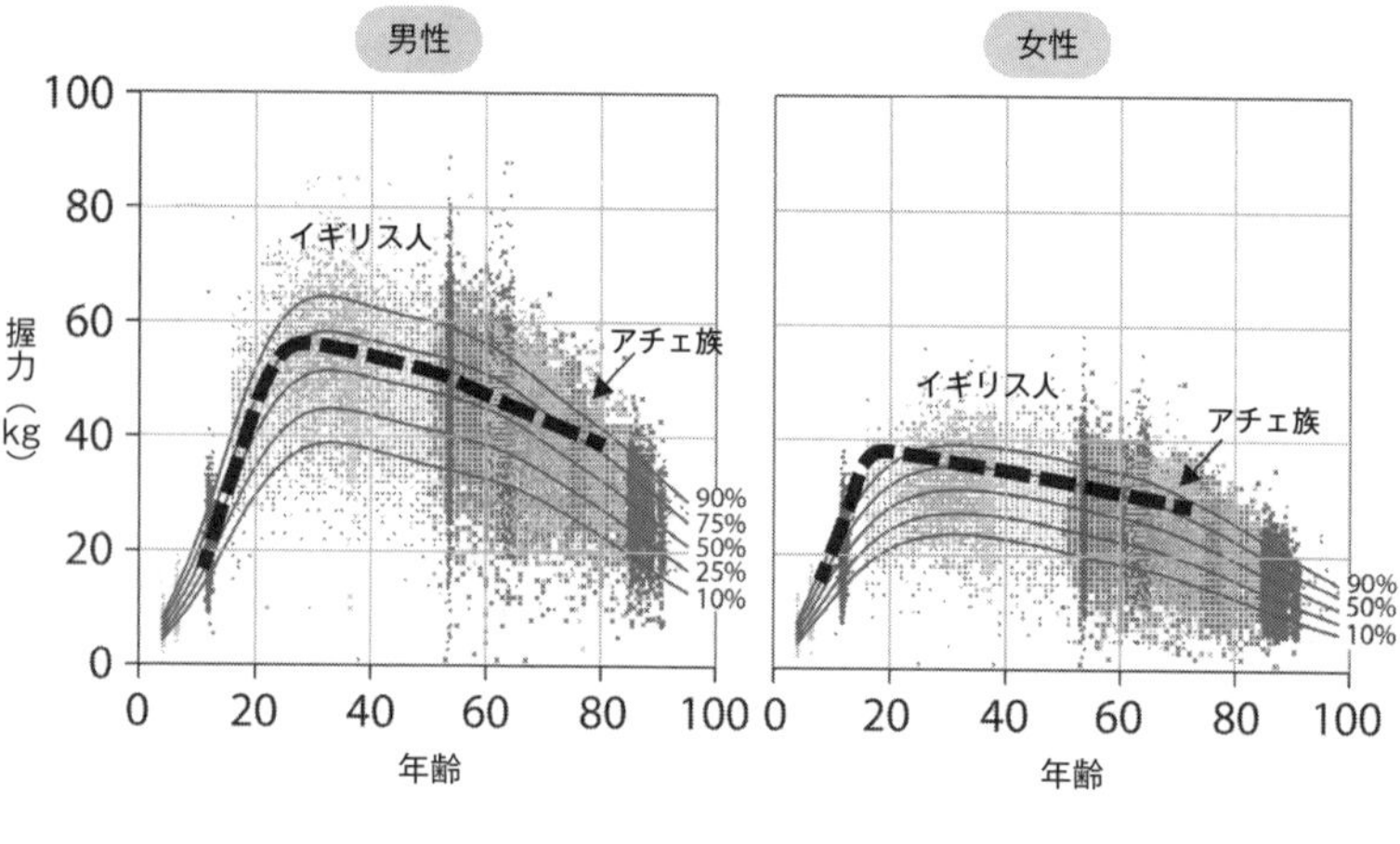

図15　様々な年齢におけるイギリス人男女とアチェ族（破線）採集民男女の握力の比較（以下の論文から許可を得て作成。Dodds, R. M., et al. [2014], Grip strength across the life course: Normative data from twelve British studies, *PLOS ONE* 9:e113637; and Walker, R., and Hill, K. [2003], Modeling growth and senescence in physical performance among the Aché of eastern Paraguay, *American Journal of Human Biology* 15:196–208）

齢者の筋肉量と筋力が増加し、その結果、通常の身体機能を保ったり、介助を必要とせずに活動したりする能力が向上することを示している。[54] ある研究では、八七歳から九六歳という高齢者でさえ、レジスタンス・トレーニングを八週間行なった結果、筋力の顕著な向上が見られた。[55] さらに重要なのは、このような介入がサルコペニアの進行を食い止めて体の機能を回復させることにより、高齢者の障害リスクが減り、生活の質が向上することだ。

サルコペニアはそれ自体が気がかりな病気だが、恐ろしいことに、本書の最後のほうで検討する他の病気にも関連している。最も明らかなのは、筋肉量が減少すると骨に負荷をかけまいとして不活発になるため、骨粗鬆症《こつそしょうしょう》にかかりやすくなることだ。この密かな疾患は、骨が弱くなって負荷に耐えられなくなると生じるもので、その結果、骨が折れたり、つぶれたりする。筋肉が衰えると身体活動が減るため、サルコペニアは、心臓病や2型糖尿病など、運動不足に関連する他の疾患のリスク要因にもなる。幸いなことに、適度なレベルの抵抗運動を行なえば、筋肉が糖分を利用する能力が高まり、有害なコレステロール値が下がるため、代謝と心血管に大きな効果をもたらすことが数多くの研究で明らかになっている。[56] 適切に、かつ負担が過剰にならないように行なえば、筋力トレーニングは怪我の予防にもつながる。[57] そして最後に、重要なこととして、高齢期にサルコペニアを防ぐことは、うつなどの精神的疾患の予防にも役立つことを挙げておきたい。

ウェイトトレーニングはどれだけやればよいのか？

ジムに通って体を動かすことが嫌いな人には、強力な味方がいる。スーパーヒーローたちだ。スパイダーマンは放射能に汚染されたクモに噛まれたことから、ハルクとキャプテン・アメリカは科学者が遺伝子を変異させたことから、ワンダーウーマンとソーはたまたま両親が神であったことから、それぞれ強力な力やパワーを手にした。バットマンだけはワークアウトをするが、彼はとてつもなく裕福な博愛主義者であり、両親が殺されたことがきっかけで、世界から犯罪をなくす努力に生涯を費やすことになった[58]。だが、生活のために仕事をしなければならず、ジムを避け、ウェイトトレーニングより有酸素運動を好む一介の人間である私としては、目標を達成するためにどの程度のレジスタンス・トレーニングが必要なのかをぜひ知りたいと思う。

慎重に検討されたコンセンサスに基づくアドバイスの最適な入手先は、アメリカスポーツ医学会だ。専門家パネルによる最新のエビデンスによると、私の場合、一週間毎日行なう有酸素運動に加えて、週に二回、八〜一〇種類の抵抗運動をそれぞれ一〇〜一二回繰り返して行なうのが最適だという[59]。そして、六五歳に達したら、ウェイトトレーニングの反復回数を一〇〜一五回に増やすように推奨されている。

何百世代も前の私たちの祖先は、この提言をどう受け止めるだろうか。おそらくは、体力がなくても生きていける機械に囲まれた世界に驚嘆するだけでなく、持ち上げられることだけが目的の物を持ち上げるために不必要な出費をすることに困惑するだろう。私たちの中には、車を使わずに徒歩で通勤したり、エレベーターを使わずに階段を上ったりすることにより「正常な」環境下で有酸素運動をしている人もいるにはいるが、今日では筋肉に大きな負荷がかかる抵抗運動を必要とする仕事はあまりない。ショッピングカート、ベビーカー、車輪のついたスーツケース、フォークリフトなどの道具により、私たちはもはや苦労して何かを持ち上げたり運んだりしなくても済むようになった。だからこそ、抵抗運動を行なうために、ジムでウェイトを繰り返し持ち上げるというような奇妙なことをやっているのだ。幸いなことに、このような行為に対する生物学的反応は、子供や食べ物を運ぶ、穴を掘る、石を持ち上げるといった石器時代の人々が行なっていた抵抗運動と変わらないように見受けられる。

現代のウェイトリフティングは狩猟採集生活を送っていた祖先たちを面白がらせるかもしれないが、彼らと同じように私たちもまた、サルコペニアや骨粗鬆症などの関連疾患を防ぐには適度な筋肉をつけるだけで十分であると知ったら、祖先たちもきっと安心するだろう。繰り返しになるが、人類の進化の歴史の大部分において、筋肉がつきすぎていることは、長所より短所になるほうが多かったのだ。もし私が十分な食料を得るのに苦労している古代の狩猟採集民だったら、強すぎる筋肉がもたらすメリットは、余計なコストがかかって他の必要なことに使えるエネルギーが減ることで、小さくなってしまうだろう。今もそうだが、当時としても、日常生活のふつうの活動を送るために適した強さを持ちたいと、なにより思ったに違いない。

とはいえ私たちは、スピードとパワーの双方を必要とし、繁殖成功度にも大きな影響を与える、大昔から連綿と続けられてきた強靭な二つの行為についても考える必要がある。それは「戦い」と「スポーツ」だ。

第七章　戦いとスポーツ――牙からサッカーへ

神話その7――スポーツすなわち運動

ワーテルローの戦いはイートン校の運動場で勝ち取られたものかもしれないが、その後の戦争の緒戦はことごとくそこで失われてしまった（ワーテルローの戦いを勝利に導いたウェリントン公の言葉［とされている］を引いて、その後の英国支配階級の能力劣化をなじったもの）。

ジョージ・オーウェル『ライオンとユニコーン』（一九四一年）

タンザニア、タランギーレ国立公園の典型的な暑く埃っぽいある日、アカシアの木立のそばで五〇頭ほどのヒヒが私たちを取り囲んでいる。私の注意を惹いたのは、転げ回って遊ぶ二匹のやせっぽちの子ザルだ。元気な子ザルは互いの尻尾をつかみあい、レスラーのように土の上を転げ回って、嚙みついたり、はたき合ったりしている。そのすぐ近くでは成体のメスが子ザルたちの様子には目もくれずに、自分の二倍もあろうかと思われるオスの毛繕いをしている。一心不乱に作業に集中し、素早い指運びでオスの背中の密集した毛をかきわけては、ダニを巧みに探し出して、ポイと口に入れる。大きなオスは至って満足げだ。他の場所では、ヒヒたちが餌を食べたり、授乳したり、のんびりくつろいだりしている。そんな折、一頭のやや小柄なオスが、毛繕いをしているカップルに近づいてくる。子ザルたちがサッと逃げる中、大きなオスは立ち上がって吠えると、短剣のように鋭い犬歯をむき出しにする。あっという間に二匹のオスは、むき出しの牙と毛皮と尻尾が一緒くたになり唸り声をあげて回転するボールになる。ヒヒも人間も、あらゆる者が手を止めて、二匹のオスの激しい戦いを見守る。一〇秒後、戦いは始まったときと同じくらい唐突に終わり、小さい方のオスが悲鳴を上げて逃げ去ってゆく。前肢を舐めているところを見ると、上腕部を噛まれたらしい。やがて、何事もなかったように、遊びや毛繕いなどの穏やかな活動が再開する。

ヒヒの群れを観察すると、こうしたシーンを頻繁に目にするはずだ。ヒヒは、多数のオスとメスからなる大きな集団で暮らしている。オス・メスともに優勢順位があり、喧嘩は、幼児期に遊びとして始まったものが、攻撃的な行為として繰り返されるようになる。暴力行為はオスとメスの両方に及ぶが、通常、加害者になるのはオスのほうだ。成熟した若いオスは、上位のオスになるために戦わなければならない。一方、優位に立ったオスは、自分の地位を守り、他のオスが自分のメスと交尾できないようにするために多くの時間を費やす。気性は荒くなり、ストレスレベルも高く、喧嘩が頻繁に起こる。態度や戦略も重要だが、勝敗はスピード、強靭さ、体格と敏捷性に大きく左右される。こうしたヒヒのような行動は、霊長類では珍しくない。チンパンジーの群れと一週間過ごせば、無数の喧嘩に遭遇するだろう。中には、ゾッとするほど残酷な喧嘩もある。オスのチンパンジーは、優位に立って交尾の機会を支配するために、他のオスやメスを頻繁に攻撃し、ときには相手を殺すこともある。[1]

私たち人間は彼らに比べると、ずっと穏やかだ。どこかの町の公園に行って人類の同胞を観察すると、子供たちは同じように遊んでいるが、大人たちが喧嘩をしていることはまずない。むしろ、大人たちは静かに子供たちを見守ったり、ぶらぶらしたり、サッカーやバスケットボールなどのスポーツに参加したりしている。成体の人間は他の種の成体よりよく遊び、喧嘩の頻度も、ヒヒやチンパンジーのような他の霊長類よりはるかに少ない。これまでに研究された最も好戦的な人間の集団でさえ、暴力を振るう頻度は、チンパンジーの二五〇～六〇〇分の一程度だ。[2] 成体の人間がこれほど非攻撃的なのは、これまで見てきたように、人間は速さについても力強さについても、弱くなるように進化してきたせいなのだろうか。さらには、戦いを遊びに変えてしまったためだろうか――とりわけスポーツという文脈の中で。

コンセンサスによれば、その答えはイエスだ。「私たちは腕力と頭脳を交換したのだ。人類は、スピード、パワー、力に頼るのではなく、協力しあい、道具を使い、創造的に問題を解決するように進化してきたのである」と。

だが私は、この広く信じられている概念は、部分的にしか真実ではないと考えている。前の二つの章では、人間がいかに比較的のろまで弱々しい生物であるかについて見てきたが、スピードや強さの重要さが失われたわけでない。むしろ、屈強な特性は、衰えたとはいえ、人間の活動の歴史において重要な役割を果たしてきた。その主な理由は、人間がお互い同士や獲物と肉体的に競う特殊な方法にある。確かに私たちは、チンパンジーなどの霊長類に比べれば、日常的な暴力は少なく、生身のパワーや力を使う能力も劣る。だが、人間は戦うことを完全にやめたわけではない。そうではなく、戦い方や頻度を変えたのだ。人間の中には狩りをする者もいる。そのため、牙や拳を使う喧嘩や狩りの頻度が少ないかどうかにかかわらず、スピードと強さは、依然として進化上極めて重要な結果をもたらす可能性があるということになる。とりわけ、命に関わるような怪我をするかどうかは重要だ。死者は子供を産むことも、すでに生まれた子供の生存を助けることもできないため、戦闘能力や狩猟能力に影響する遺伝的な長所や短所は、自然選択に強い影響を与えるはずだ。[3]

また、スピードと強さが、スポーツを含めた運動における重要な要素であることも依然として変わらない。あらゆる哺乳類は幼いときに、戦いに役立つ運動能力を身につけるため遊ぶが、人間はどの文化圏においても、老若男女を問わずスポーツなどの遊びを行なう。さらに、多くの試合やスポーツで、遊びと戦い（ときには狩りも含む）の境界線を曖昧にするスピードや強さなどの資質が重視されていることも偶然ではない。考えてみれば、私たちが最も称賛し報いるアスリートは、オリンピックのモットーである「キティウス・アルティウス・フォルティウス」（より速く、より高く、より強く）という、剛健なモットーに従って他の者を圧倒する人たちであることが多い。

そこで、スピード、強さ、パワーに関する進化論的・人類学的な探究を締めくくるにあたって、戦いやスポーツ（および、それらより比較的規模が小さいが狩猟についても）が人間の身体能力の進化にどのような影響を与えたかを探ってゆくことにしよう。この章で検討するトピックの中には、どうしても女性より男性に焦点を当てたものが多くなることをお断りしておく。その理由はただ単に、男性の方が女性より好戦的である（主にテストステロンの影響による）ことにある。だが、これから説明するように、女性も人間同士の戦いや、ときには狩猟にも一役買っているし、多くのスポーツにももちろん加わっている。とはいえまずは、性別にかかわらず、人間が戦う理由の根底によく見られる資質、つまり攻撃性について検討することにしよう。

人間は生まれつき攻撃的な生き物なのか？

もし私が戦争で引き裂かれた国や暴力的な地域で育ってきていたら、人間はチンパンジーやヒヒより戦うことの少ない動物だという考えを素直には受け容れなかっただろう。実際、この章を書きながら、いかに自分が暴力について無知で経験不足であるかを痛感させられている。私は格闘技も、レスリングのような攻撃的なスポーツもやったことはない。また、ボクシングや闘牛を見るのが好きなヘミングウェイ・タイプの人間でもない。さらに言えば、これまでの人生で目撃した喧嘩は数えるほどしかなく、そのいずれも真剣なものではなかった。そこで興味を抱いた私は、喧嘩をじかに経験することにした。だが怪しげなバーで喧嘩を始める度胸はなかったので、ポスドクの学生、イアンをボディーガードにして、ボストン郊外の町で行なわれたケージファイト（金網で囲まれたステージで行なう格闘技の一種）に出かけたのだった。

そのファイトクラブに到着してすぐ疑念が湧いてきた。ハリウッド製の格闘映画を観ていた私は、会場は町の危険な場所にある工場跡地だろうと思い込んでいたにもかかわらず、イアンと私が足を踏み入れることになったのは、老朽化したショッピングモールにあるボウリング場の裏手だったからだ。だがその疑念は、金網で囲まれた八角形のケージ周囲を取り囲む数百人の酔っぱらってわめく若い男性と一握りの女性を押し分けて進むうちに吹き飛んだ。そこではヘビーメタルの音楽がこれでもかという大音量で鳴り響き、テストステロンのにおいが嗅げそうな気がした。それからの数時間、イアンと私は五指に余る総合格闘技（ＭＭＡ）の試合を観戦した。チンパンジーやヒヒの戦いに比べると、試合はスローモーションのように見えた。どの試合でも、最初ファイターは互いを警戒しながらケージのふちを回り、主にボクシングのジャブやキックを繰り出していたが、最後は否応なく床の上でレスリングを行なう体勢になり、自分の頭を守ったり、相手の上に乗ったりしながら、パンチ、エルボージャブ、キック、ボディスラムを繰り出して、相手を叩きのめそうと激しく格闘した。ある選手は相手の首を脚で絞めあげることによって勝利し、敗者はケージの床で必死にあえいだ。

一部の人にとって、武術とは、強烈な肉体的・男性的な詩のようなものだ。次に引用するのは、ジョイス・キャロル・オーツの言葉である。「そもそも私は一度もボクシングをスポーツだと思ったことがないので、それがスポーツであるかどうかなど、どうでもいいことだ。ボクシングには、根本的に陽気なところも、昼間の光や楽しみに属するようなものもまったくない。最も激しい瞬間には、人生の美しさ、脆弱さ、絶望、しばしば自己破壊的な計り知れない勇気など、人生の完全かつ力強いイメージが含まれているように思える」[4]（アメリカ人女性作家のオーツは、ボクシング愛好家として知られている）。私自身は、ボクシングやレスリング、MMAを含め、暴力的なスポーツに美しさを感じることはほとんどないが、巧みに戦うことへの真摯な努力は評価している。ケージファイターの戦いは、生き延びるために必要な並外れた強さを見せつける。とりわけ、ケージの床の上で身もだえし、大けがをしないために、また相手をできるだけ傷つけるために、ほぼすべての筋肉を酷使する選手の姿は印象的だ。私は首を折られた者がいなかったことに驚いたが、その思いは、壁に貼られている、命を落としたMMAファイターのポスターによって増幅された。その中の一枚は、まさにそのケージで前年に死亡した選手のものだった。実のところ、勝つための重要な要因は、力よりも技術や態度であるように思える。ファイターの苦闘においては、痛みや疲労を克服し、勝つ手段を見定めるために、肉体と同じぐらい精神を奮い立たせて戦うことが必要だからだ。

こうした特性はさておき、暴力とむき出しの攻撃性を、おとがめなしにすますわけにはいかない。MMAの試合では、全試合数の四分の一近くで選手が怪我をしており、データがとられているスポーツの中で、最も傷害性の高いスポーツになっている。[5]その夜の最後の試合は、ここで「ぬるぬるスティーヴ」と「素手のボブ」と呼ぶことにする二人のファイターの対戦だった。この二人のライト級選手は死に物狂いで戦ったと言っても過言ではない。二人は、キックし、パンチし、床の上で激しいレスリングをする中、互いに相手を傷つけるチャンスを逃さなかった。立っているときは、足を踏みつけあい、床に転がっているときは、膝、足、肘、拳を使って、できる限り壊滅的な打撃を相手に与えようとした。試合は、「素手のボブ」が「ぬるぬるスティーヴ」の腕を折ったらしいところで終わった。ぐったりとした腕を抱えて、痛みに耐えながらケージから出てきたスティーヴは、「俺はまだ終わってないぜ！」と叫び、観客も同じぐらい攻撃的に叫び返した。

ケージファイトなどの暴力的なスポーツは、人間には並外れた攻撃を楽しんだり、行なったりする能力があることを思い出させる。だが、それは人間もチンパンジーやヒヒと同じぐらい攻撃的であることを意味するのだろうか？　突き詰めて言えば、「素手のボブ」も「ぬるぬるスティーヴ」も、戦って金をもらうプロのエンターテイナーだ。相手を叩きのめしたい気持ちが動機になってはいるものの、戦いは規定に従って行なわれている（嚙みつくことや性器への打撃は禁止だ）。「素手のボブ」も「ぬるぬるスティーヴ」も、オリンピックゲームとして認められている正統なスポーツのボクサーやレスラーとさほど変わらない。さらに言えば、ＭＭＡのファイターは、パッドやヘルメットをつけてフィールドで戦い、怪我をするリスクを負って金をもらっているアメリカンフットボールの選手とどれほど違うと言えるだろうか？

ボクシング競技や人間の攻撃的な行為は、人間の本質に関する古くからの議論を浮かび上がらせる。人間は掘り下げれば、もともと穏やかで協力的な生き物であり、文明に堕落させられると攻撃的になるのか？　それとも、人間はもともと攻撃的だが、文化によって文明化するのか。弱虫の私と攻撃的な「ぬるぬるスティーヴ」のどちらが常軌を逸しているのだろうか？

自分の偏見を恥じずに明かすと、私は、人類には暴力的な傾向や能力があることを認識しながらも、人類はもともと道徳的で、争いを避け、協調的になるように進化してきたと信じて育った。そして今は、サルではなく、概して非暴力的な人間に生まれたことをうれしく思っている。もし私がチンパンジーだったら、殴られたり殺されたりしないようにすることに一日のかなりの部分を費やしているだろう。無関係な他人やペットの命を救うために、燃え盛るビルに飛び込んで命を危険にさらすようなことをするのは人間だけだ。ケージファイトのような荒々しいスポーツにもルールがあり審判がいて、ファイターが過度に傷つかないよう図られている。この点で私は、人間の生来の性向は道徳的に行動することにあり、人間の暴力行為の多くは、道徳的な行動を堕落させる文化的な態度や状況に起因すると考えたジャン・ジャック・ルソーやその信奉者たちの哲学に惹かれる。[6]

だが、人間は高い協調性を持っているとしても、ときには互いに争うこともある。とりわけ男性ではそれが顕著だ。さらには、弓矢、投げ矢、銃、爆弾、ドローンや他の武器を発明し、恐ろしいほどの殺傷力を発揮しているのは、動物界の中で人間だけである。たとえ気弱で特別な技能がない人間でも、引き金やボタンを押すだけで、何千人もの人を殺害したり、体に障害を負わせたりすることができる。暴力は狩猟採集社会を含むあらゆる文化に織り込まれているという事実は、人間は生まれつき善良で非攻撃的だという想定に疑問を投げかける。[7] したがって私は、人間の攻撃性は古くからある本質的なもので、適応により生じることもあるとするトマス・ホッブズとその信奉者たちの思想も評価したい。[8] スティーブン・ピンカーが詳説しているように、私たちの種が社会的・文化的制約のおかげで指数関数的に非暴力的になったのはごく最近のことであり、そうした制約の多くは啓蒙主義思想によって培われたものだ。[9]

では、私たちは、協力して争いを回避する並外れた能力（ルソー派の思想）と攻撃する能力（ホッブズ派の思想）をどのように調和させればよいのだろうか。

この古くからある議論に説得力のある解決策を提案したのは、人々は能動的攻撃性と反応的攻撃性という、まったく異なる二種類の攻撃性を誤って混同していると指摘したリチャード・ランガムだ。[10]ランガムによれば、人間が他の動物、特にその近縁種と異なる点は、極めて低い反応的攻撃性とより高い能動的攻撃性を持つことにあるという。人間は、反応的攻撃性の面ではルソー派に呼応し、能動的攻撃性という面ではホッブズ派に呼応しているのだ。

この違いを説明するために、今、私があなたの手から、この本を乱暴に奪い取ったとしよう。あなたは憤慨して大声をあげ、本を取り返そうとするかもしれないが、おそらく私を攻撃しようとはしないだろう。あなたの脳は、反応的攻撃性に基づく行動を即座に抑制しようとするからだ。だが、もしあなたがチンパンジーだったら、私の盗みに対して即座に、かつ手加減せずに、暴力で応酬するだろう。私が群れの支配的なオスでない限り、何も考えずに私を強打して本を取り返すはずだ。チンパンジーによく見られるこのような反応的攻撃性の事例として大きく報道されたのは、トラヴィスという名の成体のオスのチンパンジーのケースだ。トラヴィスは、サンドラとジェローム・ヘロルドの家族の一員として、ずっと穏やかに暮らしてきた。だが、二〇〇九年二月、一五歳になっていた彼は、サンドラの友人のチャーラという女性が彼のお気に入りのおもちゃを拾った際に怒りを爆発させてしまった。トラヴィスの残虐な攻撃を即座に被ったチャーラは、両手および、鼻、目、唇を含む顔の大部分を失ったのだった。[11]

ロードレイジ（運転を起因とする暴力行為）は、人間もときおりトラヴィスのように反応的攻撃を行なうことを示す例だが、このような事例は稀で、衝撃的だ。なぜなら人間は子供の頃に、こうした反応的な衝動を抑制することを迅速に習得するからだ。それでも、反応的ではない大人の人間は、意図的で計画的な敵対行為に秀でることがある。このような能動的攻撃は、あらかじめ決められた目標、計画的な行動、攻撃対象への集中、感情喚起の欠如などが特徴だ。チンパンジーも能動的攻撃を行なうことはあるが、人間は計画的かつ意図的な戦いの形を新たな高みへと導いた。それらには、待ち伏せや誘拐、計画的な殺人、そしてもちろん戦争が含まれる。狩猟やボクシングのような格闘技も、間違いなく能動的攻撃の一形態だ。そして重要なのは、狩猟や他の形の計画的攻撃は、反応的攻撃とは心理的にまったく異なるということである。暴力的な犯罪者、冷酷な独裁者、拷問者などを始めとする能動的攻撃者は、同時に愛すべき配偶者や親、信頼できる友人、愛国心に満ちた同胞にもなりえ、チンパンジーや幼児なら怒り狂うような状況でも、完璧な冷静さと愛想よさを保つことができる。さらには、肉体的に勝る必要もない。

私たちはいかにして、反応的攻撃性が高く、能動的攻撃性が低い、強くて危険なサルのような動物から、反応的攻撃性が低く、能動的攻撃性が高い、弱くて協力的で遊び好きな人間へと進化したのだろうか。長年にわたり議論され、今でも議論の的になっている仮説の一つは、この移行が、人類の進化の歴史の早い段階、すなわち類人猿から分岐して直立するようになった直後に起こったというものだ。

戦うために立ち上がる？

石器時代に起きた殺人の証拠を見つけるのは難しくない。たとえば、イラクの遺跡から出土したネアンデルタール人は、背骨に埋め込まれたまま残った槍の先端により、六万年前に刺殺されたことが判明しているし、アルプスの氷河で五〇〇〇年間氷漬けになっていた「アイスマン」のエッツィは、弓矢で背中を射抜かれていた。[12] とりわけ衝撃的なのは、ケニアのナタルクで発掘された遺跡だ。現在のナタルクは暑くて埃っぽい低木地帯だが、一万年前にはラグーンだった。そこで、二七人の男女子供からなる狩猟採集民の集団が虐殺されたのである。骨を調べたマルタ・ラーの研究チームは、悲惨な光景を再現することになった。[13] 一部の骨格の両手は折れており、手を縛られていたことが示唆されている。また、すべての骨格に、砕かれた頬骨、陥没した頭蓋骨、折れた膝骨や肋骨、投擲物《とうてきぶつ》による刺し傷などからなる外傷死の痕跡があった。犠牲者の中には乳幼児や妊婦も含まれていたことなどから、これらの狩猟採集民は能動的な攻撃により虐殺され、埋葬されずに遺棄されたものと示唆されている。[14]

ナタルクのような遺跡は議論を巻き起こす。というのは、そのような規模の集団間暴力は、農耕が始まったあとに起こったと考える人類学者が多いからだ。私が狩猟採集民について初めて学んだときには、彼らは平等主義者で、争うべき財産を持たず、移動性が高いため、概して平和的だと教えられた。集団内で争いが起きても、狩猟採集民は移動しさえすればよい。対人暴力や大規模攻撃の増加は、農耕民や欧米人との接触がもたらした悪影響だとされた。[15] しかし、農耕以前の社会における暴力の証拠は、探せば常にそこにあった。[16] リチャード・ランガムが主張しているように、私たちは、人間がいつから攻撃的でなくなったのかを問うのではなく、人間の反応的攻撃性はいつから弱まり、その能動的攻撃性はいつから強まったのかを問う必要がある。

ダーウィンに由来する、長年提唱され続けている一つの概念は、人間の系統における凶暴性や暴力性は、太古の時点で類人猿より本質的に弱くなった、とするものだ。ダーウィンは、ルソーと違ってロマンチストではなかったが、人間の本質に対しては好意的な見方をしていた。一八七一年に発表した傑作 *The Descent of Man*（邦題は『人間の進化と性淘汰』『人間の由来』など）では、攻撃性の低下が、人類の初期の進化における重要な原動力になったと（ややまどろっこしく）推論している。

からだの大きさと力の強さに関しては……人間が祖先に比べて大きくなったのか小さくなったのか、弱くなったのか強くなったのかは決めることができない。しかし、大きなからだ、強靭さ、獰猛さを備えていて、ゴリラのようにどんな敵からも身を守れるような動物は、必ずというわけではないが、おそらく社会的にはなれなかっただろう。そして、そうだとすると、人間が他人に対して感じる共感や愛情のような高度な心的性質を獲得することも、事実上できなくなっただろう……

人間の肉体的な力の弱さ、スピードの遅さ、自然の武器を備えていないことなどは、まず第一に、人間が知的能力を持っていて、いまだ野蛮な状態にあったときから武器や道具をつくることができたことと、第二に、社会的資質によって仲間を助け、また自分も助けられたことによって、十分以上に補償されている。[17]（長谷川眞理子訳）

類人猿から分岐して以来、人類の協調性、知性、弱まった力、攻撃性の低下などは一体となって進化してきたというダーウィンの見解は、彼がその言葉を記して以来、長らく人気を博してきた。しかし、度重なる世界大戦の惨禍は、人類進化について、よりホッブズ的な解釈を促すことになる。「初期人類は殺し屋だ」とみなす陣営の最強の主唱者はレイモンド・ダートだ。ダートはオーストラリア人で、解剖学を教えるため、一九二二年に南アフリカのヨハネスブルグに不本意ながら渡った。だがその赴任は、二年後に、のちに「タウングベイビー」という愛称で呼ばれることになるアウストラロピテクスの子供のほぼ完全な頭蓋骨が手許に転げ込んできたおかげで、思いがけない幸運となった。それから一年も経たないうちに、この頭蓋骨は、人類は大きな脳を持つヨーロッパの祖先からではなく、小さな脳を持つアフリカのサルのような生物から進化したことを示していると正しく主張したダートは、世界的な名声を得ることになる。ただしダートは、タウングベイビーなどの化石が発見された石灰岩の穴の中にあった他の多くの砕かれた骨は、初期のヒト族（ホミニン）に狩られたものだと誤って結論づけた。ダートは当初、ダーウィンの仮説、すなわち、二足歩行により初期のヒト族の手が自由に使えるようになり、狩猟用具を作ったり使ったりできるようになった結果、大きな脳が選択され、狩猟能力が向上したという仮説に同調していた。

ところが、一九五三年に発表した有名な論文で、最初の人類は単なる狩猟者どころではなく、殺人鬼の捕食者だったと提唱したのだ。[18] これは明らかに、自らの戦争体験に影響を受けたためだろう。この驚くべきダートの言葉には、一見の価値がある。

人間の取り扱いに対する人類の忌まわしき残酷さは、人類の避けえない特質と分化的特性の一つを形作るもので、それは人類に備わる肉食性と食人の起源という観点からしか説明がつかない。最古のエジプトやシュメールの記録から最新の第二次世界大戦の残虐行為に至るまでの、飛び散る血や殺されてえぐり出された内臓に満ちた人類史の記録は、人類が初期に普遍的に行なっていた食人習慣、様式化された宗教における動物や人間の生け贄の習慣、そして世界中に存在した頭皮剝ぎ、首狩り、体の部位の切断、死姦習慣と合致しており、人類を類人猿の親類から食餌の点で分離し、むしろ最も凶暴な肉食獣に与させる、この共通の血に飢えた差別化要因、この捕食癖、このカインの印を明白に示している。

「キラーエイプ仮説」して知られることになるダートの仮説は、ジャーナリストのロバート・アードレイが、ベストセラーとなった著書『アフリカ創世記』の中で広めたものだ。同書は、二つの世界大戦、冷戦、朝鮮戦争、ベトナム戦争、政治家の暗殺、蔓延する政情不安などに幻滅した世代に熱心に迎えられた。[19] キラーエイプ仮説は、『猿の惑星』や『2001年宇宙の旅』、『時計じかけのオレンジ』などの映画をはじめ、大衆文化に拭い去れない痕跡を残した。

だが、ルソー派はまだ死んではいなかった。タウングベイビーや他の化石が出土した石灰岩の穴の中の骨を再分析したところ、彼らは初期のヒト族にではなくヒョウに殺されたことが判明したのだ。[20] さらに研究を進めると、これらの初期のヒト族は大部分がベジタリアンだったこともわかった。また、何十年にもわたって敵意を突きつけてきたことへの反動により、一九七〇年代の科学者の多くは、人類の優しい側面、とりわけ採集、食料の共有、女性が担った役割などを示す証拠を受け入れた。最も広く議論された大胆な仮説はオーウェン・ラヴジョイが提唱したもので、最初のヒト族は、より協力的で非攻撃的になるために二足歩行を選択したというものである。[21] ラヴジョイによると、初期のヒト族の女性は、自分たちを養う食料を運ばせるため、直立歩行が得意な男性を厚遇したという。女性はこのようなヨチヨチ歩きの男性に何度も食べ物を持って来させるため、月経周期を隠したり、乳房を恒久的に大きく保ったりすることによって、排他的かつ長期的な一夫一婦制の関係を促した（チンパンジーのメスは、排卵期に尻が大きく膨らんで目を惹き、授乳していない時期には乳房が小さくなる）。粗野な言い方をすれば、女性は食べ物と引き換えにセックスを提供することで協力的な男性を選択したというのだ。そうだとすれば、反応的攻撃性や頻繁な戦いが選択されなくなったのは、ヒト族の系統と同じくらい古いことになる。[22]

人類学者は、その多くがルソー派だが、この四〇年間、この「食物供給仮説」に異議を唱えてきた。最大の問題は、初期のヒト族の男性の体格が、女性より少なくとも五〇％は大きかったと考えられることにある。[23] 三二〇万年前に暮らしていた有名なアウストラロピテクス・アファレンシス（アファール猿人）の女性「ルーシー」の体重は三〇キロ弱だったが、同種の男性の体重は約五〇キロあった。「性的二形」と呼ばれるこの体格の違いは、種内にオス同士の競争があったことを示す信頼できる指標だ。恋人や妻を得るために素手で他の男と戦わなければならないなら、できるだけ体が大きい方が有利だ。反対に、小さければ自分の遺伝子を次世代に受け継がせる可能性が低くなる。当然のことながら、オス同士の競争が激しい種では、選択によりオスの体格だけが大きくなる。ゴリラやヒヒのように、多数のメスからなるハーレムを支配するためにオスが争う種では、オスの体格はメスより二倍も大きいが、つがい関係を築き、争う頻度がより低いテナガザルのオスは、メスよりほんの一〇％大きいだけだ。[24] チンパンジーはその中間で、オスの体格はメスより約三〇％大きい。[25]

私たちの祖先であるアウストラロピテクス（とりわけ男性）は、チンパンジーほどではなかったにしても、それと同じくらいには争っていただろう。人間の攻撃性は、過去二〇〇万年以内に、ヒト属（ホモ属）の時代のある時点で減少したに違いない。問題は、その時期だ。

ホモ属の善なる天使（スティーブン・ピンカーの *The Better Angels of Our Nature*［邦訳タイトルは『暴力の人類史』］からのもじり）

ホモ属がいつ出現したのかははっきりしていないが、ホモ・エレクトスは二〇〇万年前にはすでに存在していた。この極めて重要な種は、初期のヒト族に比べて、より大きな脳、より小さな歯、ほぼ人間に近い体つきを備えていた。また、ホモ・エレクトスの男性の体格は女性より約二〇％大きかったと推定されている。[26] 性的二形の減少は男性同士の争いの減少を示唆するため、ホモ・エレクトス以降、人類の系統は、より心優しく穏やかになったのかもしれない。それと同時に、ホモ・エレクトスは大型動物を狩り、様々な植物を採集し、高度な石器を作り、野営地で食物を分け合う、善意を持つ狩猟採集民であったことも考古学的記録から明らかになっている。

狩猟と採集は重要だ。狩猟採集民は、天使とはとても言えない証拠があるにもかかわらず（一部の推定によると、狩猟採集社会に暮らす男性の死因は、その三分の一近くが暴力によるものだという[27]）、高い協調性がなければ、生きていくことはできず、協調性のレベルは、チンパンジーよりはるかに高いものが求められる。狩猟採集民の協調性を示す形態の一つは男女間の分業だ。女性は植物の採集をより多く行ない、男性は狩猟と蜂蜜の採集を手がける。通常、カロリーの大部分は採集した植物に頼っているが、肉や蜂蜜はカロリーと栄養に満ちたハイステータスの食物であり、グループのニーズ、とりわけ授乳中の母親のニーズを満たすのに欠かせない。実際、狩猟採集民の母親は、男性たちや祖母からの食料供給がなければ、自分と子供のために十分なカロリーを手に入れることができない[28]。また、狩猟採集民の男性は、他の種のオスよりも協力し合うことが必要だ。男性は少人数のグループで狩りをすることが多く、手ぶらで帰ってくることも多い。そのためハンターたちは、狩猟に成功したグループの肉を分け合うことによって日々の食料を確保する。狩猟採集民はまた、子供の世話や捕食者の撃退なども協力して行なっている。総合すると、体格における性的二形性の減少、男女間の協力関係の増加、狩猟採集社会における女性の役割の重要性などから、人類学者は、ホモ属が出現したとき以来、人類は攻撃性を失ってきたと推測している[29]。

ホモ・エレクトスの狩猟採集民は、おそらく広範囲に協力し合っていただろうが、そうだとしても、互いに戦わなかったということではない。もしタイムマシンに乗って一〇〇万年前、二〇〇万年前の彼らを観察したら、今よりもっと多くの対人暴力を目にすると思われる理由はいくつかある。現代の狩猟採集民に見られる能動的攻撃性を別にしても、人間は狩猟採集民になってから互いに戦わなくなったという見方とは一致しない厄介な事実が二つあるのだ。

第一の事実は筋肉だ。今日の成人男性の平均体重は成人女性の平均体重より一二〜一五％重いのだが、女性では体脂肪率が高いため、筋肉量の差は目立たない。だが全身をスキャンすると、男性の筋肉量は女性より平均六一％も多く、その差のほとんどは上半身にあることがわかる。[30] さらに、男性のたくましい筋肉は、テストステロンのレベルが急上昇して、腕、肩、首の筋肉の成長が加速される思春期に追加される。[31] この点で、人間の男性はカンガルーのオスに似ている。カンガルーのオスも、戦いに備えて、思春期に上半身が大きくなるからだ。[32] 人間の男性における上半身の筋肉増強は、狩猟のために選択された可能性もあるとはいえ、攻撃目的を排除することはできない。

二つ目の事実は、文字通り私たちを直視している。図16に並べたホモ属の様々な男性の顔を見てみよう。約一〇万年前までは、最古のホモ・サピエンスの一部でも、男性の顔は大きくがっしりしていて、威圧するように大きな眼窩上隆起を持つ傾向にあることに注目されたい。最初期のホモ・サピエンスの男性の顔は、ネアンデルタール人や他の非現生人類に比べて小さく、頑健さも薄れているが、真に軽やかで「女性化」した顔は、一〇万年前になるまで登場しない。[33]

これらの大きな顔は、思春期にテストステロンのレベルが高かったことが反映されているのではないかという推測は興味深い。現代の男性におけるテストステロンの上昇は、性欲、衝動性、反応的攻撃性を増加させるだけでなく、眼窩上隆起や顔の大きさにも影響を与えている。[34] 顔立ちが男性的であるかどうかに潜在的な影響を与えるもう一つの分子は、神経伝達物質のセロトニンだ。この物質は攻撃性を低下させるため、男性化の度合いの低い顔は、高いレベルのセロトニンと関連づけられている。[35]

攻撃性に関連のある男性的な特徴の減少は、他の動物、とりわけ家畜化された動物に見られる多くの変化と対応するため、生物学者の注目を集めている。私は農場の豚や近所の犬に近づくことにはま

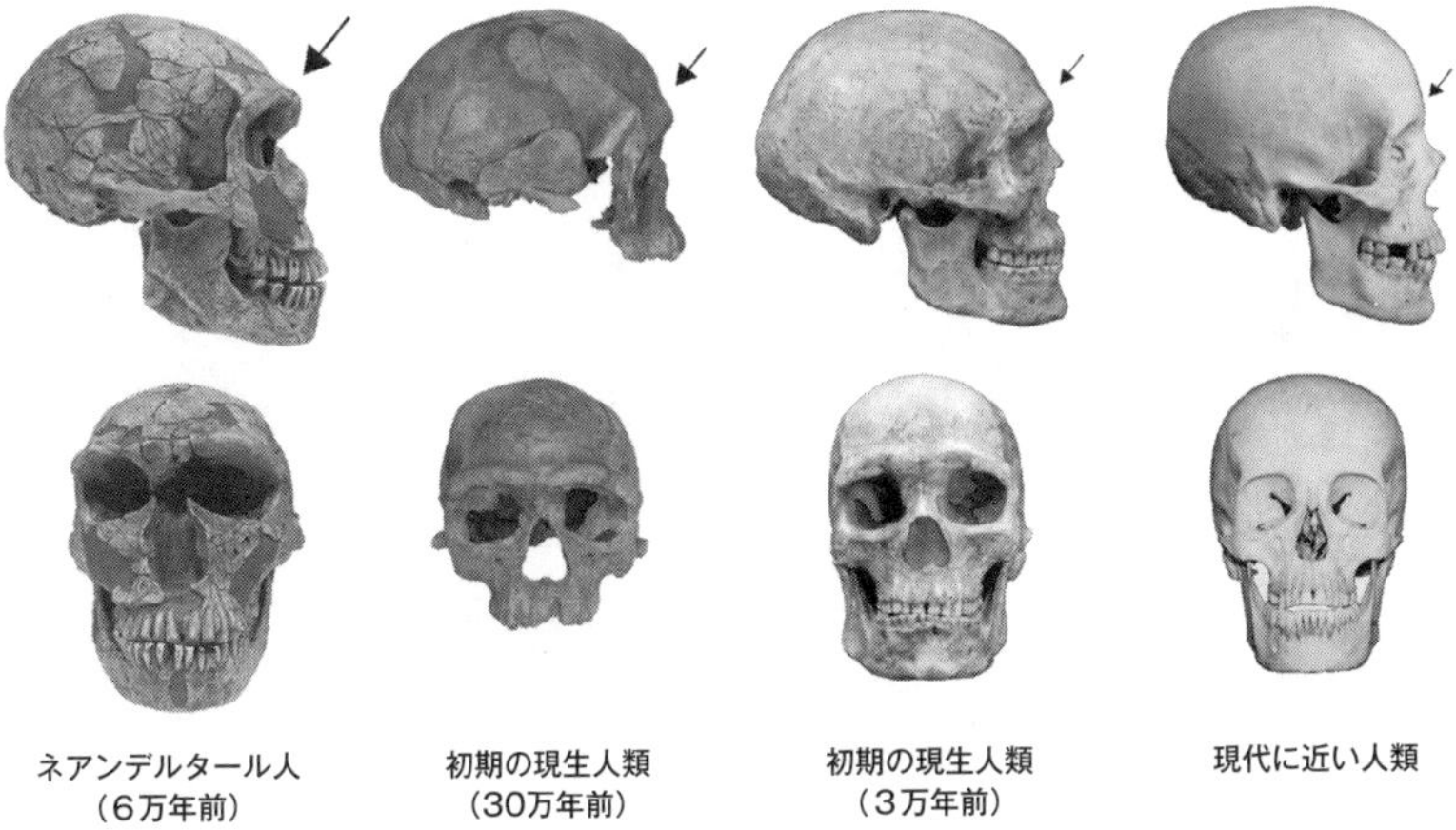

図16　ネアンデルタール人男性と、様々な時期におけるホモ・サピエンス男性の頭蓋骨の側面図と正面図。現代に近くなるにつれ、顔立ちが小さく（より細く）なっていることに注目されたい。矢印は眼窩上隆起の位置で、小顔の人類では目立たなくなっている。（写真は以下より。Lieberman, D. E. [2011], *The Evolution of the Human Head* [Cambridge, Mass.: Harvard University Press]）

ったく恐怖を感じないが、同じようにイノシシやオオカミに近づこうとは夢にも思わない。農家は、テストステロンのレベルが低くセロトニンのレベルが高い個体を何世代にもわたって人為選択することにより、豚や犬や他の動物の攻撃性を弱めてきた[36]。それに応じて、家畜化された種の多くの顔は小さくなっている。興味深いことに、一部の野生種もまた、「自己家畜化」と呼ばれるもう一つの種類の選択を通して、攻撃性を減らし縄張り意識を弱め、より寛容になるように進化した。その最たる例がボノボである。ボノボは、チンパンジーのより稀少で知名度の低い近縁種で、アフリカ、コンゴ川南方の人里離れた森でのみ生息している。だが、チンパンジーやゴリラのオスとは異なり、ボノボのオスが日常的に残酷で反応的な暴力行為を行なうことはまずない。チンパンジーのオスが優位に立つため頻繁に激しく攻撃し合い、メスを日常的に打ちのめすのに比し、ボノボのオスはめったに戦わないのだ。[37] さらにボノボは能動的な暴力に訴えることもほとんどない。専門家たちは、メスたちが、男性ホルモンのレベルが低くセロトニンのレベルが高い、協力的で非攻撃的なオスの選択を促す同盟関係を築くことができたために、ボノボは自己家畜化したのだという仮説を立てている。[38] それを裏付けるかのように、ボノボの眼窩上隆起の度合いと顔の大きさも、人間と同じく、チンパンジーより小さい。[39]

多くの科学者は今、人間も自己家畜化したのではないかという考えを検証している。[40] もしそうであれば、私は、このプロセスは二つの段階を経て進んだものと推測する。最初の減少は、ホモ属が登場した初期に、狩猟と採集の始まりにまつわる協力関係の強化という選択圧によって生じ、二番目の減少は、私たちの種であるホモ・サピエンスにおいて、女性たちがより反応的攻撃性の少ない男性を選択したことにより生じたのではないだろうか。

さて、ここで「強さ」と「戦い」のテーマに話を戻そう。読者の方は気づかれたかもしれないが、これまで述べてきた過去二〇〇万年の物語には、二つの相反する要素が含まれている。狩猟民になった私たちの祖先、とりわけ男性たちは、腕力の恩恵を大きく受けたに違いないが、その一方で、反応的攻撃性が減少して、より協力的になったため、大きくて強いことは選択されなくなったはずだ。この矛盾を解決する考えの一つは、人間は直立し武器を使って戦いと狩猟をするようになったからだ、というものである。

武器を手にする前の戦い

私が最後に殴り合いをしたのは一一歳のときで、芳《かんば》しい結果には終わらなかった。以来、平穏な生活を送ってきたが、万が一再び戦わなければならなくなったときには、武器があれば役立つだろう。狩猟採集民を含め、あらゆる人間の文化は頻繁に武器に頼っている。人類学者のリチャード・リーは、カラハリ砂漠でサン族の狩猟採集民と過ごした三年間に、武器を使わない戦いが三四件、武器を使った戦いが三七件あったと記録している[41]。槍や矢、棍棒を使った戦いの多くは計画的で能動的な攻撃だったが、彼が記述した武器を使わない戦いはすべて、突然始まって短時間で終わる反応的な攻撃だった。同じような状況における他の報告から判断すると、このパターンは普遍的なものだと思われる。誰かを襲おうと計画しているなら、武器を使わないのは馬鹿げているが、予定外の喧嘩で武器が使えるのは、たまたま武器を持っていた場合だけだ。したがって、反応的攻撃性に基づく戦いでは武器を持たないことが多く、その結果、致命的な結果をもたらすことも少ない[42]。

しかし、反応的な戦いも能動的な戦いも、かつてはすべて武器なしで行なわれていた。「ぬるぬるスティーヴ」や「素手のボブ」は、訓練を積んだ武闘家がいかに大きなダメージを相手に与えられるかを示しているが、たとえ最高の武闘家であってもチンパンジーと対決したらボロボロにされてしまうだろう。チンパンジーの戦いは電光石火で、強靭な手足のほかに、剃刀《かみそり》のように鋭く大きな犬歯も使う。チンパンジーは立位で、蹴る、叩く、引っかく、殴る（平手打ち、または拳で）といった攻撃を行なうこともあるが、四つん這いの姿勢でも巧みに動いて攻撃できる。要するに、チンパンジーは、速く、激しく、全身を駆使して戦うのだ。

一方、人間の喧嘩は異なる。この分野を総合的に研究する学問は「武器学《ホプロロジー》」と呼ばれ（体中がよろいのような骨の板で覆われている動物を表すギリシャ語「ホプロス」に由来する）、武道、殺陣《たて》、武器の使用などを研究している[43]。また、ユーチューブでも、傍観者がスマホで撮影した、ぞっとするようなストリートファイトの動画を何百本も見ることができる。これらや他の証拠から、人間の戦いは独特であり、その主な違いは、たった二本の脚で立って戦うことにあるのがわかる。生物学者のデイヴィッド・キャリアーが指摘しているように、動物にとって直立して戦うことの利点は、腕を武器や盾として使い、それに最大の力を込めて下向きに打ちおろせることだ。類人猿やクマ、カンガルーなども立って戦うことがあるが、チンパンジーをはじめとする多くの動物は、二本足よりも速く動けて安定する四本足で攻撃したり後退したりすることを好む。二足歩行の人間は必然的に遅く不安定だが、四本足の姿勢ではさらに操作性が悪くなるため、人間の戦闘員は、二本足で立ち、両手を頭の前に出して体をかがめ、まるで踊るような格好で戦うように訓練される。人間のファイターは直立した姿勢で、殴り、よけ、組み合う。そしてときには、蹴りも繰り出すが、それには倒れるリスクが伴う。だが一旦、床の上で戦う体勢になると、逃げたり身を守ったりするのが難しくなるため、人間は特に脆弱になる。文字通り、上位の者が有利になるのだ。

　武器を使わない人間の戦いでもう一つ特徴的なのは、頭部を狙うことだ。頭突きはハリウッド映画では定番だが、現実の人間の喧嘩では、頭部を使って攻撃することはほとんどない。理由の一つは、人間の歯が武器にならないことにある。牙や突き出た鼻を持たない人間は、せいぜい相手の指や耳を噛みちぎるのが関の山だ。さらに重要なことに、人間は、その大きくて傷つきやすい脳を守らなければならない。チンパンジーや他の動物は、戦うときに頭部を使い、剃刀のように鋭い牙で相手の体の部位を折ったり引き裂いたりするが、訓練を積んだ人間の格闘家は、手や腕を使って自らの頭部を守る。また、チンパンジーは相手の体のいたるところを攻撃するが、人間はノックアウトや顎の骨折を期待して、頭部を狙うのが一般的だ[44]。デイヴィッド・キャリアーとマイケル・モーガンは、初期の人類が親指を長く、他の指を短く進化させた理由の一つは、殴るのに適したコンパクトな拳を作るためであり、大きな顎と頬骨も同様に、殴打に耐えうるように適応したものであるという仮説を提唱して議論を呼んでいる。[45]

二足歩行は人間の戦いを不格好なものにし、両腕を使ってパンチを繰り出したり頭部を守ったりする戦い方を重要なものにするが、それ以外の点では、武器を使わない人間のファイターも動物界の他の生物と同様に、体格、体力、スキル、態度の組み合わせから恩恵を得ている。明らかに、体格が良い者のほうが、体力も体重もあり、腕も長くて拳も大きいため、勝つ公算は高い。[46]とはいえ、他の種でも同じことだが、体格と体の強さは決定打ではない。専門家全員が意見を一つにしているのは、格闘技は大方において習得したスキルに依存するということだ。[47]どのような種類の武術でも、バランス、姿勢、防御反射の向上、そして正しい技術を使って効果的に力を生み出すことに重点を置いている。[48]さらに、危険を冒し、耐え忍ぼうとするファイターの意志も軽視できない。[49]私はサンドイッチをめぐって喧嘩をするようなことは決してないが、家族を守るとなったら別問題だ。戦う者のやる気がどれだけあるか、そしてどれだけ手強い存在であるかは、戦いの結果を左右するほどの影響力があるため、人間も他の動物と同様に、このような資質を見せびらかしたり、相手の資質を見極めたりすることに多くの労力を費やす。[50]人間も、歯をむき出して唸る犬のように、相手と戦うかどうかを決める前に、反り返って歩いたり、怒鳴ったり、胸を膨らませたりすることがよくある。進化の観点から見ると、このような行動は理にかなっている。勝者にとっても敗者にとっても、結果があらかじめ決まっているのであれば、身を引くのが最善の方策であるからだ。

とはいえ、勝敗の確率や結果は、武器の発明に伴って大きく変わることになった。

武器を使った戦い

『レイダース／失われたアーク《聖櫃》』の印象的なシーンに、混雑した市場を駆け抜けて必死に逃げるハリソン・フォードが、恐ろしい三日月刀を振り回す巨漢の暗殺者に行く手を阻まれてしまう場面がある。本人たちと観客が壮絶な決闘を予想して息を呑む中、フォードは、ばつの悪そうな笑みを浮かべて剣士を銃で撃ち抜く。[51] このシーンは暴力的ではあるが、ユーモラスで、的を射ている。槍や矢などの投擲《とうてき》武器が発明されて以来、ちっぽけなダビデのような人間でも、巨大なゴリアテのような人間をよりよく打ち負かせるようになった。人間はいかにして武装したのだろうか。そして武器は人間の身体能力、特に体力にどのような影響を与えたのだろうか。

一九六〇年代にジェーン・グドールが、野生のチンパンジーが道具を作るという証拠を初めて発表したとき、世界は彼女の観察に驚愕したものだが、その後行なわれた研究で、チンパンジーは様々な単純な道具を作っていることが実証された。たとえば、木の穴に隠れている小さな哺乳類を突き刺すために、棒を尖らせて小さな槍のようにすることもその一つだ。[52] チンパンジーはまた、自分を誇示する際や戦う際に、石や枝などの物体を投げつけることもある。だが、これらの武器は人間の基準からするとあまり致命的ではないし、なにより、チンパンジーのオーバースローの命中率はおそろしく低い。

チンパンジーと同じように、初期のヒト族も単純な木製の道具を使っていたに違いないが、三三〇万年前から二六〇万年前までのどこかの時点で石器が発明されたことにより、劇的な変化が生じた。その時期には、最古の肉食の痕跡も見つかっている。[53] 道具の摩耗痕や古代の骨の切断痕から、これらの初期の道具が、動物を屠畜する際に初期のヒト族の役に立っていたことは確かだ。[54] こうした道具の有効性については、私自身請け合うことができる。というのは、私の学部の学生と教員は毎年ヤギ肉のバーベキューを行なうのだが、その際、単純な石器を作り、それを使ってヤギを解体しているからだ（ただし、ヤギを狩ったり殺したりはしていない）。また、石器の刃の微細な摩耗痕から、一部の石器は、木などの植物を切るために使われていたことも判明している。[55] こうしたことから、それほど想像力を飛躍させなくても、二〇〇万年前までには人類の初期メンバーであるホモ属が粗削りの木製の槍（突き詰めて言えば、長い棒をただ尖らせたものだ）を使っていたと推測できる。こうした槍は、戦いや狩猟にどれほど役立ったのだろうか。そして、槍や他の投擲物の進化は人間の体を変えることになったのだろうか？

槍は、ないよりあった方がいいが、使うのは簡単ではない。短い距離からでない限り、力を込めて槍を正確に投げるには長時間の訓練で培われた技術が必要だ。さらに、先端を尖らせただけの槍は、石でできた尖頭器《せんとう》が装着された槍ほどには細胞組織を傷つけない。この槍形尖頭器は、ようやく五〇万年前になってから発明されたものだ。[56] さらには、槍が一本しかないときに投げて標的を外したら、丸腰の無防備な状態に陥ってしまう。槍で殺すためのより制御可能な方法は突くことだが、これには重大な欠点がある。獲物や相手に近づかなければならないため、わが身を危険にさらすことになるのだ。ヨーロッパのネアンデルタール人は突き刺し式の槍で狩りをしていたという証拠があるが、彼らの骨格に残る傷の頻度とパターンを見ると、獲物との距離を縮めることで大きな代償を払っていたことが示唆される。[57] もしサファリに行くことがあったとしても、どうか車から飛び出してヌーに襲いかかり、その脇腹に槍を突き刺そうなどとは考えないでいただきたい……。

だとすれば、槍を投げるのは、それほど悪いアイデアではないのかもしれない。今日、私たちが物を投げるのは、試合やスポーツをするときだけだが、ほとんどの場合、オーバースローで投げている。もしチンパンジーなどの霊長類は、正確に物を投げようとするときには、アンダースローで投げる。[58] もし動物園で、サルがアンダースローで排泄物を投げようとしていたら、すぐに逃げよう！　だが、より力を込めてオーバースローで投げようとしていても、サルは狙いを定めることができないので、安心していい。オーバースローで素早く狙い通りに投げることができる種は人間だけだ。より正確に言えば、それができるのは、訓練を積んだ人間（男女問わず）だけである。ニール・ローチとともに投擲動作における生体力学の実験をしていたとき、私は強くも正確にも投げることが最もできない人間として名を挙げることになった。それでも私の成績は、二〇〇万年前ごろから始まった、人間の投擲能力を支える一連の適応のおかげで、どの類人猿よりもましだった。槍のような投擲武器を投げる人間の能力の進化を理解するために、まずは、優れた投擲を可能にする二つの要素、すなわち速さと正確さについて見てゆくことにしよう。

ここで、立ち上がって、くしゃくしゃに丸めた紙のような軽くて無害なものを、標的に向かってできるだけ強く投げてみてほしい。注意してほしいのは、投げる速度は図17のように体を鞭のように使うことで得られるという事実だ。頑張って投げた人は、まず一歩前に踏み込んでから、腰、背中、肩、肘、最後に手首を順次回転させていったことだろう。各関節、特に肩でエネルギーを発生させ、それを次の関節に伝えていったはずだ[59]。このエネルギーの一部は、手から離した瞬間に紙のボールに伝わる。そして、正確に投げられるかどうかは、投げようとする方向にどれだけ腕を動かせるか、そして適切な瞬間に物を手放せるかどうかにかかっている。

力を込めて正確かつ確実に物を投げられるのは、長時間の練習を積んで初めて得られる人間独特の能力だ。このスキルの一部は神経制御に由来しているが、人間は類人猿とは異なり、図17に示すような、いくつかの特別な解剖学的適応を進化させてきた。可動性の高い腰と上方に曲げられる手首の他、オーバースローを可能にする人間の特徴の多くは、投擲パワーの半分を生み出す肩にある。類人猿の肩は高い位置にあって狭く、関節は上を向いている。これは木に登るのに役立つ特徴だ。一方、人間

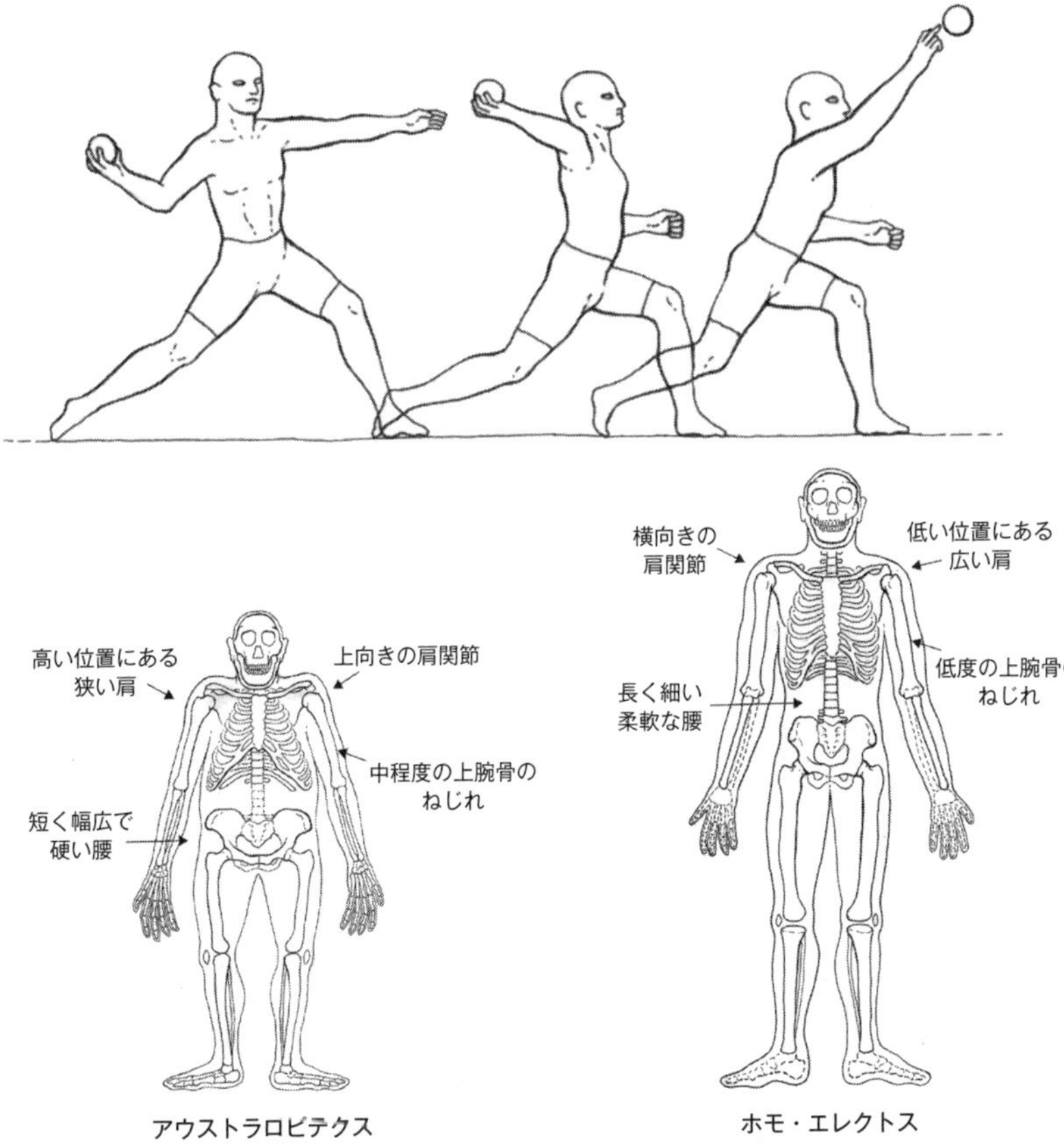

図17　投擲動作の解剖学と生体力学。上の図が示すように、投擲は鞭状の動作で、エネルギーは脚から腰、そして胴体、肩、肘、最後に手首へと順次伝達され、加えられてゆく。ホモ・エレクトス（右下）には、この動作を可能にするいくつかの特徴があるが、アウストラロピテクス（左下）にはない。（出典は以下。部分的に修正してある。Roach, N. T., and Lieberman, D. E. [2014], Upper body contributions to power generation during rapid, overhand throwing in humans, *Journal of Experimental Biology* 217:2139-49 および Bramble, D. M., and Lieberman, D. E. [2004], Endurance running and the evolution of *Homo*, *Nature* 432:345–52）

の肩は低い位置にあって幅広く、関節は横を向いている。私の研究室では、ニール・ローチが中心となって研究を行ない、物を投げる人間は、これらの特徴や他の特徴を組み合わせて、肩を投石器のように使えることを明らかにした[60]。投げる動作の最初の段階で、人間は物を持った上腕を胴体の横に位置付け、後ろに引く。このコッキング動作により、肩に交差する筋肉や組織にかなりの粘弾性エネルギーが蓄積される。そして、この緊張がとかれると、腕はものすごい速さでバネのように反対方向に回転する。プロ野球のピッチャーの場合、この回転速度は一秒間に九〇〇〇度にも達する。これは人体で記録されている最も速い動作だ[61]。そのあと人間は、肘を伸ばし手首を曲げて投擲物を放ち、投げる動作を終了する。

化石記録を調べたニールと私は、人間が物をうまく投げるための特徴は、二〇〇万年前のホモ・エレクトスにすべて現れていることに気がついた[62]。人類が狩猟を始めたのがこの頃であることを考えると、投擲能力は、おそらく肉を食卓に並べるために選択されたものと思われる。とはいえ、初期のヒト族もときおり槍や石を投げ合っていたと考えないのは浅はかなことだろう。ホモ・エレクトスの子供たちも、長い時間をかけて投擲を練習し、上半身の筋力を鍛えていたのではないだろうか。

地球上のあらゆるところで、何百万人もの子供たちがこの伝統を継承している。私の家の近所の道端でも、午後になると若者たちが、偉大なアスリートになることを夢見て野球ボールやフットボールを投げている。同じような子供たちが同じように投げ技を練習し、偉大なハンターや戦士になることを夢見ていたのは、さほど昔のことではない。投げ技が戦闘や狩猟と結びつかなくなったのは、テクノロジーが進歩したためだ。殺傷力のある武器として入手できたのは、かつては尖頭器のない単純な槍や投石具だけだったが、加速度的な技術革新により、遠距離からの殺傷方法は大きく変わった。最初の大きなブレークスルーが訪れたのは、五〇万年ほど前に、石でできた槍形尖頭器が発明されたときである。そして過去一〇万年ほどの間に、人間は、弓と矢、手持ちの投槍器（アトラトル）、モリ、網、吹き矢、狩猟犬、毒矢、罠などを発明してきた[63]。その後も武器の発明は続き、遠距離からの殺傷はさらに容易になった。

文化の進化によって投擲のような身体的活動がその戦闘的な殺傷目的の起源から切り離されたように、私たちの身体も変化したのだろうか？　その答えは、おそらくイエスだろう。文化的進化と生物学的進化は独立したものではないからだ。たとえば、火と衣類について考えてみよう。これらの発明により、ヒト族はより冷涼な新しい環境に移動することが可能になり、熱帯地域から離れたために、色の薄い肌などの特徴が選択されるようになった[64]。調理が広く行なわれるようになってからは、人間の消化器系の生理機能が進化し、現在では、加熱調理に依存しなければ生きられなくなっている[65]。鉄器時代以降に発明された武器は、人類の進化に影響を与えるほど長期間存在してきたわけではないが、槍などの投擲物についてはどうだろうか？

まずは、槍について考えてみよう。人間は投げることに適応しただけでなく、ホモ属の男女の体格差が約五〇％からわずか一五％にまで縮小したことを思い出してほしい。その理由の多くは、おそらく男性同士の競争が少なくなったことにより説明がつくが、狩猟や戦闘の際に大きな体を持つことの利点が槍によって失われた可能性も否定できない。とはいえ、人間の上半身の筋肉量は平均して男性の方が女性より七五％も多い[66]。これまで見てきたように、肩、腕、胴体の強さは、レスリングや他の競技ではもちろん、投げる動作にも重要な影響を与える。

より推測に近い仮説には、弓と矢をはじめとする最先端の投擲技術の発明が、反応的な攻撃の費用対効果に革命を起こしたというものがある。人類の歴史上初めて、私のような小柄なダビデ的人間が大柄なゴリアテ的人間を倒せるようになり、女性も男性の攻撃者からより効果的に身を守ることができるようになったのだ。弓矢のような武器はまた、体格のあまり良くない者でも、遠く離れた場所からリスクを抑えて効果的に狩りができるようにした。一〇万年前に弓矢が発明されて以来、体が大きくて反応的攻撃性を持つことの優位性は、おそらく減少したものと思われる。[67] 投擲武器の進化が人間の家畜化に役立ったのだとしたら、なんと皮肉なことだろう。反応的攻撃性の減少は、人間に共通するもう一つの特質にも拍車をかけたと私は考えている。それはスポーツだ。

フェアなプレイヤー《ビー・ア・グッド・スポート》になる？

スポーツは組織化された遊びであり、戦いを儀式化したものであることを隠そうともしないフェンシングやボクシングのような競技もあるが、戦いとスポーツの明白な関連性を真に確認したいのなら、六月にイタリアのフィレンツェに出かけて、「カルチョ・ストーリコ・フィオレンティーノ」を観るといい（図18）。

私は、数十年前にフィレンツェを訪れた際、たまたまこの激しい祭典に遭遇した。その日の朝、飛行機で同地に到着した私は、時差ぼけ解消のために散歩することにした。そのうちフィレンツェの有名な広場の一つであるサンタ・クローチェ広場に至り、人々が、サッカーフィールドほどの、砂で覆われたアリーナを囲むスタンドに続々と詰めかける姿を目にした。私は興味を抱いて見物することにし、みな緑の服に身を包んでいる騒々しいフィレンツェっ子たちの間に何とか席を確保することができた。後で知ったのだが、一五世紀に始まったこの競技では、フィレンツェの街の四つの地区を代表するチームが一連の試合を行なう。大部分の選手は上半身裸で、ルネッサンス風のズボンを履き、審判は剣を持っている。こうして約一時間にわたり、ラグビーと巨大で無慈悲なケージファイトの中間

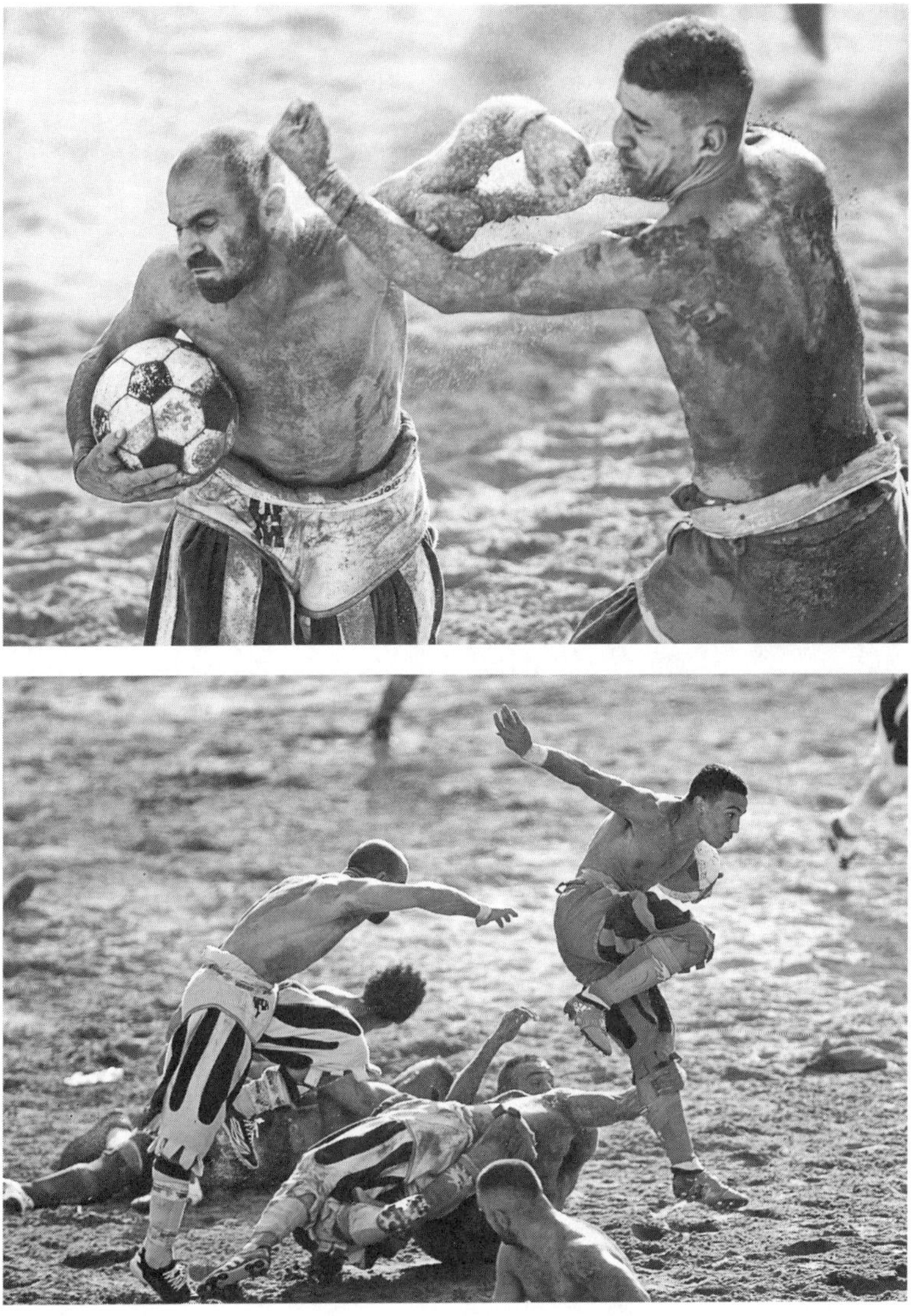

図18　カルチョ・フィオレンティーノの１シーン。(写真提供：Jin Yu/Xinhua)

としか言えないような試合が繰り広げられる。各チームは二七人からなり、表向きは、サッカーボールほどの大きさのボールをフィールドの両端にある細いスリットに投げ入れて競い合うのだが、チームメイトがボールをゴールに向かって進めるのを助けたり、敵が同じことをするのを防いだりするために、真剣な戦いが繰り広げられる。頭を蹴るなどのわずかな禁止行為を除き、選手たちはボクシング、レスリング、頭突き、引っ掛け、首絞めをはじめ、相手をボコボコにできることなら何でもやる。ゴールが決まるたび、そして鼻や肋骨が折れるたびに、私の周りでは全員が立ち上がり、「ヴェルディ！ ヴェルディ！」と叫んで応援した（ヴェルディは「緑」を意味し、著者は緑色に代表されるサン・ジョヴァンニ地区の観客席にいた）。試合が終わるころには、多くの選手が顔から血を流し、すでに担架で運ばれていた者も少なくなった。それは戦闘そのものだった。

カルチョ・ストーリコ・フィオレンティーノのような過激なものであっても、スポーツはみな遊びから始まった。ほぼすべての哺乳類の幼児は、成体になって狩りをしたり戦ったりするときに必要となるスキルや身体能力を身につけるために遊ぶ[68]。遊びには、社会的ヒエラルキーにおける自分の立ち位置を学んだり変えたりすることや、他者と協力的な絆を築いたり、緊張を和らげたりすることを学ぶのに役立つという他の利点もある。それらの点については人間でも同じだが、人間は、ボールや棒などの道具を使って遊ぶことが多く、犬や他のいくつかの家畜化された種と同様に、大人になっても遊び続けるという特徴がある[69]。あらゆる文化において、試合やスポーツは、追いかけたり、タックルしたり、投擲物を投げたりといった、戦闘や狩猟に役立つスキルを重視する。しかし、スポーツがある重要な点において遊びと異なっていることは周知の事実だ。すなわち、遊びは組織化も構造化もされておらず、特定のルールや結果も伴わないのに対し、スポーツは確立されたルールと勝利の基準に基づいて相手と競い合う身体活動なのだ[70]。この定義に従えば、ダーツやボウリングなど、体力や壮健度をあまり必要としない娯楽もスポーツに分類されることになる。
私はダーツやボウリングに何の反感も抱いてはいないが、伝統的なスポーツの定義には、進化人類学の観点から明らかになった基本的かつ重要な特性、すなわち反応的攻撃性の制御という特性が含まれるため、ダーツやボウリングはこの点においてスポーツに該当しない。ホッケーやフットボールのような乱暴なスポーツでも、対戦相手に暴力を振るうことはルール違反になる。
ホメロスはこの点を叙事詩『イーリアス』で劇的に表現した。叙事詩の大半では、ギリシャ人同士がトロイの城壁の下でいがみ合い、血なまぐさい小競り合いを繰り広げる。オスのチンパンジーのように、ギリシャ人は絶え間なく争って、権力や地位、女性を奪い合う。だが、この叙事詩の中で最も重要な場面の一つである、最後から一つ前の巻で、彼らはミニオリンピックのような競技会を開くために争いを中断する。この競技会のきっかけとなったのは、ギリシャの英雄アキレウスの最愛の友、パトロクロスが殺害されたことだった。悲しみに打ちひしがれたアキレウスは、友のなきがらを弔うため、また明らかにスポーツ観戦を好む神々を喜ばせるために、一日がかりの葬礼競技会を主催する。競技会では、ボクシング、徒競走、戦車競技、投擲競技などが行なわれるが、中でも目を惹くのは、大アイアースとオデュッセウスのレスリング試合だ。それは古典的な対戦だった。大アイアースは力で勝負する強者で、オデュッセウスは小柄で細く狡猾だ。予想通り、二人の戦いは膠着状態に陥る。ドラマチックなリフト、肋骨を砕くような投げ落とし、巧妙な動きなどからなるエキサイティングなラウンドが何度も繰り返された後、アキレウスが間に入って引き分けを宣言する。「闘いは終わりだ——スポーツで命を落とすな！　勝利は両者のものだ。賞品を分けるがよい」と。[71]
『イーリアス』の読者は、ホメロスはなぜトロイの包囲をレスリングなどのスポーツで中断するのかと、何世代にもわたっていぶかってきた。しかし、アキレウスのメッセージは、リチャード・ランガムの主張を体現するものだ。すなわち、アキレウスは、ギリシャ人が一〇年に及ぶトロイ包囲を終わらせたいと思うなら、仲間内で争うことをやめて協力し合うことが必要であり、ギリシャ人同士における反応的な攻撃をやめ、トロイ人に対してのみ能動的な攻撃を加えるようにすべきだ、と言っているのである。戦争と同様に、反応的攻撃性を抑え、ルールに従って戦うことは、大部分のスポーツの基本だ。実際、スポーツは、狩猟や制御された能動的な戦いに役立つスキルの習得とともに、衝動性をコントロールする仕方を教える手段として進化してきたのかもしれない。ゴールを決めた相手を殴ることや、さらには自分の代わりにゴールを決めたチームメイトを殴ったりすることほど、スポーツマンシップに反する行為もないだろう。プロのテニス選手は、コート上で無礼な言葉を使うことさえ許されない。

　ネアンデルタール人を含む他のヒト族も遊ぶことはあったに違いないが、私は、スポーツは人間が自己家畜化してから進化したという仮説を立てている。先に述べたように、大人になっても遊ぶのは、主に家畜化した種においてである。また、あらゆる文化圏で人間がスポーツを行なっている理由は多々あれど、その理由の一つは、協調性を教え、反応的攻撃性の抑制を学ぶことにある。ケージの中で相手をボロボロにしようとするときであれ、シンクロナイズドスイミングの競技会で審査員を感心させようとするときであれ、「フェアなプレイヤー《グッド・スポート》」であるためには、ルールを守り、感情をコントロールし、他者とうまくやっていくことが必要だ。また、スポーツは規律順守や勇気といった、戦争などの能動的攻撃に不可欠な特性を育む。もしかしたら、ワーテルローの戦いは、本当にイートン校の運動場で勝ち取られたものだったのかもしれない。

　スポーツが単に世界共通のものであるだけでなく、熱狂的な人気を集めていることには、さらにパワフルな理由がある。スポーツは、やって楽しいし、見て楽しいし、地域社会の精神を育むうえ、非常に儲かるものなのだ。一〇万人以上の観客、ひいては何十億人ものテレビ視聴者を定期的に集客できるような人間の活動は他にあまりない。さらに進化論的な観点から言えば、個人がスポーツに惹かれるのは繁殖成功度を高められるからかもしれない。小規模な社会で優秀なハンターやファイターがより多くの子孫を残すように、優秀なアスリート（男女を問わず）は、自分の身体能力の高さをアピールする機会を手にし、高い地位を得て、繁殖相手を引き寄せることができる[72]。

最後に、スポーツは近年、運動不足を解消し、心身の健康を促進する優れた手段になった。過去には、ときおりキリスト教徒が肉体的な快楽に対する偏見を抱いたとはいえ（カルヴァンやその信奉者の清教徒たちは、とりわけスポーツを懐疑的に見ていた）、何世紀にもわたり、教育者や哲学者たちは、体を動かす必要のない貴族やその他のエリートたちにスポーツを推奨してきた。ルソーはこう書いている。「だからあなたがたの生徒の知性を養おうとするなら、その知性が支配する力を養うがいい。たえずかれの体を鍛えさせるがいい。かれを強壮頑健にして、賢明で理性的な人間にするがいい。労働させ、行動させ、走りまわらせ、叫ばせ、いつも運動状態にあるようにさせるがいい。力においては大人にするがいい。そうすればやがて理性においても大人になるだろう」（今野一雄訳[73]）。

私の大学はこの伝統を踏襲しているが、幸い、それは女性と男性の双方を包含している。ハーヴァード大学の体育局は四〇に及ぶ大学代表チームを後援しており、それらのチームには全学生の二〇％近くが参加しているのだ。「運動競技を通じた教育」の促進を目指す体育局の公式ミッションには、スポーツは「学生が自らの個人的・肉体的・知的なスキルを駆使・発展させることを通して、成長し、学び、楽しむことを助けるものである」と記されている[74]。

詰まるところ、人間がその祖先より身体的に弱くなったのは、より戦わないように進化してきたからではなく、異なる形で戦うように進化してきたからだ。すなわち、より能動的に、武器を使って、しばしばスポーツという文脈で戦うようになったのである。同じように、人間は運動目的でスポーツをするように進化してきたわけではない。組織化され規制された遊びの一形態であるスポーツは、殺したり殺されたりしないために役立つスキルを教えるため、また、互いに協力し合い、反応的攻撃性をなくすために、それぞれの文化において考案されてきたものだ。スポーツが運動の役割を果たすようになったのは、貴族やホワイトカラーが仕事で体を動かさなくなってからである。現代の産業社会では、スポーツは健康維持のための運動手段として販売されるようになった（私自身は、ダーツについては未だに納得していないが）。それでも、多くのスポーツは、その進化の起源にたがわず、未だに戦闘と狩猟に役立つスキルを重要視しており、それには力、スピード、パワー、投擲が関与している。

本章を締めくくるにあたり、世界で最も人気のあるスポーツのサッカーについて考えてみよう。サッカーでも、他のチームスポーツにおいて有益となる協調性や低い反応的攻撃性といった行動スキルのほとんどが求められる。だが、サッカーにはまた、健康にとってとりわけ重要で、人間が得意とし、私たちを他の動物から際立たせているもう一つの特性が必要だ。それは、持久力である。

原　注

プロローグ

1. *Oxford English Dictionary* (2016).
2. Cregan-Reid, V. (2016), *Footnotes: How Running Makes Us Human* (London: Ebury Press).
3. Marathon des Sables, www.marathondessables.com.
4. これは私がでっち上げたものではない。この例を次のサイトで取り上げて科学ジャーナリズムを見事かつユーモラスに批判したジョン・オリヴァー（John Oliver）に敬意を表する。www.youtube.com/watch?v=0Rnq1NpHdmw. 批判の対象となった論文は次のものだ。Dolinsky, V. W., et al. (2012), "Improvements in skeletal muscle strength and cardiac function induced by resveratrol during exercise training contribute to enhanced exercise performance in rats," *Journal of Physiology* 590:2783–99. これは慎重に行なわれた優れた研究だが、残念なことに、この論文について報道したほとんどのニュースは、被験者がヒトではなくラットであったこと、さらには、研究結果についても正しく報道しようとしなかった。
5. Physical Activity Guidelines Advisory Committee (2018), *2018 Physical Activity Guidelines Advisory Committee Scientific Report* (Washington, D.C.: U.S. Department of Health and Human Services).
6. よく引用されるこの言葉は、テオドシウス・ドブジャンスキー（Theodosius Dobzhansky）が引退直後に書いた次の有名なエッセイのタイトルに由来する。Dobzhansky, T. (1973), Nothing in biology makes sense except in the light of evolution, *American Biology Teacher* 35:125–29.

第１章

1. 私の知る限り、初めてタラウマラ族について記述した欧米人は、1893年に *In the Land of Cave and Cliff Dwellers*（New York: Cassell）を出版したアメリカ人冒険家のフレデリック・シュウォトカ（Frederick Schwatka）である。その次は、ノルウェー人のカール・ルムホルツ（Carl Lumholtz）で、1902年に出版した写真満載の研究論文 *Unknown Mexico*（New York: Charles Scribner's Sons）から、タラウマラ族のかつての驚くべき暮らしぶりを垣間見ることができる。1935年に人類学者のW. C. ベネット（Bennett）とR. M. ジング（Zingg）が発表した包括的な研究論文 *The Tarahumara: An Indian Tribe of Northern Mexico*（Chicago: Univer-sity of Chicago Press）は、現在でもタラウマラ族に関する重要な情報源となっている。タラウマラ族は、ここ数十年にわたり、《ランナーズワールド》をはじめとする雑誌や他の書籍で紹介されてきたが、今日では多くの人が、クリストファー・マクドゥーガル著 *Born to Run: A Hidden Tribe, Super-athletes, and the Greatest Race the*

World Has Never Seen（New York: Alfred A. Knopf）（『BORN TO RUN 走るために生まれた ウルトラランナー VS 人類最強の〝走る民族〟』近藤隆文訳、NHK出版、2010年刊）を通して知ったことだろう。
2. ララヒッパリの徒競走がどれほど古くから行なわれてきたのかは不明だが、このような伝統はアメリカ大陸では古くから広く行なわれてきており、古代の洞窟壁画にも描かれている。以下を参照。Nabokov, P. (1981), *Indian Running: Native American History and Tradition* (Santa Barbara, Calif.: Capra Press).
3. Letinger, A. C., et al. (2019), Alleles associated with physical activity levels are estimated to be older than anatomically modern humans, *PLOS ONE* 14:e0216155.
4. Tucker, R., Santos-Concejero, J., and Collins, M. (2013), The genetic basis for elite running performance, *British Journal of Sports Medicine* 47:545–49; Pitsiladis, Y., et al. (2013), Genomics of elite sporting performance: What little we know and necessary advances, *British Journal of Sports Medicine* 47:550–55.
5. 欧米のアスリートたちが直面するこうした課題についての素晴らしい研究については、以下を参照。Hutchinson, A. (2018), *Endure: Mind, Body, and the Curiously Elastic Limits of Human Performance* (New York: William Morrow).
6. Lieberman, D. E., et al. (2020), Running in Tarahumara (Rarámuri) culture: Persistence hunting, footracing, dancing, work, and the fallacy of the athletic savage, *Current Anthropology* 6.
7. これら、および他の運動能力に関する憂慮すべき固定観念については、以下を参照。Coakley, J. (2015), *Sports in Society: Issues and Controversies,* 11th ed. (New York: McGraw-Hill).
8. さらに悪いことに、これらの欧米人の3分の2に当たる被験者は大学生だ。Arnett, J. (2008), The neglected 95%: Why American psychology needs to become less American, *American Psychologist* 63:602–14.
9. Henrich, J., Heine, S. J., and Norenzayan, A. (2010), The weirdest people in the world?, *Behavioral and Brain Sciences* 33:61–83.
10. Schrire, C., ed. (1984), *Past and Present in Hunter Gatherer Studies* (Orlando, Fla.: Academic Press); Wilmsen, E. N. (1989), *Land Filled with Flies* (Chicago: University of Chicago Press).
11. もっとも包括的な書籍としては以下を参照。Marlowe, F. W. (2010), *The Hadza: Hunter-Gatherers of Tanzania* (Berkeley: University of California Press). 以下の本は美しい写真が満載されていて楽しい。Peterson, D., Baalow, R., and Cox, J. (2013), *Hadzabe: By the Light of a Million Fires* (Dar es Salaam, Tanzania: Mkuki na Nyota).
12. Schnorr, S. L., et al. (2014), Gut microbiome of the Hadza hunter-gatherers, *Nature Communications* 5:3654; Rampelli, S., et al. (2015), Metagenome sequencing of the Hadza hunter-gatherer gut microbiota, *Current Biology* 25:1682–93; Turroni, S., et al. (2016), Fecal metabolome of the Hadza hunter-gatherers: A host-microbiome integrative view, *Scientific Reports* 6:32826.
13. このエヤシ湖は、長く暑い乾季には干上がってしまう季節的な塩湖だ。湖を囲む丘の頂上付近にはイラク族の農民が少数住んでおり、その他にヤギや牛を飼って生活しているダトーガ族が暮らしている。ダトーガ族はハッザ族の土地を侵食してお

り、彼らが飼うヤギや牛によって自然の生息環境が破壊され、野生動物が逃げ出しているため、ハッザ族の狩猟はますます困難になっている。

14. Raichlen, D. A., et al. (2017), Physical activity patterns and biomarkers of cardiovascular disease risk in hunter-gatherers, *American Journal of Human Biology* 29:e22919.
15. Marlowe (2010), *Hadza;* Pontzer, H., et al. (2015), Energy expenditure and activity among Hadza hunter-gatherers, *American Journal of Human Biology* 27:628–37.
16. Lee, R. B. (1979), *The !Kung San: Men, Women, and Work in a Foraging Society* (Cambridge, U.K.: Cambridge University Press).
17. Hill, K., et al. (1985), Men's time allocation to subsistence work among the Aché of eastern Paraguay, *Human Ecology* 13:29–47; Hurtado, A. M., and Hill, K. R. (1987), Early dry season subsistence ecology of Cuiva (Hiwi) foragers of Venezuela, *Human Ecology* 15:163–87.
18. Gurven, M., et al. (2013), Physical activity and modernization among Bolivian Amerindians, *PLOS ONE* 8:e55679.
19. Kelly, R. L. (2013), *The Lifeways of Hunter-Gatherers: The Foraging Spectrum,* 2nd ed. (Cambridge, U.K.: Cambridge University Press).
20. James, W. P. T., and Schofield, E. C. (1990), *Human Energy Requirements: A Manual for Planners and Nutritionists* (Oxford: Oxford University Press).
21. Leonard, W. R. (2008), Lifestyle, diet, and disease: Comparative perspectives on the determinants of chronic health risks, in *Evolution, Health, and Disease,* ed. S. C. Stearns and J. C. Koella (New York: Oxford University Press), 265–76.
22. Speakman, J. (1997), Factors influencing the daily energy expenditure of small mammals, *Proceedings of the Nutrition Society* 56:1119–36.
23. Hays, M., et al. (2005), Low physical activity levels of Homo sapiens among free-ranging mammals, *International Journal of Obesity* 29:151–56.
24. Church, T. S., et al. (2011), Trends over 5 decades in U.S. occupation-related physical activity and their associations with obesity, *PLOS ONE* 6:e19657.
25. Meijer, J. H., and Robbers, Y. (2014), Wheel running in the wild, *Proceedings of the Royal Society B* 281:20140210.
26. Mechikoff, R. A. (2014), *A History and Philosophy of Sport and Physical Education: From Ancient Civilization to the Modern World* (New York: McGraw-Hill).
27. Rice, E. A., Hutchinson, J. L., and Lee, M. (1958), *A Brief History of Physical Education* (New York: Ronald Press); Nieman, D. C. (1990), *Fitness and Sports Medicine: An Introduction* (Palo Alto, Calif.: Bull).
28. このテーマの歴史に関する素晴らしい解説については、以下を参照。McKenzie, S. (2013), *Getting Physical: The Rise of Fitness Culture in America* (Lawrence: University Press of Kansas).
29. Sargent, D. A. (1900), The place for physical training in the school and college curriculum, *American Physical Education Review* 5:1–7; Sargent, D. A. (1902), *Universal Test for Strength, Speed, and Endurance of the Human Body* (Cambridge, Mass.: Powell Press).

30. Vankim, N. A., and Nelson, T. F. (2013), Vigorous physical activity, mental health, perceived stress, and socializing among college students, *American Journal of Health Promotion* 28:7–15.
31. Physical Activity Guidelines Advisory Committee (2018), *2018 Physical Activity Guidelines Advisory Committee Scientific Report* (Washington, D.C.: U.S. Department of Health and Human Services).
32. これらの数値と他の推定値の参考文献については、第 13 章を参照されたい。

第2章

1. Harcourt, A. H., and Stewart, K. J. (2007), *Gorilla Society: Conflict, Compromise, and Cooperation Between the Sexes* (Hawthorne, N.Y.: Aldine de Gruyter).
2. Organ, C., et al. (2011), Phylogenetic rate shifts in feeding time during the evolution of *Homo, Proceedings of the National Academy of Sciences USA* 108:14555–59.
3. Goodall, J. (1986), *The Chimpanzees of Gombe: Patterns of Behavior* (Cambridge, Mass.: Harvard University Press); Pontzer, H., and Wrangham, R. W. (2004), Climbing and the daily energy cost of locomotion in wild chimpanzees: Implications for hominoid locomotor evolution, *Journal of Human Evolution* 46:317–35.
4. Pilbeam, D. R., and Lieberman, D. E. (2017), Reconstructing the last common ancestor of chimpanzees and humans, in *Chimpanzees and Human Evolution,* ed. M. N. Muller, R. W. Wrangham, and D. R. Pilbeam (Cambridge, Mass.: Harvard University Press), 22–141.
5. あなたの体は、使用する酸素 1 リットルにつき、純粋な炭水化物を燃やして 5.1 キロカロリー（kcal）を、純粋な脂肪を燃やして 4.7 キロカロリーを得る。体が排出する酸素と二酸化炭素の比率（CO_2/O_2）は、体が使用している脂肪と炭水化物の割合を教えてくれる。炭水化物だけを燃やしている場合には、酸素とまったく同量の二酸化炭素が産生され、脂肪だけを燃やしている場合には、酸素の 70％にあたる二酸化炭素が産生される。だがほとんどの場合は、脂肪と炭水化物の混合物が燃やされ、酸素 1 リットルにつき平均 4.8 キロカロリーのエネルギーが生みだされる。
6. 英語では、「キロカロリー」は正式には Calorie（大文字の C）と表記され、1 グラムの水を 1℃上昇させるエネルギーである「カロリー（calorie)」と区別される。
7. Jones, W. P. T., and Schofield, E. C. (1990), *Human Energy Requirements: A Manual for Planners and Nutritionists* (Oxford: Oxford University Press).
8. 残念ながら、一日中真剣に頭を使っても、20 ～ 50 キロカロリーしか余分に消費されなかったと報告しなければならない。これは、ピーナッツ約 6 個分のエネルギー量でしかない。以下を参照。Messier, C. (2004), Glucose improvement of memory: A review, *European Journal of Pharmacology* 490:33–57.
9.「二重標識水」法について、もう少し詳しく説明しよう。大部分の水（H_2O）は、分子量 1 の水素（陽子 1 個を持つ ^1H）と分子量 16 の酸素（陽子 8 個と中性子 8 個を持つ ^{16}O）からできている。だが、「重い」水素（重水素と呼ばれる、中性子を 1 個余分に持つ ^2H）と、「重い」酸素（重酸素と呼ばれる、中性子を 2 個余分に持つ ^{18}O）を使って、無害な水を作ることも可能だ。水中に含まれる水素と酸素の

種類がどのようなものであっても、水素と酸素は異なる方法で体外に排出される。水素と酸素は、排尿時、呼吸時、発汗時に水分として排出されるが、酸素はまた、息として二酸化炭素（CO_2）を吐き出すときにも排出される。尿中の ^{2}H と ^{18}O は正確に測定することができるので、数日間にわたって尿中の ^{2}H と ^{18}O の残存率の違いを調べることにより、どれだけの二酸化炭素が吐き出されたかが算出でき、それにより、どれだけのエネルギーが消費されたかを十分正確に計算することができる。この方法はまた、除脂肪体重や体内に出入りする水分量などの算出にも利用できる。

10. Pontzer, H., et al. (2012), Hunter-gatherer energetics and human obesity, *PLOS ONE* 7:e40503. この論文では推定BMRを報告している。推定RMRは女性で1,169キロカロリー、男性で1,430キロカロリーと、おそらく10%ほど高い値になると思われる。
11. ハッザ族の男性と女性の平均体脂肪率はそれぞれ13%と21%、先進国の男性と女性の平均体脂肪率はそれぞれ23%と38%である。出典は同上。
12. White, M. (2012), *Atrocities: The 100 Deadliest Episodes in Human History* (New York: W. W. Norton).
13. この件に関する非常に読みやすい書籍として以下を勧める。Tucker, T. (2006), *The Great Starvation Experiment: The Heroic Men Who Starved So That Millions Could Live* (New York: Free Press). キーズと共同研究者による次の二巻の研究論文も興味深い。Keys, A., et al. (1950), *The Biology of Human Starvation* (Minneapolis: University of Minnesota Press).
14. 実験開始時の志願者の平均脂肪量は約9.8キログラム（体重の14%）だったが、飢餓期間後の平均脂肪量は約2.9キログラム（体重の5.5%）に減っていた。
15. Elia, M. (1992), Organ and tissue contribution to metabolic rate, in *Energy Metabolism: Tissue Determinants and Cellular Corollaries,* ed. J. M. Kinney and H. N. Ticker (New York: Raven Press), 61–77.
16. 志願者に2週間だけ同じ飢餓状態の食事をさせ、現代の技術を用いて臓器サイズの減少を測定した2015年の実験でも同様の結果が得られた。以下を参照。Müller, M. J., et al. (2015), Metabolic adaptation to caloric restriction and subsequent refeeding: The Minnesota Starvation Experiment revisited, *American Journal of Clinical Nutrition* 102:807–19.
17. 科学における説（theory）とは、検証されていないアイデア（仮説：hypothesis）のことではなく、世の中がどのように機能するかを明らかにする、確立・検証された見解のことだ。自然選択説は、重力やプレートテクトニクスの理論と同じぐらい、よく検証されている。
18. Marlowe, F. C., and Berbesque, J. C. (2009), Tubers as fallback foods and their impact on Hadza hunter-gatherers, *American Journal of Physical Anthropology* 140:751–58.
19. このデータは次の論文より。Pontzer et al. (2012), Hunter-gatherer energetics and human obesity; Pontzer, H., et al. (2016), Metabolic acceleration and the evolution of human brain size and life history, *Nature* 533:390–92.
20. これらのデータは、Pontzerによる1日のエネルギー消費量の測定値および、安

静時代謝率と基礎代謝率の推定値から算出したもの。ある研究によると、体格の違いを補正した後の人間の基礎代謝率は、チンパンジーよりも約10%高い。以下を参照。Pontzer et al. (2016), Metabolic acceleration and the evolution of human brain size and life history.

21. Westerterp, K. R., and Speakman, J. R. (2008), Physical activity energy expenditure has not declined since the 1980s and matches energy expenditures of wild mammals, *International Journal of Obesity* 32:1256–63; Hayes, M., et al. (2005), Low physical activity levels of modern *Homo sapiens* among free-ranging mammals, *International Journal of Obesity* 29:151–56.
22. Pontzer, H., et al. (2010), Metabolic adaptation for low energy throughput in orangutans, *Proceedings of the National Academy of Sciences USA* 107:14048–52.
23. Taylor, C. R., and Rowntree, V. J. (1973), Running on two or on four legs: Which consumes more energy?, *Science* 179:186–87; Pontzer, H., Raichlen, D. A., and Sockol, M. D. (2009), The metabolic cost of walking in humans, chimpanzees, and early hominins, *Journal of Human Evolution* 56:43–54.
24. Aiello, L. C., and Key, C. (2002), Energetic consequences of being a *Homo erectus* female, *American Journal of Human Biology* 14:551–65.
25. Wrangham, R. W. (2009), *Catching Fire: How Cooking Made Us Human* (New York: Basic Books).
26. Webb, O. J., et al. (2011), A statistical summary of mall-based stair-climbing intervention, *Journal of Physical Activity and Health* 8:558–65.
27. Rosenthal, R. J., et al. (2017), Obesity in America, *Surgery for Obesity and Related Disorders* 13:1643–50.

第3章

1. Nash, O. (1940), *The Face Is Familiar* (Garden City, N.Y.: Garden City Publishing).
2. Levine, J. A. (2004), *Get Up! Why Your Chair Is Killing You and What You Can Do About It* (New York: St. Martin's Griffin). 座ることは喫煙と同じくらい悪いという主張を検証するために、２人のカナダ人医師が大まかな計算を行なった。それによると、体を動かさない患者は、体を動かす患者に比べて医療費が平均300ドル多くかかるのに対し、喫煙者は非喫煙者に比べて年間1600～1800ドルと、約５倍も多く医療費がかかることが判明した。平均的な喫煙者は１日にタバコを16本吸うので、この数字は、身体活動をしないことは、１日３本のタバコ（１週間に１箱）と同じくらいの費用がかかることを示唆している。以下を参照。Khan, K., and Davis, J. (2010), A week of physical inactivity has similar health costs to smoking a packet of cigarettes, *British Journal of Sports Medicine* 44:345.
3. Rezende, L. F., et al. (2016), All-cause mortality attributable to sitting time: Analysis of 54 countries worldwide, *American Journal of Preventive Medicine* 51:253–63; Matthews, C. E. (2015), Mortality benefits for replacing sitting time with different physical activities, *Medicine and Science in Sports and Exercise* 47:1833–40. 反証については、以下を参照。Pulsford, R. M., et al. (2015), Associations of sitting behaviours

with all-cause mortality over a 16-year follow-up: The Whitehall II study, *International Journal of Epidemiology* 44:1909–16.

4. Kulinski, J. P. (2014), Association between cardiorespiratory fitness and accelerometer-derived physical activity and sedentary time in the general population, *Mayo Clinic Proceedings* 89:1063–71; Matthews (2015), Mortality benefits for replacing sitting time with different physical activities.
5. インターネットには疑わしい値を提供する計算式があふれているが、立っている場合と座っている場合のコストは、多くの慎重な研究で測定されている。最近行なわれた研究には、次のようなものがある。Júdice, P. B., et al. (2016), What is the metabolic and energy cost of sitting, standing, and sit/stand transitions?, *European Journal of Applied Physiology* 116:263–73; Fountain, C. J., et al. (2016), Metabolic and energy cost of sitting, standing, and a novel sitting/stepping protocol in recreationally active college students, *International Journal of Exercise Science* 9:223–29; Mansoubi, M., et al. (2015), Energy expenditure during common sitting and standing tasks: Examining the 1.5 MET definition of sedentary behavior, *BMC Public Health* 15:516–23; Miles-Chan, J., et al. (2013), Heterogeneity in the energy cost of posture maintenance during standing relative to sitting, *PLOS ONE* 8:e65827.
6. ただし、このような種類の計算は、立ち時間が多い人が、より多く食べたり（リンゴ１個、丸ごと食べてしまおう、とか)、落ち着かなく体を動かすことが少なかったりすることによって、その差を埋め合わせている可能性については考慮していない。
7. 鳥が立っているときに消費するエネルギーは、地面に座っているときより16〜25％多い。van Kampen, M. (1976), Activity and energy expenditure in laying hens: 3. The energy cost of eating and posture, *Journal of Agricultural Science* 87:85–88; Tickle, P. G., Nudds, R. L., and Codd, J. R. (2012), Barnacle geese achieve significant energy savings by changing posture, *PLOS ONE* 7:e46950. 牛やヘラジカについては、以下を参照。Vercoe, J. E. (1973), The energy cost of standing and lying in adult cattle, *British Journal of Nutrition* 30:207–10; Renecker, L. A., and Hudson, R. J. (1985), The seasonal energy expenditures and thermoregulatory responses of moose, *Canadian Journal of Zoology* 64:322–27.
8. 類人猿にとっても、しゃがむ人間にとっても、腰と膝を曲げた姿勢をとるには、地面に倒れないようにするため、ハムストリング筋と大腿四頭筋を常に収縮させる必要がある。以下を参照。Sockol, M. D., Raichlen, D. A., and Pontzer, H. (2007), Chimpanzee locomotor energetics and the origin of human bipedalism, *Proceedings of the National Academy of Sciences USA* 104:12265–69.
9. Winter, D. A. (1995), Human balance and posture control during standing and walking, *Gait and Posture* 3:193–214.
10. 狩猟採集民が家具を持たないのは、大工仕事の技術がないからではない。年に通常七回程度、所有物をすべて持って移動するために家具を作らないのだ。家具は、持つことの利点より、移動にかかる負担のほうが大きい。家具が普及し始めたのは、農民が定住するようになってからである。
11. Hewes, G. (1953), Worldwide distribution of certain postural habits, *American*

Anthropologist 57:231–44.
12. より現代に近い集団については、以下を参照。Nag, P. K., et al. (1986), EMG analysis of sitting work postures in women, *Applied Ergonomics* 17:195–97; Gurr, K., Straker, L., and Moore, P. (1998), Cultural hazards in the transfer of ergonomics technology, *International Journal of Industrial Ergonomics* 22:397–404. ホモ・エレクトスとネアンデルタール人については以下の論文を参照されたい。Trinkaus, E. (1975), Squatting among the Neandertals: A problem in the behavioral interpretation of skeletal morphology, *Journal of Archaeological Science* 2:327–51; Pontzer, H., et al. (2010), Locomotor anatomy and biomechanics of the Dmanisi hominins, *Journal of Human Evolution* 58:492–504. For early modern humans, see Pearson, O. M., et al. (2008), A description of the Omo I postcranial skeleton, including newly discovered fossils, *Journal of Human Evolution* 55:421–37; Rightmire, G. P., et al. (2006), Human foot bones from Klasies River main site, South Africa, *Journal of Human Evolution* 50:96–103.
13. Mays, S. (1998), *The Archaeology of Human Bones* (London: Routledge); Boulle, E. (1998), Evolution of two human skeletal markers of the squatting position: A diachronic study from antiquity to the modern age, *American Journal of Physical Anthropology* 115:50–56.
14. Ekholm, J., et al. (1985), Load on knee joint and knee muscular activity during machine milking, *Ergonomics* 28:665–82; Eguchi, A. (2003), Influence of the difference in working postures during weeding on muscle activities of the lower back and the lower extremities, *Journal of Science Labour* 79:219–23; Nag et al. (1986), EMG analysis of sitting work postures in women; Miles-Chan, J. L., et al. (2014), Sitting comfortably versus lying down: Is there really a difference in energy expenditure?, *Clinical Nutrition* 33:175–78.
15. Castillo, E. R., et al. (2016), Physical fitness differences between rural and urban children from western Kenya, *American Journal of Human Biology* 28:514–23.
16. Mörl, F., and Bradl, I. (2013), Lumbar posture and muscular activity while sitting during office work, *Journal of Electromyography and Kinesiology* 23:362–68.
17. Rybcynski, W. (2016), *Now I Sit Me Down* (New York: Farrar, Straus and Giroux).
18. Aveling, J. H. (1879), *Posture in Gynecic and Obstetric Practice* (Philadelphia: Lindsay & Blakiston).
19. Prince, S. A., et al. (2008), A comparison of direct versus self-report measures for assessing physical activity in adults: A systematic review, *International Journal of Behavioral Nutrition and Physical Activity* 5:56–80.
20. 正確に言うと、このセンサーは垂直方向の速度変化率である加速度を測定し、通常は横方向と前後方向の加速度も測定する。力は質量に加速度をかけたものなので、加速度を測定すれば、体を動かすために生成された力の良好な推定値を知ることができる。もちろん、問題もある。たとえば、加速度センサーを腰に装着した場合、自転車をこぐ活動は測定できない。
21. Matthews, C. E., et al. (2008), Amount of time spent in sedentary behaviors in the United States, 2003–2004, *American Journal of Epidemiology* 167:875–81; Tudor-

Locke, C., et al. (2011), Time spent in physical activity and sedentary behaviors on the working day: The American time use survey, *Journal of Occupational and Environmental Medicine* 53:1382–87; Evenson, K. R., Buchner, D. M., and Morland, K. B. (2012), Objective measurement of physical activity and sedentary behavior among US adults aged 60 years or older, *Preventing Chronic Disease* 9:E26; Martin, K. R. (2014), Changes in daily activity patterns with age in U.S. men and women: National Health and Nutrition Examination Survey 2003–04 and 2005–06, *Journal of the American Geriatric Society* 62:1263–71; Diaz, K. M. (2017), Patterns of sedentary behavior and mortality in U.S. middle-aged and older adults: A national cohort study, *Annals of Internal Medicine* 167:465–75.

22. Ng, S. W., and Popkin, B. (2012), Time use and physical activity: A shift away from movement across the globe, *Obesity Review* 13:659–80.
23. Raichlen, D. A., et al. (2017), Physical activity patterns and biomarkers of cardiovascular disease risk in hunter-gatherers, *American Journal of Human Biology* 29:e22919.
24. Gurven, M., et al. (2013), Physical activity and modernization among Bolivian Amerindians, *PLOS ONE* 8:e55679.
25. Katzmarzyk, P. T., Leonard, W. R., and Crawford, M. H. (1994), Resting metabolic rate and daily energy expenditure among two indigenous Siberian populations, *American Journal of Human Biology* 6:719–30; Leonard, W. R., Galloway, V. A., and Ivakine, E. (1997), Underestimation of daily energy expenditure with the factorial method: Implications for anthropological research, *American Journal of Physical Anthropology* 103:443–54; Kashiwazaki, H., et al. (2009), Year-round high physical activity levels in agropastoralists of Bolivian Andes: Results from repeated measurements of DLW method in peak and slack seasons of agricultural activities, *American Journal of Human Biology* 21:337–45; Madimenos, F. C. (2011), Physical activity in an indigenous Ecuadorian forager-horticulturalist population as measured using accelerometry, *American Journal of Human Biology* 23:488–97; Christensen, D. L., et al. (2012), Cardiorespiratory fitness and physical activity in Luo, Kamba, and Maasai of rural Kenya, *American Journal of Human Biology* 24:723–29.
26. Raichlen, D. A., et al. (2020), Sitting, squatting, and the evolutionary biology of human inactivity, *Proceedings of the National Academy of Sciences USA* 117:7115–7121.
27. 活動レベルの分類は、使用する分類方法によって異なる。標準的な方法は最大心拍数を基準にするもので、40％未満は「座りがちな活動程度（sedentary）」、40 ～ 54％は「軽度の活動（light activity）」、55 ～ 69％は「中強度の活動（moderate activity）」、70 ～ 89％は「高強度の活動（vigorous activity）」、90％以上は「激しい活動（high activity）」に分類される。最大心拍数は実際に測定されることもあるが、通常は年齢から推定する。最大心拍数の一般的な計算式は、220 から年齢を引くというものだが、健康な成人の場合は、「208 －（年齢× 0.7）」という計算式のほうが適している。もう一つの分類方法は、メッツ（METs：代謝当量）を用いて酸素からのエネルギー使用量を測定するものだ。1 メッツは静かに座っているときのエネルギー使用量で、通常は体重 1 kg あたり、1 分間に 3.5ml の酸素が使われる。

この基準によると、座りがちな活動の程度は1～1.5メッツ、軽度の活動は1.5～2.9メッツ、中強度の活動は3～6メッツ、高強度の活動は6メッツ以上となる。活動レベルは、他の方程式に基づき、加速度計の測定値から推定することもできる。最大心拍数の測定については、以下を参照。Tanaka, H., Monahan, K. D., and Seals, D. R. (2001), Age-predicted maximal heart rate revisited, *Journal of the American College of Cardiology* 37:153–56. 加速度計を用いた活動レベルの推定値については、以下を参照。Freedson, P. S., Melanson, E., and Sirard, J. (1998), Calibration of the Computer Science and Applications Inc. accelerometer, *Medicine and Science in Sports and Exercise* 30:777–81; Matthews et al. (2008), Amount of time spent in sedentary behaviors in the United States, 2003–2004.

28. Evenson, K. R., Wen, F., and Herring, A. H. (2016), Associations of accelerometry-assessed and self-reported physical activity and sedentary behavior with all-cause and cardiovascular mortality among US adults, *American Journal of Epidemiology* 184:621–32.
29. Raichlen et al. (2017), Physical activity patterns and biomarkers of cardiovascular disease risk in hunter-gatherers.
30. これらの数字をまとめてくれたザリン・マチャンダ（Zarin Machanda）博士に謝意を表する。
31. Aggarwal, B. B., Krishnan, S., and Guha, S. (2011), *Inflammation, Lifestyle, and Chronic Diseases: The Silent Link* (Boca Raton, Fla.: CRC Press).
32. 例えば、世界的なベストセラーとなったある本では、小麦などのグルテンを含む食品が脳に炎症を起こすと主張していた。しかし、さまざまなデータによると、セリアック病でない限り、小麦（特に全粒粉）やその他の穀物を食べても、食べ過ぎて肥満にならない限り、体（脳を含む）に炎症を起こすことはない。信憑性のある査読付きのエビデンスに基づく研究については、以下を参照。Lutsey, P. L., et al. (2007), Whole grain intake and its cross-sectional association with obesity, insulin resistance, inflammation, diabetes, and subclinical CVD: The MESA Study, *British Journal of Nutrition* 98:397–405; Lefevre, M., and Jonnalagadda, S. (2012), Effect of whole grains on markers of subclinical inflammation, *Nutrition Review* 70:387–96; Vitaglione, P., et al. (2015), Whole-grain wheat consumption reduces inflammation in a randomized controlled trial on overweight and obese subjects with unhealthy dietary and lifestyle behaviors: Role of polyphenols bound to cereal dietary fiber, *American Journal of Clinical Nutrition* 101:251–61; Ampatzoglou, A., et al. (2015), Increased whole grain consumption does not affect blood biochemistry, body composition, or gut microbiology in healthy, low-habitual whole grain consumers, *Journal of Nutrition* 145:215–21.
33. 脂肪細胞の機能のしかた、および、どのように炎症を引き起こすかについて書かれた、読みやすく優れた概説については以下を参照。Tara, S. (2016), *The Secret Life of Fat: The Science Behind the Body's Least Understood Organ and What It Means for You* (New York: W. W. Norton).
34. Shen, W. (2009), Sexual dimorphism of adipose tissue distribution across the lifespan: A cross-sectional whole-body magnetic resonance imaging study, *Nutrition*

and Metabolism 16:6–17; Hallgreen, C. E., and Hall, K. D. (2008), Allometric relationship between changes of visceral fat and total fat mass, *International Journal of Obesity* 32:845–52.

35. Weisberg, S. P., et al. (2003), Obesity is associated with macrophage accumulation in adipose tissue, *Journal of Clinical Investigation* 112:1796–808.
36. Levine, J. A., Schleusner, S. J., and Jensen, M. D. (2000), Energy expenditure of nonexercise activity, *American Journal of Clinical Nutrition* 72:1451–54.
37. Olsen, R. H., et al. (2000), Metabolic responses to reduced daily steps in healthy nonexercising men, *Journal of the American Medical Association* 299:1261–63.
38. Homer, A. R., et al. (2017), Regular activity breaks combined with physical activity improve postprandial plasma triglyceride, nonesterified fatty acid, and insulin responses in healthy, normal weight adults: A randomized crossover trial, *Journal of Clinical Lipidology* 11:1268–79; Peddie, M. C., et al. (2013), Breaking prolonged sitting reduces postprandial glycemia in healthy, normal-weight adults: A randomized crossover trial, *American Journal of Clinical Nutrition* 98:358–66.
39. Boden, G. (2008), Obesity and free fatty acids (FFA), *Endocrinology and Metabolism Clinics of North America* 37:635–46; de Vries, M. A., et al. (2014), Postprandial inflammation: Targeting glucose and lipids, *Advances in Experimental Medical Biology* 824:161–70.
40. Bruunsgaard, H. (2005), Physical activity and modulation of systemic low-level inflammation, *Journal of Leukocyte Biology* 78:819–35; Pedersen, B. K., and Febbraio, M. A. (2008), Muscle as an endocrine organ: Focus on muscle-derived interleukin-6, *Physiology Reviews* 88:1379–406; Pedersen, B. K., and Febbraio, M. A. (2012), Muscles, exercise, and obesity: Skeletal muscle as a secretory organ, *Nature Reviews Endocrinology* 8:457–65.
41. Petersen, A. M., and Pedersen, B. K. (2005), The anti-inflammatory effect of exercise, *Journal of Applied Physiology* 98:1154–62.
42. Fedewa, M. V., Hathaway, E. D., and Ward-Ritacco, C. L. (2017), Effect of exercise training on C reactive protein: A systematic review and meta-analysis of randomized and non-randomised controlled trials, *British Journal of Sports Medicine* 51:670–76; Petersen and Pedersen (2005), Anti-inflammatory effect of exercise.
43. 軽度の炎症を起こすもう一つの驚くべき原因は、異常に清潔な現代の環境にあるのかもしれない。つい最近まであらゆる人間は、泥、細菌、蠕虫や病原体などに囲まれて育ち、免疫系は常に脅かされていた。人類学者のトマス・マクデイドは、このような進化的に「正常」で不衛生な環境で育った人は、衛生状態の良い環境で育った人とは異なる炎症免疫反応を示すことを明らかにした。病原体に満ちた環境で育った人が感染症にかかると、炎症反応がすぐに強く生じるが、その反応は長くは続かない。対照的に、食器洗い機や室内配管、漂白剤、大量の石鹸などを備えた高度に衛生的な環境で育った人たちの免疫系のふるまいは異なる。感染症にかかっても、炎症反応ははるかにゆっくりと生じ、強度も弱く、長引く傾向がある。言い換えれば、衛生的すぎる環境に、特に若いときにさらされると、加齢とともに慢性的な炎症が起こりやすくなる可能性があるのだ。そして、座っている時間が長いと、

持続する軽度の炎症が起こりやすくなる。詳細については、以下を参照。McDade, T. W., et al. (2013), Do environments in infancy moderate the association between stress and inflammation in adulthood? Initial evidence from a birth cohort in the Philippines, *Brain, Behavior, and Immunity* 31:23–30.
44. Whitfield, G., Kelly, G. P., and Kohl, H. W. (2014), Sedentary and active: Self-reported sitting time among marathon and half-marathon participants, *Journal of Physical Activity and Health* 11:165–72.
45. Greer, A. E., et al. (2015), The effects of sedentary behavior on metabolic syndrome independent of physical activity and cardiorespiratory fitness, *Journal of Physical Activity and Health* 12:68–73.
46. Matthews, C. E., et al. (2012), Amount of time spent in sedentary behaviors and cause-specific mortality in US adults, *American Journal of Clinical Nutrition* 95:437–45.
47. 400万人以上のデータを用いた次の研究では、座って過ごす時間が1日2時間増えるごとに、大腸がんのリスクが8%増加すると推定され、他のいくつかのがんでも、同様の傾向が見られた。Schmid, D., and Leitzmann, M. D. (2014), Television viewing and time spent sedentary in relation to cancer risk: A meta-analysis, *Journal of the National Cancer Institute* 106:dju098.
48. Healy, G. N., et al. (2011), Sedentary time and cardio-metabolic biomarkers in US adults: NHANES 2003–06, *European Heart Journal* 32:590–97.
49. Diaz, K. M., et al. (2017), Patterns of sedentary behavior and mortality in U.S. middle-aged and older adults: A national cohort study, *Annals of Internal Medicine* 167:465–75.
50. van Uffelen, J. G., et al. (2010), Occupational sitting and health risks: A systematic review, *American Journal of Preventive Medicine* 39:379–88.
51. Latouche, C., et al. (2013), Effects of breaking up prolonged sitting on skeletal muscle gene expression, *Journal of Applied Physiology* 14:453–56; Hamilton, M. T., Hamilton, D. G., and Zderic, T. W. (2014), Sedentary behavior as a mediator of type 2 diabetes, *Medicine and Sports Science* 60:11–26; Grøntved, A., and Hu, F. B. (2011), Television viewing and risk of type 2 diabetes, cardiovascular disease, and all-cause mortality: A meta-analysis, *Journal of the American Medical Association* 305:2448–55.
52. Healy et al. (2011), Sedentary time and cardio-metabolic biomarkers in US adults; Dunstan, D. W., et al. (2012), Breaking up prolonged sitting reduces postprandial glucose and insulin responses, *Diabetes Care* 35:976–83; Peddie, M. C. (2013), Breaking prolonged sitting reduces postprandial glycemia in healthy, normal-weight adults: A randomized crossover trial, *American Journal of Clinical Nutrition* 98:358–66; Duvivier, B. M. F. M., et al. (2013), Minimal intensity physical activity (standing and walking) of longer duration improves insulin action and plasma lipids more than shorter periods of moderate to vigorous exercise (cycling) in sedentary subjects when energy expenditure is comparable, *PLOS ONE* 8:e55542.
53. Takahashi, M. (2015), Effects of breaking sitting by standing and acute exercise on postprandial oxidative stress, *Asian Journal of Sports Medicine* 6:e24902.

54. Ansari, M. T. (2005), Traveler's thrombosis: A systematic review, *Journal of Travel Medicine* 12:142–54.
55. Ravussin, E., et al. (1986), Determinants of 24-hour energy expenditure in man: Methods and results using a respiratory chamber, *Journal of Clinical Investigation* 78:1568–78.
56. Koepp, G. A., Moore, G. K., and Levine, J. A. (2016), Chair-based fidgeting and energy expenditure, *BMJ Open Sport and Exercise Medicine* 2:e000152; Morishima, T. (2016), Prolonged sitting-induced leg endothelial dysfunction is prevented by fidgeting, *American Journal of Physiology: Heart and Circulatory Physiology* 311:H177-82.
57. Hagger-Johnson, G., et al. (2016), Sitting time, fidgeting, and all-cause mortality in the UK Women's Cohort Study, *American Journal of Preventive Medicine* 50:154–60.
58. この数値を裏付けるために、狩猟採集社会に暮らす人々について行なわれた研究をいくつか紹介したい。パラグアイのアチェ族は1日に3.4～7.5時間、ベネズエラのヒウィ族は1日に4～6時間、サン族は1日に約6.6時間、ハッザ族は1日に少なくとも6.6時間座っている。Hill, K. R., et al. (1985), Men's time allocation to subsistence work among the Aché of eastern Paraguay, *Human Ecology* 13:29–47; Hurtado, A. M., and Hill, K. R. (1987), Early dry season subsistence ecology of Cuiva (Hiwi) foragers of Venezuela, *Human Ecology* 15:163–87; Leonard, W. R., and Robertson, M. L. (1997), Comparative primate energetics and hominid evolution, *American Journal of Physical Anthropology* 102:265–81; Raichlen et al. (2017), Physical activity patterns and biomarkers of cardiovascular disease risk in hunter-gatherers.
59. Raichlen, D. A., et al. (2020), Sitting, squatting, and the evolutionary biology of human inactivity, *Proceedings of the National Academy of Sciences USA* 117:7115–7121.
60. Møller, S. V., et al. (2016), Multi-wave cohort study of sedentary work and risk of ischemic heart disease, *Scandinavian Journal of Work and Environmental Health* 42:43–51.
61. Hayashi, R., et al. (2016), Occupational physical activity in relation to risk of cardiovascular mortality: The Japan Collaborative Cohort Study for Evaluation for Cancer Risk (JACC Study), *Preventive Medicine* 89:286–91.
62. van Uffelen et al. (2010), Occupational sitting and health risks.
63. Pynt, J., and Higgs, J. (2010), *A History of Seating, 3000 BC to 2000 AD: Function Versus Aesthetics* (Amherst, N.Y.: Cambria Press).
64. アケルブロムは、座ったときに腰のカーブを最適に保つ背もたれとは、腰を支えるために根元の部分がほぼ垂直になっていて、その上の部分が、上半身が前かがみにならないよう後ろに向かって角度がついているものだと主張した。いわゆるこのアケルブロム・カーブに加わったさらなる改良には、太ももの下側を支えるためにやや傾けられた座面、椅子の乗り降りがしやすい肘掛け、床から平均46センチの座面の高さ、適度なクッション性などがある。以下を参照。Åkerblom, B. (1948), *Standing and Sitting Posture: With Special Reference to the Construction of Chairs* (Stockholm: A.-B. Nordiska Bokhandeln). さらに以下も参照されたい。Andersson, B. J., et al. (1975), The sitting posture: An electromyographic and discometric study,

Orthopedic Clinics of North America 6:105–20; Andersson, G. B. J., Jonsson, B., and Ortengren, R. (1974), Myo-electric activity in individual lumbar erector spinae muscles in sitting, *Scandinavian Journal of Rehabilitation Medicine,* Supplement, 3:91–108.

65. O'Sullivan, K., et al. (2012), What do physiotherapists consider to be the best sitting spinal posture?, *Manual Therapy* 17:432–37; O'Sullivan, K., et al. (2013), Perceptions of sitting posture among members of the community, both with and without non-specific chronic low back pain, *Manual Therapy* 18:551–56.

66. Hewes, G. (1953),Worldwide distribution of certain postural habits, *American Anthropologist* 57:231–44.

67. 1970年代、研究者たちは人々の背中に巨大な針を刺して、背骨の骨と骨の間にある椎間板にさまざまな姿勢が与える圧力を測定していた。これらの苦痛に満ちた実験の結果は、座っていると腰の椎間板にかかる圧力が3倍になり、腰のカーブを伸ばして前かがみになる姿勢ではさらに圧力が高くなって腰の組織に負担がかかり、変性や痛みの原因になると示唆していた。しかし、より精度の高い小型のセンサーを非侵襲的に背骨に設置できる最新技術により、以前の測定値は誇張されたものであることがわかった。むしろ、座っていても立っていても、損傷を与えないレベルの低い圧力がかかるのだ。さらに、多くの専門家が推奨する理想的な座り方とされる、腰を適度に湾曲させ背を伸ばして座る姿勢は、実際には背筋の活動を増大させ、脊椎への負担を増やすことが数十の実験で明らかになっている。古い研究については以下を参照。Andersson, B. J., et al. (1975), The sitting posture: An electromyographic and discometric study, *Orthopedic Clinics of North America* 6:105–20; Nachemson, A., and Morris, J. (1964), *In vivo* measurements of intradiscal pressure. Discometry, a method for the determination of pressure in the lower lumbar discs. Lumbar discometry. Lumbar intradiscal pressure measurements *in vivo, Journal of Bone and Joint Surgery of America* 46:1077–92; Andersson, B. J., and Ortengren, R. (1974), Lumbar disc pressure and myoelectric back muscle activity during sitting. II. Studies on an office chair, *Scandinavian Journal of Rehabilitative Medicine* 6:115–21. より新しい研究については、以下を参照されたい。Claus, A., et al. (2008), Sitting versus standing: Does the intradiscal pressure cause disc degeneration or low back pain?, *Journal of Electromyography and Kinesiology* 18:550–58; Carcone, S. M., and Keir, P. J. (2007), Effects of backrest design on biomechanics and comfort during seated work, *Applied Ergonomics* 38:755–64; Lander, C., et al. (1987), The Balans chair and its semi-kneeling position: An ergonomic comparison with the conventional sitting position, *Spine* 12:269–72; Curran, M., et al. (2015), Does using a chair backrest or reducing seated hip flexion influence trunk muscle activity and discomfort? A systematic review, *Human Factors* 57:1115–48.

68. Christensen, S. T., and Hartvigsen, J. (2008), Spinal curves and health: A systematic critical review of the epidemiological literature dealing with associations between sagittal spinal curves and health, *Journal of Manipulative and Physiological Therapeutics* 31:690–714; Roffey, D. M., et al. (2010), Causal assessment of awkward occupational postures and low back pain: Results of a systematic review, *Spine Journal*

10:89–99.
69. Roffey et al. (2010), Causal assessment of awkward occupational postures and low back pain; Kwon, B. K., et al. (2011), Systematic review: Occupational physical activity and low back pain, *Occupational Medicine* 61:541–48.
70. Driessen, M. T., et al. (2010), The effectiveness of physical and organisational ergonomic interventions on low back pain and neck pain: A systematic review, *Occupational and Environmental Medicine* 67:277–85; O'Sullivan, K., et al. (2012), The effect of dynamic sitting on the prevention and management of low back pain and low back discomfort: A systematic review, *Ergonomics* 55:898–908; O'Keeffe, M., et al. (2013), Specific flexion-related low back pain and sitting: Comparison of seated discomfort on two different chairs, *Ergonomics* 56:650–58; O'Keeffe, M., et al. (2016), Comparative effectiveness of conservative interventions for nonspecific chronic spinal pain: Physical, behavioral/psychologically informed, or combined? A systematic review and meta-analysis, *Journal of Pain* 17:755–74.
71. Lahad, A. (1994), The effectiveness of four interventions for the prevention of low back pain, *Journal of the American Medical Association* 272:1286–91; Tveito, T. H., Hysing, M., and Eriksen, H. R. (2004), Low back pain interventions at the workplace: A systematic literature review, *Occupational Medicine* 54:3–13; van Poppel, M. N., Hooftman, W. E., and Koes, B. W. (2004), An update of a systematic review of controlled clinical trials on the primary prevention of back pain at the workplace, *Occupational Medicine* 54:345–52; Bigos, S. J., et al. (2009), High-quality controlled trials on preventing episodes of back problems: Systematic literature review in working-age adults, *Spine Journal* 9:147–68; Moon, H. J., et al. (2013), Effect of lumbar stabilization and dynamic lumbar strengthening exercises in patients with chronic low back pain, *Annals of Rehabilitative Medicine* 37:110–17; Steele, J., et al. (2013), A randomized controlled trial of limited range of motion lumbar extension exercise in chronic low back pain, *Spine* 38:1245–52; Lee, J. S., and Kang, S. J. (2016), The effects of strength exercise and walking on lumbar function, pain level, and body composition in chronic back pain patients, *Journal of Exercise Rehabilitation* 12:463–70.

第４章

1. Woolf, V. (1925), *The Common Reader* (London: Hogarth Press).
2. Lockley, S. W., and Foster, R. G. (2012), *Sleep: A Very Short Introduction* (New York: Oxford University Press).
3. Soldatos, C. R., et al. (2005), How do individuals sleep around the world? Results from a single-day survey in ten countries, *Sleep Medicine* 6:5–13.
4. 広く読まれている一般向けの本には、次の二冊がある。Huffington, A. (2016), *The Sleep Revolution: Transforming Your Life One Night at a Time* (New York: Harmony Books)（『スリープ・レボリューション——最高の結果を残すための「睡眠革命」』、アリアナ・ハフィントン著、本間徳子訳、日経BP、2016年）; Walker, M. (2017),

Why We Sleep: Unlocking the Power of Sleep and Dreams (New York: Simon & Schuster)（『睡眠こそ最強の解決策である』、マシュー・ウォーカー著、桜田直美訳、SB クリエイティブ、2018 年）。睡眠不足の影響に関するデータについては、以下を参照。Mitler, M. M., et al. (1988), Catastrophes, sleep, and public policy: Consensus report, *Sleep* 11:100–109.

5. このような実験についての優れた説明については、以下を参照。Boese, A. (2007), *Elephants on Acid, and Other Bizarre Experiments* (New York: Harvest Books).（『狂気の科学者たち』、アレックス・バーザ著、プレシ南日子訳、新潮文庫、2019 年）
6. Sharma, S., and Kavuru, M. (2010), Sleep and metabolism: An overview, *International Journal of Endocrinology* 2010:270832; Van Cauter, E., and Copinschi, G. (2000), Interrelationships between growth hormone and sleep, *Growth Hormone and IGF Research* 10:S57–S62.
7. Capellini, I., et al. (2010), Ecological constraints on mammalian sleep architecture, in *The Evolution of Sleep: Phylogenetic and Functional Perspectives,* ed. P. McNamara, R. A. Barton, and C. L. Nunn (Cambridge, U.K.: Cambridge University Press), 12–33.
8. Schacter, D. L. (2001), *The Seven Sins of Memory: How the Mind Forgets and Remembers* (Boston: Houghton Mifflin).
9. たとえば、このシマウマが覚えておくべきなのは、妹が食べていた草の種類や、人間が来ていたシャツの色、晴れていたかどうかなどということではなく、自分の妹を殺したのは人間だったという事実だ。
10. Stickgold, R., and Walker, M. P. (2013), Sleep-dependent memory triage: Evolving generalization through selective processing, *Nature Neuroscience* 16:139–45.
11. 睡眠は記憶の保存と整理に役立つとはいえ、果たしてそのことが睡眠に必要な時間を説明することになるのだろうか？　私は、シャワーをゆっくり浴びたり、散歩をしたりしてリラックスしているときにも、いろいろなことを考えつく。より多く眠れば、より記憶の統合が進むのかどうかははっきりしない。陸生動物の中でもっとも脳が大きく、賢い動物の一種であるゾウは、野生では１日２時間しか眠らないのに、知能がはるかに低いクビワコウモリは１日20時間も眠っている。以下を参照。Gravett, N., et al. (2017), Inactivity/sleep in two wild free-roaming African elephant matriarchs—does large body size make elephants the shortest mammalian sleepers?, *PLOS ONE* 12:e0171903.
12. 最も有害なのは、遊離基（フリーラジカル）という不対電子を持つ分子で、他の分子と容易に反応して、さまざまな細胞障害を引き起こす。
13. Mander, B. A., et al. (2015), β-amyloid disrupts human NREM slow waves and related hippocampus-dependent memory consolidation, *Nature Neuroscience* 18:1051–57.
14. 体の主なエネルギー源は、リン酸が３つ付いたアデノシン分子である ATP（アデノシン三リン酸）だ。ATP が分解されてエネルギーが放出されると、アデノシン分子が徐々に脳内に蓄積されて眠気を引き起こす。カフェインは、本来アデノシンと結合する脳内の受容体に結合してその作用を阻害することにより、覚醒状態を保つ。
15. 脳は脳脊髄液に浸されており、脳細胞が血液に触れないような仕組みになってい

る。脳が血液に直接触れると神経細胞が破壊されるからだ（その例が脳卒中）。さらに、血液脳関門（血液から脳組織への物質の移行を制限する仕組み）は、血液が脳に直接触れないようにすることで、血液中の感染物質や毒素が脳に侵入するのを防いでいる。

16. Xie, L., et al. (2013), Sleep drives metabolite clearance from the adult brain, *Science* 342:373–77.
17. Suntsova, N., et al. (2002), Sleep-waking discharge patterns of median pre-optic nucleus neurons in rats, *Journal of Physiology* 543:666–77.
18. American Automobile Association Foundation for Traffic Safety (2014), *Prevalence of Motor Vehicle Crashes Involving Drowsy Drivers, United States, 2009–2013* (Washington, D.C.: AAA Foundation for Traffic Safety).
19. Mascetti, G. G. (2016), Unihemispheric sleep and asymmetrical sleep: Behavioral, neurophysiological, and functional perspectives, *Nature and Science of Sleep* 8:221–38.
20. Capellini (2010), Ecological constraints on mammalian sleep architecture.
21. 正直なところ、チンパンジーがこの時間帯にどの程度の時間眠っているかは定かではない。以下を参照。Samson, D., and Nunn, C. L. (2015), Sleep intensity and the evolution of human cognition, *Evolutionary Anthropology* 24:225–37.
22. Ford, E. S., Cunningham, T. J., and Croft, J. B. (2015), Trends in self-reported sleep duration among US adults from 1985 to 2012, *Sleep* 38:829–32; Groeger, J. A., Zijlstra, F. R. H., and Dijk, D. J. (2004), Sleep quantity, sleep difficulties, and their perceived consequences in a representative sample of some 2000 British adults, *Journal of Sleep Research* 13:359–71; Luckhaupt, S. E., Tak, S., and Calvert, G. M. (2010), The prevalence of short sleep duration by industry and occupation in the National Health Interview Survey, *Sleep* 33:149–59; Ram, S., et al. (2010), Prevalence and impact of sleep disorders and sleep habits in the United States, *Sleep and Breathing* 14:63–70. なお、世界的には、最低必要限度とされる７～８時間を確保できていないと回答した人の割合はやや低く、およそ４人に１人である。以下を参照されたい。Soldatos et al. (2005), How do individuals sleep around the world?
23. 600人以上の人を対象として、自己申告の睡眠時間とセンサーで測定した睡眠時間とを比較した慎重な研究では、6時間半の睡眠を申告した人は実際には5時間しか寝ておらず、7時間半の睡眠を申告した人の実際の睡眠時間は7時間だった。以下を参照。Lauderdale, D. S., et al. (2008), Self-reported and measured sleep duration: How similar are they?, *Epidemiology* 19:838–45.
24. Lauderdale, D. S., et al. (2006), Objectively measured sleep characteristics among early-middle-aged adults: The CARDIA study, *American Journal of Epidemiology* 164:5–16; Blackwell, T., et al. (2011), Factors that may influence the classification of sleep-wake by wrist actigraphy: The MrOS Sleep Study, *Journal of Clinical Sleep Medicine* 7:357–67; Natale, V., et al. (2014), The role of actigraphy in the assessment of primary insomnia: A retrospective study, *Sleep Medicine* 15:111–15; Lehnkering, H., and Siegmund, R. (2007), Influence of chronotype, season, and sex of subject on sleep behavior of young adults, *Chronobiology International* 24:875–88; Robillard, R., et al. (2014), Sleep-wake cycle in young and older persons with a lifetime history of mood

disorders, *PLOS ONE* 9:e87763; Heeren, M., et al. (2014), Active at night, sleepy all day: Sleep disturbances in patients with hepatitis C virus infection, *Journal of Hepatology* 60:732–40.

25. マシュー・ウォーカー著『睡眠こそ最強の解決策である』を参照。

26. Evans, D. S., et al. (2011), Habitual sleep/wake patterns in the Old Order Amish: Heritability and association with non-genetic factors, *Sleep* 34:661–69; Knutson, K. L. (2014), Sleep duration, quality, and timing and their associations with age in a community without electricity in Haiti, *American Journal of Human Biology* 26:80–86; Samson, D. R., et al. (2017), Segmented sleep in a nonelectric, small-scale agricultural society in Madagascar, *American Journal of Human Biology* 29:e22979.

27. しかし、こうした知見とは逆に、アルゼンチンのトバ族という元採集民の２つの集団を比較したところ、冬の間、電気のないコミュニティの人々は、電気が通っているコミュニティの人々より１時間以上長く眠っていたことが判明している。以下を参照。de la Iglesia, H. O., et al. (2015), Access to electric light is associated with shorter sleep duration in a traditionally hunter-gatherer community, *Journal of Biological Rhythms* 30:342–50.

28. Youngstedt, S. D., et al. (2016), Has adult sleep duration declined over the last 50+ years?, *Sleep Medicine Reviews* 28:69–85.

29. 睡眠の専門家であるマシュー・ウォーカーは、2017 年のベストセラー『睡眠こそ最強の解決策である』の中で、これらのデータを否定し、たとえ測定値が正しいとしても、狩猟採集民はもっと寝るべきであると主張している。その証拠としてウォーカーは、狩猟採集民の平均寿命が 58 歳であることや、感染症にかかりやすいことを指摘し、どちらも睡眠時間を増やせば改善されるだろうと主張した。だが、彼の批判には問題がある。乳幼児死亡率の高さを補正すれば、狩猟採集民の多くは少なくとも 70 歳以上の寿命を享受しているし、感染症の罹患率も、現代の医療を受けられない農民や先進社会の人々に比べてかなり低いからだ。また、ウォーカーは、狩猟採集民はカロリーが不足しているため高度のストレスにさらされており、それにより睡眠不足に陥っていると誤って指摘している。狩猟採集民の平均寿命と死因に関するデータについては、以下を参照。Gurven, M., and Kaplan, H. (2007), Longevity among hunter-gatherers: A cross-cultural examination, *Population and Development Review* 33:321–65.

30. Kripke, D. F., et al. (2002), Mortality associated with sleep duration and insomnia, *Archives of General Psychiatry* 59:131–36. 実のところ、この研究は、1964 年に行なわれたものの注目を集めなかった以下の研究をフォローアップしたものである。Hammond, E. C. (1964), Some preliminary findings on physical complaints from a prospective study of 1,064,004 men and women, *American Journal of Public Health* 54:11–23.

31. Tamakoshi, A., and Ohno, Y. (2004), Self-reported sleep duration as a predictor of all-cause mortality: Results from the JACC study, Japan, *Sleep* 27:51–54; Youngstedt, S. D., and Kripke, D. F. (2004), Long sleep and mortality: Rationale for sleep restriction, *Sleep Medicine Reviews* 8:159–74; Bliwise, D. L., and Young, T. B. (2007), The parable of parabola: What the U-shaped curve can and cannot tell us about sleep, *Sleep*

30:1614–15; Ferrie, J. E., et al. (2007), A prospective study of change in sleep duration; associations with mortality in the Whitehall II cohort, *Sleep* 30:1659–66; Hublin, C., et al. (2007), Sleep and mortality: A population-based 22-year follow-up study, *Sleep* 30:1245–53; Shankar, A., et al. (2008), Sleep duration and coronary heart disease mortality among Chinese adults in Singapore: A population-based cohort study, *American Journal of Epidemiology* 168:1367–73; Stranges, S., et al. (2008), Correlates of short and long sleep duration: A cross-cultural comparison between the United Kingdom and the United States: The Whitehall II study and the Western New York Health Study, *American Journal of Epidemiology* 168:1353–64.

32. Lopez-Minguez, J., et al. (2015), Circadian system heritability as assessed by wrist temperature: A twin study, *Chronobiology International* 32:71–80; Jones, S. E., et al. (2019), Genome-wide association analyses of chronotype in 697,828 individuals provides insights into circadian rhythms, *Nature Communications* 10:343.
33. Ekirch, A. R. (2005), *At Day's Close: Night in Times Past* (New York: W. W. Norton).（『失われた夜の歴史』、ロジャー・イーカーチ著、樋口幸子、片柳佐智子、三宅真砂子訳、インターシフト、2015 年）
34. Samson et al. (2017), Segmented sleep in a nonelectric, small-scale agricultural society in Madagascar; Worthman, C. M. (2002), After dark: The evolutionary ecology of human sleep, in *Perspectives in Evolutionary Medicine,* ed. W. R. Trevathan, E. O. Smith, and J. J. McKenna (Oxford: Oxford University Press), 291–313; Worthman, C. M., and Melby, M. K. (2002), Towards a comparative developmental ecology of human sleep, in *Adolescent Sleep Patterns: Biological, Social, and Psychological Influences,* ed. M. A. Carskadon (Cambridge, U.K.: Cambridge University Press), 69–117.
35. Randler, C. (2014), Sleep, sleep timing, and chronotype in animal behaviour, *Behaviour* 94:161–66.
36. ただし、この研究は、人々には一晩に 1 時間程度睡眠中に動き、あたかも覚醒しているかのように見える傾向がある点を補正するため、追試が必要だ。以下を参照。Samson, D. R., et al. (2017), Chronotype variation drives night-time sentinel-like behaviour in hunter-gatherers, *Proceedings of the Royal Society of Science B: Biological Science* 28:20170967.
37. Snyder, F. (1966), Toward an evolutionary theory of dreaming, *American Journal of Psychiatry* 123:121–36; Nunn, C. L., Samson, D. R., and Krystal, A. D. (2016), Shining evolutionary light on human sleep and sleep disorders, *Evolutionary Medicine and Public Health* 2016:227–43.
38. Van Meijl, T. (2013), Māori collective sleeping as cultural resistance, in *Sleep Around the World: Anthropological Perspectives,* ed. K. Glaskin and R. Chenhall (London: Palgrave Macmillan), 133–49.
39. Lohmann, R. I. (2013), Sleeping among the Asabano: Surprises in intimacy and sociality at the margins of consciousness, in Glaskin and Chenhall, *Sleep Around the World,* 21–44; Musharbash, Y. (2013), Embodied meaning: Sleeping arrangements in Central Australia, in ibid., 45–60.

40. Worthman and Melby (2002), Towards a comparative developmental ecology of human sleep.
41. Reiss, B. (2017), *Wild Nights: How Taming Sleep Created Our Restless World* (New York: Basic Books).
42. ロジャー・イーカーチ『失われた夜の歴史』
43. Worthman (2008), After dark.
44. Alexeyeff, K. (2013), Sleeping safe: Perceptions of risk and value in Western and Pacific infant co-sleeping, in Glaskin and Chenhall, *Sleep Around the World*, 113–32.
45. Ferber, R. (1986), *Solve Your Child's Sleep Problems* (New York: Fireside Books).
46. McKenna, J. J., Ball, H. L., and Gettler, L. T. (2007), Mother-infant cosleeping, breastfeeding, and sudden infant death syndrome: What biological anthropology has discovered about normal infant sleep and pediatric sleep medicine, *Yearbook of Physical Anthropology* 45:133–61.
47. McKenna, J. J., and McDade, T. (2006), Why babies should never sleep alone: A review of the co-sleeping controversy in relation to SIDS, bedsharing, and breast feeding, *Paediatric Respiratory Reviews* 6:134–52; Fleming, P., Blair, P., and McKenna, J. J. (2006), New knowledge, new insights, new recommendations, *Archives of Diseases in Childhood* 91:799–801.
48. 診断可能な不眠症については以下を参照。Ohayon, M. M., and Reynolds, C. F., III (2009), Epidemiological and clinical relevance of insomnia diagnosis algorithms according to the Diagnostic and Statistical Manual of Disorders (DSM-IV) and the International Classification of Sleep Disorders (ICSD), *Sleep Medicine* 10:952–60. 自己申告された不眠症については、以下を参照。Centers for Disease Control and Prevention, 1 in 3 adults don't get enough sleep, press release, Feb. 18, 2016, www.cdc.gov.
49. Mai, E., and Buysse, D. J. (2008), Insomnia: Prevalence, impact, pathogenesis, differential diagnosis, and evaluation, *Sleep Medicine Clinics* 3:167–74.
50. Chong, Y., Fryer, C. D., and Gu, Q. (2013), Prescription sleep aid use among adults: United States, 2005–2010, *National Center for Health Statistics Data Brief* 127:1–8.
51. Borbély, A. A. (1982), A two process model of sleep regulation, *Human Neurobiology* 1:195–204.
52. Czeisler, C. A., et al. (1999), Stability, precision, and near-24-hour period of the human circadian pacemaker, *Science* 284:2177–81.
53. そう、これは『ハリー・ポッター』からの引用だ。以下も参照のこと。McNamara, P., and Auerbach, S. (2010), Evolutionary medicine of sleep disorders: Toward a science of sleep duration, in McNamara, Barton, and Nunn, *Evolution of Sleep*, 107–22.
54. Murphy, P. J., and Campbell, S. S. (1997), Nighttime drop in body temperature: A physiological trigger for sleep onset?, *Sleep* 20:505–11; Uchida, S., et al. (2012), Exercise effects on sleep physiology, *Frontiers in Neurology* 3:48; Youngstedt, S. D. (2005), Effects of exercise on sleep, *Clinics in Sports Medicine* 24:355–65.
55. Kubitz, K. A., et al. (1996), The effects of acute and chronic exercise on sleep: A

meta-analytic review, *Sports Medicine* 21:277–91; Youngstedt, S. D., O'Connor, P. J., and Dishman, R. K. (1997), The effects of acute exercise on sleep: A quantitative synthesis, *Sleep* 20:203–14; Singh, N. A., Clements, K. M., and Fiatarone, M. A. (1997), A randomized controlled trial of the effect of exercise on sleep, *Sleep* 20:95–101; Dishman, R. K., et al. (2015), Decline in cardiorespiratory fitness and odds of incident sleep complaints, *Medicine and Science in Sports and Exercise* 47:960–66; Dolezal, B. A., et al. (2017), Interrelationship between sleep and exercise: A systematic review, *Advances in Preventive Medicine* 2017:1364387.

56. Loprinzi, P. D., and Cardinal, B. J. (2011), Association between objectively-measured physical activity and sleep, NHANES 2005–2006, *Mental Health and Physical Activity* 4:65–69.
57. Fowler, P. M., et al. (2017), Greater effect of east versus west travel on jet lag, sleep, and team sport performance, *Medicine and Science in Sports and Exercise* 49:2548–61.
58. Gao, B., et al. (2019), Lack of sleep and sports injuries in adolescents: A systematic review and meta-analysis, *Journal of Pediatric Orthopedics* 39:e324–e333.
59. Hartescu, I., Morgan, K., and Stevinson, C. D. (2015), Increased physical activity improves sleep and mood outcomes in inactive people with insomnia: A randomized controlled trial, *Journal of Sleep Research* 24:526–34; Hartescu, I., and Morgan, K. (2019), Regular physical activity and insomnia: An international perspective, *Journal of Sleep Research* 28:e12745; Inoue, S., et al. (2013), Does habitual physical activity prevent insomnia? A cross-sectional and longitudinal study of elderly Japanese, *Journal of Aging and Physical Activity* 21:119–39; Skarpsno, E. S., et al. (2018), Objectively measured occupational and leisure-time physical activity: Cross-sectional associations with sleep problems, *Scandinavian Journal of Work and Environmental Health* 44:202–11.
60. ストレスとそのコルチゾールを介した身体への様々な影響に関して書かれた、一般向けの優れた説明については以下を参照。Sapolsky, R. M. (2004), *Why Zebras Don't Get Ulcers: An Updated Guide to Stress, Stress-Related Diseases, and Coping,* 3rd ed. (San Francisco: W. H. Freeman).（ここに挙げられている参考文献は改訂版だが、邦訳には旧版しかない。）（『なぜシマウマは胃潰瘍にならないか――ストレスと上手につきあう方法』、ロバート・M・サポルスキー著、栗田昌裕監修、森平慶司訳、シュプリンガー・フェアラーク東京、1998 年）
61. 不眠症とは、理想的な環境下にあっても入眠や睡眠維持に持続的な問題を抱えることと定義されている。以下を参照。Leproult, R., et al. (1997), Sleep loss results in an elevation of cortisol levels the next evening, *Sleep* 20:865–70; Spiegel, K., Leproult, R., and Van Cauter, E. (1999), Impact of sleep debt on metabolic and endocrine function, *Lancet* 354:1435–39; Ohayon, M. M., et al. (2010), Using difficulty resuming sleep to define nocturnal awakenings, *Sleep Medicine* 11:236–41.
62. Spiegel, K., et al. (2004), Sleep curtailment in healthy young men is associated with decreased leptin levels: Elevated ghrelin levels and increased hunger and appetite, *Annals of Internal Medicine* 141:846–50.
63. Vgontzas, A. N., et al. (2004), Adverse effects of modest sleep restriction on

sleepiness, performance, and inflammatory cytokines, *Journal of Clinical Endocrinology and Metabolism* 89:2119–26.
64. Shi, T., et al. (2019), Does insomnia predict a high risk of cancer? A systematic review and meta-analysis of cohort studies, *Journal of Sleep Research* 2019:e12876.
65. Colrain, I. M., Nicholas, C. L., and Baker, F. C. (2014), Alcohol and the sleeping brain, *Handbook of Clinical Neurology* 125:415–31.
66. Chong, Fryer, and Gu (2013), Prescription sleep aid use among adults.
67. Kripke, D. F., Langer, R. D., and Kline, L. E. (2012), Hypnotics' association with mortality or cancer: A matched cohort study, *BMJ Open* 2:e000850.
68. Kripke, D. F. (2016), Hypnotic drug risks of mortality, infection, depression, and cancer: But lack of benefit, *F1000Research* 5:918.
69. Huedo-Medina, T. B., et al. (2012), Effectiveness of non-benzodiazepine hypnotics in treatment of adult insomnia: Meta-analysis of data submitted to the Food and Drug Administration, *British Medical Journal* 345:e8343.
70. この引用文は、Huffington (2016), *Sleep Revolution,* 48 に掲載されている。
71. Buysse, D. J. (2014), Sleep health: Can we define it? Does it matter?, *Sleep* 37:9–17.
72. さらに言えば、睡眠は毎晩１時間程度の寝返りによる身体活動を伴う。これは、体を動かさないことによる床ずれなどの問題が生じるのを防ぐためだ。また、夢遊病やレストレスレッグ症候群など、病的な形の身体活動もいくつかある。

第５章

1. Bourliere, F. (1964), *The Natural History of Mammals,* 3rd ed. (New York: Alfred A. Knopf).
2. 典型的な雄牛の最高時速は 22 マイル（35.4 キロ）だが、トレーニングを積んでいない健康な人間の大部分の最高時速は、15 マイル（時速約 24.1 キロ）程度だ。エリート・スプリンターは雄牛と同じくらいの速度で走ることができる。
3. Fiske-Harrison, A., et al. (2014), *Fiesta: How to Survive the Bulls of Pamplona* (London: Mephisto Press).
4. Salo, A. L., et al. (2010), Elite sprinting: Are athletes individually step frequency or step length reliant?, *Medicine and Science in Sport and Exercise* 43:1055–62.
5. スプリントの専門家であるピーター・ウェイアンドによると、ボルトのピーク時のストライド回数は毎秒 2.1 ～ 2.2 回で、他のスプリンターの毎秒 2.3 ～ 2.4 回よりやや少ない。身長の低いスプリンターのストライド回数は毎秒 2.5 回にもなるという。
6. Garland, T., Jr. (1983), The relation between maximal running speed and body mass in terrestrial mammals, *Journal of Zoology* 199:157–70.
7. ある有名な実験で、ハーヴァード大学の生物学者Ｃ・リチャード・テイラーは、チーターがその驚異的なスピードを維持できるのは４分間であり、その後はオーバーヒートするため停止しなければならなくなると主張した。しかし、この室内実験は、チーターの最大走行速度よりはるかに低い速度で行なわれたものであり（スピードの速い危険な肉食動物を載せたランニングマシンをそれほどの高速で動かすとどうなるか想像されたい）、南アフリカの野生のチーターに温度センサーを埋め込んで

行なわれた慎重な研究では、チーターはオーバーヒートするずっと前に走りを止めることが判明している。以下を参照。Hetem, R. S., et al. (2013), Cheetah do not abandon hunts because they overheat, *Biology Letters* 9:20130472; Taylor, C. R., および Rowntree, V. J. (1973), Temperature regulation and heat balance in running cheetahs: A strategy for sprinters?, *American Journal of Physiology* 224:848–51.

8. Wilson, A. M., et al. (2018), Biomechanics of predator-prey arms race in lion, zebra, cheetah, and impala, *Nature* 554:183–88.

9. ターンは、曲がる方向に体を向けるために横方向の力を必要とするので、ランナーのスピードを著しく低下させる。また、横に進むためには足を重心の下ではなく、横に置く必要があるため、安定性が悪くなる。このどちらについても、人間は不利だ。まず、人間は一度に１本の足だけを地面につける形で走るが、四本脚の動物では、少なくとも２本の脚が地面につき、その１本は体の内側に置かれて体を支えるのに役立っている。そのため、人間は四本脚の動物より転倒しやすい。また、人間の足には滑り止めの機構がない。現代のスポーツ選手はクリートやスパイク付きのシューズを使用しているが、チーターには大きな格納式の爪があり、これがクリートのような役割を果たして、方向転換の際に滑り止め機構として働く。以下を参照。Jindrich, D. L., Besier, T. F., and Lloyd, D. G. (2006), A hypothesis for the function of braking forces during running turns, *Journal of Biomechanics* 39:1611–20.

10. Rubenson, J., et al. (2004), Gait selection in the ostrich: Mechanical and metabolic characteristics of walking and running with and without an aerial phase, *Proceedings of the Royal Society B: Biological Science* 271:1091–99. Humans versus ostriches: Jindrich, D. L., et al. (2007), Mechanics of cutting maneuvers by ostriches (*Struthio camelus*), *Journal of Experimental Biology* 210:1378–90.　ちなみに、ティラノサウルス・レックスは、おそらく高速ランナーではなかったと思われ、新たな推定では、最高速度は時速 19.3 キロほどだったとされている。以下を参照。Sellers, W. I., et al. (2017), Investigating the running abilities of *Tyrannosaurus rex* using stress-constrained multibody dynamic analysis, *PeerJ* 5:e3420.

11. Gambaryan, P., and Hardin, H. (1974), *How Mammals Run: Anatomical Adaptations* (New York: Wiley); Galis, F., et al. (2014), Fast running restricts evolutionary change of the vertebral column in mammals, *Proceedings of the National Academy of Sciences USA* 111:11401–6.

12. 以下を参照。Castillo, E. R., and Lieberman, D. E. (2018), Shock attenuation in the human lumbar spine during walking and running, *Journal of Experimental Biology* 221:jeb177949. このセクションでは、二足歩行がもたらすエネルギー面でのデメリットに焦点を当ててきたが、直立姿勢は他にも多くの問題を生じさせる。その１つは頭部がひどく揺れることだ。人間のランナーの頭は上下に跳ねるが、疾走するイヌやウマの頭は、全身が動いているにもかかわらず、見事に一定の位置に保たれている。四足動物の頭部は、体に搭載されたミサイルのように見える。このミサイルのような安定性は走る上で非常に重要だ。というのも、動物の視界がぼやけないように眼球を安定させる反射機能は、急激な変位に対応できる速さで働くことができないのだ。実験によると、動物（人間も含む）は頭部の回転速度が速すぎると、見ているもの（前方の障害物を含む）に効果的に焦点が合わせられなくなる。そのた

め、頭が上下しすぎることは、走る動物にとって危険だ。この問題を解決するため、四足動物の首は、胸郭の先端部から後頭部にかけて比較的水平につながるような形状になっている。この片持ち梁状の構造（一端が固定され、もう一端が可動する構造）のおかげで、体が沈んだり浮き上がったりする際に首を上下させることにより、頭部の位置を一定に保つことができるのだ。さらには、筋肉をあまり使わずに受動的に頭部を安定させるための高度な弾性を持つ構造（項靭帯《こうじんたい》）を備えるように進化した動物もいる。ところが人間の首は、短くて細く、頭蓋底の中心部に垂直に取り付けられているため、走るとホッピング（取手と足場の付いた棒の底面がばねで弾むようになっている玩具）のような状態になってしまう。人間では、頭が大きく縦揺れしないようにする特別なメカニズムは進化したものの、走るときに頭が上下に跳ねてしまうのは、どうにもしがたいのだ。詳しくは以下の書籍の第 9 章を参照されたい。Lieberman, D. E. (2011), *The Evolution of the Human Head* (Cambridge, Mass.: Harvard University Press).

13. Weyand, P. G., Lin, J. E., and Bundle, M. W. (2006), Sprint performance-duration relationships are set by the fractional duration of external force application, *American Journal of Physiology: Regulatory, Integrative, and Comparative Physiology* 290:R758–R765; Weyand, P. G., et al. (2010), The biological limits to running speed are imposed from the ground up, *Journal of Applied Physiology* 108:950–61; Bundle, M. W., and Weyand, P. G. (2012), Sprint exercise performance: Does metabolic power matter?, *Exercise Sports Science Reviews* 40:174–82.
14. また、タンパク質を分解して燃料源にすることもできるが、これはあまり一般的ではなく、脂肪や糖分が不足しているときにのみ生じる。ちなみに、ときおり ADP が分解されて AMP（アデノシン一リン酸）になり、さらなるエネルギーを放出することもあるが、これが生じる頻度はもっと低い。
15. Gillen, C. M. (2014), *The Hidden Mechanics of Exercise* (Cambridge, Mass.: Harvard University Press).
16. 以下を参照。McArdle, W. D., Katch, F. I., and Katch, V. L. (2007), *Exercise Physiology: Energy, Nutrition, and Human Performance* (Philadelphia: Lippincott Williams & Wilkins), 143; Gastin, P. B. (2001), Energy system interaction and relative contribution during maximal exercise, *Sports Medicine Journal* 10:725–41.
17. このプロセスは通常の場合非常に遅いが、筋肉細胞は、この変換速度を 500 倍に高める酵素（クレアチンホスファターゼ）を供給することができる。
18. Boobis, L., Williams, C., and Wootton, S. (1982), Human muscle metabolism during brief maximal exercise, *Journal of Physiology* 338:21–22; Nevill, M. E., et al. (1989), Effect of training on muscle metabolism during treadmill sprinting, *Journal of Applied Physiology* 67:2376–82. なお、集中的なトレーニングや、クレアチンを豊富に含む肉類などの食品を摂取しても、これらの蓄えはわずかしか増えない。以下を参照。Koch, A. J., Pereira, R., and Machado, M. (2014), The creatine kinase response to resistance training, *Journal of Musculoskeletal and Neuronal Interactions* 14:68–77.
19. 厳密には、解糖系は 10 段階からなるプロセスで、糖 1 分子につき ATP 2 分子を使って 4 分子の ATP が産生されるため、差し引き 2 分子の ATP の増加になる。
20. Bogdanis, G. C., et al. (1995), Recovery of power output and muscle metabolites

following 30 s of maximal sprint cycling in man, *Journal of Physiology* 482:467–80.
21. Mazzeo, R. S., et al. (1986), Disposal of blood [1-13C]lactate in humans during rest and exercise, *Journal of Applied Physiology* 60:232–41; Robergs, R. A., Ghiasvand, F., and Parker, D. (2004), Biochemistry of exercise-induced metabolic acidosis, *American Journal of Physiology: Regulatory, Integrative, and Comparative Physiology* 287:R502–R516.
22. このプロセスはクエン酸回路とも呼ばれ、酸化的リン酸化と呼ばれる２番目のステップが含まれているが、話をシンプルにするために、ここではひとまとめにしている。
23. Maughan, R. J. (2000), Physiology and biochemistry of middle distance and long distance running, in *Handbook of Sports Science and Medicine: Running,* ed. J. A. Hawley (Oxford: Blackwell), 14–27.
24. 第９章のテーマでもあるこの限界値は、遺伝子および、トレーニング方法などを含めた環境に強く影響される。
25. 厳密に言うと、使用したATPの約20％は、すぐに供給されるが限りあるクレアチンリン酸から、そして約50％は短期的な解糖から来ており、長期的な好気性エネルギーシステムから来たのは約30％だけだ。以下を参照。Bogdanis et al. (1995), Recovery of power output and muscle metabolites following 30 s of maximal sprint cycling in man.
26. Steinmetz, P. R. H., et al. (2012), Independent evolution of striated muscles in cnidarians and bilaterians, *Nature* 482:231–34.
27. 細いフィラメントをアクチン、太いフィラメントをミオシンと呼び、アクチンフィラメントを引っ張るミオシンフィラメント上の突起をミオシン頭部と呼ぶ。ATPがミオシン頭部と結合すると、サルコメアはわずかに６ナノメートル短くなる。これは紙の厚さの約１万5000分の１だ。典型的な大きな筋肉には少なくとも100万本の筋線維があり、１本の筋線維には約5000本の並列サルコメアがあるため、典型的な筋肉では何十億ものサルコメアが一斉に収縮し、何十億ものATP分子を消費して巨大な力を生み出す。興味深いことに、ミオシン頭部がアクチンタンパク質に結合する際にはATPを必要としないが、ATPはそれぞれのミオシン頭部をアクチンに引っ掛けさせ、その後アクチンから外れるようにする。そのため、死後にATPが枯渇すると、ミオシン頭部をアクチンから外すATPがないため、筋肉は死後硬直を起こす。
28. この赤みは、染色したり調理したりしないとわからないが、ミオグロビン分子の割合が高いことに由来する。ミオグロビンは、血液中のヘモグロビンに似たタンパク質で、筋肉細胞内の酸素をミトコンドリアに運ぶ。好気性エネルギーを多く使う筋肉は、解糖系の筋肉より多くのミオグロビンを必要とする。
29. McArdle, W. D., Katch, F. I., and Katch, V. L. (2000), *Essentials of Exercise Physiology,* 2nd ed. (Baltimore: Lippincott Williams & Wilkins).
30. Costill, D. L. (1976), Skeletal muscle enzymes and fiber composition in male and female track athletes, *Journal of Applied Physiology* 40:149–54.
31. Zierath, J. R., and Hawley, J. A. (2004), Skeletal muscle fiber type: Influence on contractile and metabolic properties, *PLOS Biology* 2:e348.

32. Handsfield, G. G., et al. (2017), Adding muscle where you need it: Non-uniform hypertrophy patterns in elite sprinters, *Scandinavian Journal of Medicine and Science in Sports* 27:1050–60.
33. Van De Graaff, K. M. (1977), Motor units and fiber types of primary ankle extensors of the skunk (*Mephitis mephitis*), *Journal of Neurophysiology* 40:1424–31; Rodríguez-Barbudo, M. V., et al. (1984), Histochemical and morphometric examination of the cranial tibial muscle of dogs with varying aptitudes (greyhound, German shepherd, and fox terrier), *Zentralblatt für Veterinarmedizin: Reihe C* 13:300–312; Williams, T. M., et al. (1997), Skeletal muscle histology and biochemistry of an elite sprinter, the African cheetah, *Journal of Comprehensive Physiology B* 167:527–35.
34. Costa, A. M., et al. (2012), Genetic inheritance effects on endurance and muscle strength: An update, *Sports Medicine* 42:449–58.
35. 興味深いことに、トレーニングをしても最大酸素摂取量（VO_2 max）があまり向上しない人（いわゆるノンレスポンダー）と、大きく向上する人（ハイレスポンダー）にそれぞれ影響を与える異なる遺伝子があるように見受けられる。以下を参照。Bouchard, C., et al. (2011), Genomic predictors of the maximal O_2 uptake response to standardized exercise training programs, *Journal of Applied Physiology* 110:1160-70.
36. 優れた概説については、以下を参照。Epstein, D. (2013), *The Sports Gene: Inside the Science of Extraordinary Athletic Performance* (New York: Current Books).
37. Yang, N., et al. (2003), ACTN3 genotype is associated with human elite athletic performance, *American Journal of Human Genetics* 73:627–31; Berman, Y., and North, K. N. (2010), A gene for speed: The emerging role of alpha-actinin-3 in muscle metabolism, *Physiology* 25:250–59.
38. Moran, C. N., et al. (2007), Association analysis of the ACTN3 R577X polymorphism and complex quantitative body composition and performance phenotypes in adolescent Greeks, *European Journal of Human Genetics* 15:88–93.
39. Pitsiladis, Y., et al. (2013), Genomics of elite sporting performance: What little we know and necessary advances, *British Journal of Sports Medicine* 47:550–55; Tucker, R., Santos-Concejero, J., and Collins, M. (2013), The genetic basis for elite running performance, *British Journal of Sports Medicine* 47:545–49.
40. Bray, M. S., et al. (2009), The human gene map for performance and health-related fitness phenotypes: The 2006–2007 update, *Medicine and Science in Sports and Exercise* 41:35–73; Guth, L. M., and Roth, S. M. (2013), Genetic influence on athletic performance, *Current Opinions in Pediatrics* 25:653–58.
41. Simoneau, J. A., and Bouchard, C. (1995), Genetic determinism of fiber type proportion in human skeletal muscle, *FASEB Journal* 9:1091–95.
42. Ama, P. F., et al. (1986), Skeletal muscle characteristics in sedentary black and Caucasian males, *Journal of Applied Physiology* 61:1758–61.
43. Wood, A. R., et al. (2014), Defining the role of common variation in the genomic and biological architecture of adult human height, *Nature Genetics* 46:1173–86.
44. Price, A. (2014), *Year of the Dunk: A Modest Defiance of Gravity* (New York: Crown).
45. Carling, C., et al. (2016), Match-to-match variability in high-speed running activity in

a professional soccer team, *Journal of Sports Science* 34:2215–23.

46. Van Damme, R., et al. (2002), Performance constraints in decathletes, *Nature* 415:755–56. もう一つの例は、オーストラリアのプロサッカー選手の一般的な運動能力を測定した研究で、1500 メートル走におけるスピードのような持久系の能力は、ジャンプ距離のようなパワー系の能力をほとんど損なわないことが判明している。詳しくは以下を参照。Wilson, R. S. (2014), Does individual quality mask the detection of performance trade-offs? A test using analyses of human physical performance, *Journal of Experimental Biology* 217:545–51.
47. Wilson, R. S., James, R. S., and Van Damme, R. (2002), Trade-offs between speed and endurance in the frog *Xenopus laevis:* A multi-level approach, *Journal of Experimental Biology* 205:1145–52; Garland, T., and Else, P. L. (1987), Seasonal, sexual, and individual variation in endurance and activity metabolism in lizards, *American Journal of Physiology* 252:R439–R449; Garland, T. (1988), Genetic basis of activity metabolism: I. Inheritance of speed, stamina, and antipredator displays in the garter snake *Thamnophis sirtalis, Evolution* 42:335–50; Schaffer, H. B., Austin, C. C., and Huey, R. B. (1989), The consequences of metamorphosis on salamander (*Ambystoma*) locomotor performance, *Physiological Zoology* 64:212–31.
48. エレイン・モーガン（Elaine Morgan）が 1982 年に出版した書籍 *The Aquatic Ape: A Theory of Human Evolution* (London: Souvenir Press)（『人は海辺で進化した——人類進化の新理論』望月弘子訳、どうぶつ社、1998 年刊）は、人類は泳ぐように進化してきたという考えを一般の間に広めることになった。この疑似科学的な考えは、科学者からの数多くの批判にもかかわらず、しばしば陰謀論を装って、未だにインターネット上で人気を博している。淡水や海洋の資源が人類の進化に重要な意味を持つことはあったとはいえ、人類が泳ぎ上手になるように選択されたという証拠はほとんどないうえ、下向きの鼻孔といった泳ぐための適応と主張されている多くのものも、「ジャスト・ソー・ストーリー」（検証不能な物語的説明）として反証されている。こうした造作の適応については、よりよく検証され、より説得力のある仮説がある。さらに、オリンピックでメダルをとるような最高の水泳選手でさえ、それほど速くもうまくも泳げない。アシカやイルカが時速 25 マイル（約 40 キロ）で泳ぐことができるのに対し、人間の最速スイマーは時速 6 マイル（約 9.6 キロ）で泳ぐのがやっとだ。詳しくは以下を参照。Langdon, J. H. (1997), Umbrella hypotheses and parsimony in human evolution: A critique of the Aquatic Ape Hypothesis, *Journal of Human Evolution* 33:479–94; Gee, H. (2013), *The Accidental Species: Misunderstandings of Human Evolution* (Chicago: University of Chicago Press).
49. Apicella, C. L. (2014), Upper-body strength predicts hunting reputation and reproductive success in Hadza hunter-gatherers, *Evolution and Human Behavior* 35:508–18; Walker, R., and Hill, K. (2003), Modeling growth and senescence in physical performance among the Aché of eastern Paraguay, *American Journal of Human Biology* 15:196–208.
50. これは、筋肉が伸ばされるとサルコメアが引き伸ばされ、それによりミオシンフィラメントとアクチンフィラメントの重複部分が短くなるためである。この伸長し

た状態では筋肉は力を生み出すことができず、より努力して働かなければならない。
51. Staron, R. S. (1991), Strength and skeletal muscle adaptations in heavy-resistance-trained women after detraining and retraining, *Journal of Applied Physiology* 70:631–40; Staron, R. S., et al. (1994), Skeletal muscle adaptations during early phase of heavy-resistance training in men and women, *Journal of Applied Physiology* 76:1247–55; Häkkinen, K., et al. (1998), Changes in muscle morphology, electromyographic activity, and force production characteristics during progressive strength training in young and older men, *Journals of Gerontology Series A: Biological Sciences and Medical Sciences* 53:B415–B423.
52. Handsfield et al. (2017), Adding muscle where you need it.
53. Seynnes, O. R., de Boer, M., and Narici, M. V. (2007), Early skeletal muscle hypertrophy and architectural changes in response to high-intensity resistance training, *Journal of Applied Physiology* 102:368–73. この現象は「サイズの原理」として知られている。力を出すために筋肉が使われると、筋肉はまず小さな遅筋（I型）線維を活性化させ、次により大きく、より強い速筋（II型）線維を活性化させる。非常に重いものを持ち上げるような最大の力が求められる際には、すべての型の筋線維が使われ、それらすべてが反応するものの、活動が繰り返されるうちに、より大きな力を発揮するII型の筋線維がより容易に使われるようになり、この筋線維がもっともよく反応するようになる。以下を参照。Gorassini, Y. S. B. (2002), Intrinsic activation of human motoneurons: Reduction of motor unit recruitment thresholds by repeated contractions, *Journal of Neurophysiology* 87:1859–66. さらに、次の文献も参照されたい。Abe, T., Kumagai, K., and Brechue, W. F. (2000), Fascicle length of leg muscles is greater in sprinters than distance runners, *Medicine and Science in Sports and Exercise* 32:1125–29; Andersen, J. L., and Aargaard, P. (2010), Effects of strength training on muscle fiber types and size; consequences for athletes training for high-intensity sport, *Scandinavian Journal of Medicine and Science in Sports* 20(S2): 32–38.
54. MacInnis, M. J., and Gibala, M. J. (2017), Physiological adaptations to interval training and the role of exercise intensity, *Journal of Physiology* 595:2915–30.

第6章

1. チャールズ・アトラスの追悼記事より。*New York Times,* Dec. 24, 1972, 40.
2. こうした詳細のほぼすべては、次の書籍に基づく。Gaines, C. (1982), *Yours in Perfect Manhood: Charles Atlas* (New York: Simon & Schuster).
3. アメリカの身体文化の歴史を知るには、次の書籍を推奨する。Black, J. (2013), *Making the American Body* (Lincoln: University of Nebraska Press).
4. Eaton, S. B., Shostak, M., and Konner, M. (1988), *The Paleolithic Prescription: A Program of Diet and Exercise and a Design for Living* (New York: Harper & Row).
5.「パレオダイエット」は、ローレン・コーディンが権利を有する商標である。
6. パレオダイエットでは、肉（もちろん牧草で育てられた家畜の肉)、野菜、果物をたくさん食べ、乳製品、穀物、豆類、および原始人が食べていなかった他の現代の

食品を避けるように勧められる。このダイエット法の最大の問題点は、原始人が実際に食べていたものを正確に把握していないことに加え、祖先の食生活は必然的に健康的なものだったという誤った前提にある。自然選択が求めるのは繁殖の成功のみであるため、人類は健康のためではなく、何よりも繁殖を促進する食品を食べるように進化してきたのだ。赤い肉（牛肉や豚肉などの赤みがかかった肉）を含め、狩猟採集民やパレオダイエッターが食べる食品には健康への悪影響が疑われるものも多いうえ、現代の食品すべてが不健康というわけでもない。詳しくは次の書籍を参照されたい。Lieberman, D. E. (2013), *The Story of the Human Body: Evolution, Health, and Disease* (New York: Pantheon)（『人体六〇〇万年史――科学が明かす進化・健康・疾病』ダニエル・E・リーバーマン著、塩原通緒訳、ハヤカワ・ノンフィクション文庫、2017年）および Zuk, M. (2013), *Paleofantasy: What Evolution Really Tells Us About Sex, Diet, and How We Live* (New York: W. W. Norton)（『私たちは今でも進化しているのか?』マーリーン・ズック著、渡会圭子訳、文藝春秋、2015年）。

7. Le Corre, E. (2019), *The Practice of Natural Movement: Reclaim Power, Health, and Freedom* (Las Vegas, Nev.: Victory Belt).
8. Sisson, M. (2012), *The New Primal Blueprint: Reprogram Your Genes for Effortless Weight Loss, Vibrant Health, and Boundless Energy,* 2nd ed. (Oxnard, Calif.: Primal Blueprint), 46–50.
9. Truswell, A. S., and Hanson, J. D. L. (1976), Medical research among the !Kung, in *Kalahari Hunter-Gatherers: Studies of the !Kung San and Their Neighbors,* ed. R. B. Lee and I. Devore (Cambridge, Mass.: Harvard University Press), 166–94. The quotation is from page 170.
10. O'Keefe, J. H., et al. (2011), Exercise like a hunter-gatherer: A prescription for organic physical fitness, *Progress in Cardiovascular Diseases* 53:471–79; Durant, J. (2013), *The Paleo Manifesto: Living Wild in the Manmade World* (New York: Harmony Books).
11. Ratey, J. J., and Manning, R. (2014), *Go Wild: Free Your Body and Mind from the Afflictions of Civilization* (New York: Little, Brown), 8.
12. メートル法では、男性は162センチ、53キログラム。女性は150センチ、46キログラム。Marlowe, F. W. (2010), *The Hadza: Hunter-Gatherers of Tanzania* (Berkeley: University of California Press); Hiernaux, J., and Hartong, D. B. (1980), Physical measurements of the Hadza, *Annals of Human Biology* 7:339–46.
13. ハッザ族の成人男性の平均握力は33キロ、成人女性の平均は21キロ。Mathiowetz, V., et al. (1985), Grip and pinch strength: Normative data for adults, *Archives of Physical Medicine and Rehabilitation* 66:69–74; Günther, C. M., et al. (2008), Grip strength in healthy Caucasian adults: Reference values, *Journal of Hand Surgery of America* 33:558–65; Leyk, D., et al. (2007), Hand-grip strength of young men, women, and highly trained female athletes, *European Journal of Applied Physiology* 99:415–21.
14. Walker, R., and Hill, K. (2003), Modeling growth and senescence in physical performance among the Aché of eastern Paraguay, *American Journal of Human*

Biology 15:196–208.

15. Blurton-Jones, N., and Marlowe, F. W. (2002), Selection for delayed maturity: Does it take 20 years to learn to hunt and gather?, *Human Nature* 13:199–238.
16. Evans, W. J. (1995), Effects of exercise on body composition and functional capacity of the elderly, *Journals of Gerontology Series A: Biological Sciences and Medical Sciences* 50:147–50; Phillips, S. M. (2007), Resistance exercise: Good for more than just Grandma and Grandpa's muscles, *Applied Physiology, Nutrition, and Metabolism* 32:1198–205.
17. Spenst, L. F., Martin, A. D., and Drinkwater, D. T. (1993), Muscle mass of competitive male athletes, *Journal of Sports Science* 11:3–8.
18. 筋肉質の男性や女性のなかには、成長する頑丈な筋肉を養うためには膨大な量のたんぱく質を摂る必要があると考える人がいる。しかし、慎重に行なわれた諸研究によると、パワーリフターが必要とする筋肉量は、長距離ランナーのような持久系のエリートアスリートが必要とするタンパク質量より20％ほど多い程度であることが判明している。体重200ポンド（約90.1キロ）のボディビルダーに必要なのは4～5オンス（約113～142グラム）のタンパク質で、それ以上摂取しても、ほとんど効果はないようだ。さらに、体は余分なタンパク質を蓄えることができず、分解して排泄しなければならない。そのため、タンパク質を過剰に摂取すると様々な問題が引き起こされる可能性があり、とくに腎臓に有害だ。以下を参照。Lemon, P. W., et al. (1992), Protein requirements and muscle mass/strength changes during intensive training in novice bodybuilders, *Journal of Applied Physiology* 73:767–75; Phillips, S. M. (2004), Protein requirements and supplementation in strength sports, *Nutrition* 20:689–95; Hoffman, J. R., et al. (2006), Effect of protein intake on strength, body composition, and endocrine changes in strength/power athletes, *Journal of the International Society of Sports Nutrition* 3:12–18; Pesta, D. H., and Samuel, V. T. (2014), A high-protein diet for reducing body fat: Mechanisms and possible caveats, *Nutrition and Metabolism* 11:53.
19. さらに詳しいデュ・シャイユの生涯と影響については次の書籍を参照されたい。Conniff, R. (2011), *The Species Seekers: Heroes, Fools, and the Mad Pursuit of Life on Earth* (New York: W. W. Norton)（『新種発見に挑んだ冒険者たち――地球生命の驚異に魅せられた博物学の時代』リチャード・コニフ著、長野敬・赤松眞紀訳、青土社、2012年）
20. Paul du Chaillu (1867), *Stories of the Gorilla Country* (New York: Harper).
21. Peterson, D., and Goodall, J. (2000), *Visions of Caliban: On Chimpanzees and People* (Athens: University of Georgia Press).
22. Wrangham, R. W., and Peterson, D. (1996), *Demonic Males: Apes and the Origins of Human Violence* (Boston: Houghton Mifflin).
23. Bauman, J. E. (1923), The strength of the chimpanzee and orang, *Scientific Monthly* 16:432–39; Bauman, J. E. (1926), Observations on the strength of the chimpanzee and its implications, *Journal of Mammalogy* 7:1–9.
24. Finch, G. (1943), The bodily strength of chimpanzees, *Journal of Mammalogy* 24:224–28.

25. Edwards, W. E. (1965), *Study of Monkey, Ape, and Human Morphology and Physiology Relating to Strength and Endurance Phase IX: The Strength Testing of Five Chimpanzee and Seven Human Subjects* (Fort Belvoir, Va.: Defense Technical Information Center).
26. Scholz, M. N., et al. (2006), Vertical jumping performance of bonobo (*Pan paniscus*) suggests superior muscle properties, *Proceedings of the Royal Society B: Biological Sciences* 273:2177–84.
27. 人間とチンパンジーにおける筋構築のおもな違いは、チンパンジーではより大きな力を生み出す速筋線維の割合が高いこと、および線維がより長いために単位力あたりの速度がより速くなることだ。その結果、より多くの力とパワーを生み出すことができる。以下を参照。O'Neill, M. C., et al. (2017), Chimpanzee super strength and human skeletal muscle evolution, *Proceedings of the National Academy of Sciences, USA* 114:7343–48.
28. ネアンデルタール人に対する考え方の歴史については次の書籍を参照されたい。Trinkaus, E., and Shipman, P. (1993), *The Neanderthals: Changing the Image of Mankind* (New York: Alfred A. Knopf)（『ネアンデルタール人』エリック・トリンカウス、パット・シップマン著、中島健訳、青土社、1998 年）
29. King, W. (1864), The reputed fossil man of the Neanderthal, *Quarterly Journal of Science* 1:88–97. 引用は 96 ページより。
30. イヌイットの体脂肪率は、男性では約 12 ～ 15%、女性では約 19 ～ 26%とされる。以下を参照。Churchill, S. E. (2014), *Thin on the Ground: Neanderthal Biology, Archeology, and Ecology* (Ames, Iowa: John Wiley & Sons).
31. ある古典的な研究で、何百万個ものボールを打ってきたプロテニスプレーヤーの利き腕の太さは、ボールをトスするためだけに使ってきた腕より 3 分の 1 も太いことが示された。骨が抵抗しなければならない大きな力を発生させるのは筋肉であるため、ネアンデルタール人のような旧人類が非常に強靭であったと推論するのは理にかなっている。ただし、この推論には注意が必要だ。運動は筋肉ほど単純には骨に影響を与えないからだ。もし私がこれから 1 年間、ジムで上半身を鍛えたとしたら、上腕二頭筋や上腕三頭筋は目に見えて太くなるだろうが、腕の骨は、ほとんど気づかないほどにしか太くならない。骨は筋肉とは異なり、おもに若年期にだけ負荷に応じて太くなるからだ。したがって、ネアンデルタール人のような穴居人がより強く、より活動的であったために骨が太かったのだとするなら、大人になる前には超活動的だったことになる。この点は理解しがたい。というのも、現代の狩猟採集民の子供たちは、あまり働かないと報告されているからだ（農場で育つ子供たちより働かないという）。以下を参照。Pearson, O. M., and Lieberman, D. E. (2004), The aging of Wolff's "law": Ontogeny and responses of mechanical loading to cortical bone, *Yearbook of Physical Anthropology* 29:63–99; Lee, R. B. (1979), *The !Kung San: Men, Women, and Work in a Foraging Society* (Cambridge, U.K.: Cambridge University Press); Kramer, K. L. (2011), The evolution of human parental care and recruitment of juvenile help, *Trends in Ecology and Evolution* 26:533–40; Kramer, K. L. (2005), *Maya Children: Helpers at the Farm* (Cambridge, Mass.: Harvard University Press).
32. 骨は負荷によって太くなるが、上顔面は、たとえ硬いものを嚙んだとしても大き

な負荷がかかることはない。そのため、顔の骨が非常に分厚くなる他の原因は、ホルモンしかない。可能性のあるホルモンの一つは成長ホルモンだが、このホルモンは巨人症の原因にもなるので、背が低くてがっしりしたネアンデルタール人には当てはまらない。また、成長ホルモンは筋肉量を増加させない。以下を参照。Lange, K. H. (2002), GH administration changes myosin heavy chain isoforms in skeletal muscle but does not augment muscle strength or hypertrophy, either alone or combined with resistance exercise training in healthy elderly men, *Journal of Clinical Endocrinology and Metabolism* 87:513–23.

33. Penton-Voak, I. S., and Chen, J. Y. (2004), High salivary testosterone is linked to masculine male facial appearance in humans, *Evolution and Human Behavior* 25:229–41; Verdonck, A. M., et al. (1999), Effect of low-dose testosterone treatment on craniofacial growth in boys with delayed puberty, *European Journal of Orthodontics* 21:137–43.
34. Cieri, R. L., et al. (2014), Craniofacial feminization, social tolerance, and the origins of behavioral modernity, *Current Anthropology* 55:419–43.
35. Bhasin, S., et al. (1996), The effects of supraphysiologic doses of testosterone on muscle size and strength in normal men, *New England Journal of Medicine* 335:1–7.
36. Fox, P. (2016), Teen girl uses "crazy strength" to lift burning car off dad, *USA Today,* Jan. 12, 2016, www.usatoday.com.
37. Walker, A. (2008), The strength of great apes and the speed of humans, *Current Anthropology* 50:229–34.
38. Haykowsky, M. J., et al. (2001), Left ventricular wall stress during leg-press exercise performed with a brief Valsalva maneuver, *Chest* 119:150–54.
39. 様々な動作で力を出すメリットの一つは、筋肉を、伸長している状態、あるいは収縮している状態でより強く働かせることだ。神経が筋肉を刺激して発火させているあいだ、太いミオシン分子から突き出た頭部は、綱引きのように、アクチンフィラメントを掴んでは離し、また掴んでは離すことを繰り返す。どの時点でも数百万個のミオシン頭部が動作を繰り返しているが、負荷に抵抗するためにどれだけの力を出せるかは、そのときの筋肉の長さによって決まる。筋肉が最大の力を発揮するのは、静止状態の長さに近いときに、アイソメトリック筋活動（等縮性筋活動）の状況下で発火しているときだ。筋が収縮すると、フィラメントが重なり合い、ミオシン頭部がアクチンフィラメントを引っ張る機会が制限される。また、筋肉が伸長したときにもフィラメントの重なりが減るため、ミオシン頭部がアクチンフィラメントを掴む機会が減る。
40. 優れた総説については以下を参照。Herzog, W., et al. (2008), Mysteries of muscle contraction, *Journal of Applied Biomechanics* 24:1–13.
41. Fridén, J., and Lieber, R. L. (1992), Structural and mechanical basis of exercise-induced muscle injury, *Medicine and Science in Sports and Exercise* 24:521–30; Schoenfeld, B. J. (2012), Does exercise-induced muscle damage play a role in skeletal muscle hypertrophy?, *Journal of Strength and Conditioning Research* 26:1441–53.
42. MacDougall, J. D., et al. (1984), Muscle fiber number in biceps brachii in bodybuilders and control subjects, *Journal of Applied Physiology: Respiratory,*

Environmental, and Exercise Physiology 57:1399–403.
43. MacDougall, J. D., et al. (1977), Biochemical adaptation of human skeletal muscle to heavy resistance training and immobilization, *Journal of Applied Physiology: Respiratory, Environmental, and Exercise Physiology* 43:700–703; Damas, F., Libardi, C. A., and Ugrinowitsch, C. (2018), The development of skeletal muscle hypertrophy through resistance training: The role of muscle damage and muscle protein synthesis, *European Journal of Applied Physiology* 118:485–500.
44. French, D. (2016), Adaptations to anaerobic training programs, in *Essentials of Strength Training and Conditioning,* 4th ed., ed. G. G. Haff and N. T. Triplett (Champaign, Ill.: Human Kinetics), 87–113.
45. Rana, S. R., et al. (2008), Comparison of early phase adaptations for traditional strength and endurance, and low velocity resistance training programs in college-aged women, *Journal of Strength and Conditioning Research* 22:119–27.
46. Tinker, D. B., Harlow, H. J., and Beck, T. D. (1998), Protein use and muscle-fiber changes in free-ranging, hibernating black bears, *Physiological Zoology* 71:414–24; Hershey, J. D., et al. (2008), Minimal seasonal alterations in the skeletal muscle of captive brown bears, *Physiological and Biochemical Zoology* 81:138–47.
47. Evans, W. J. (2010), Skeletal muscle loss: Cachexia, sarcopenia, and inactivity, *American Journal of Clinical Nutrition* 91:1123S–1127S.
48. de Boer, M. D., et al. (2007), Time course of muscular, neural, and tendinous adaptations to 23 day unilateral lower-limb suspension in young men, *Journal of Physiology* 583:1079–91.
49. LeBlanc, A., et al. (1985), Muscle volume, MRI relaxation times (T2), and body composition after spaceflight, *Journal of Applied Physiology* 89:2158–64; Edgerton, V. R., et al. (1995), Human fiber size and enzymatic properties after 5 and 11 days of spaceflight, *Journal of Applied Physiology* 78:1733–39; Akima, H., et al. (2000), Effect of short-duration spaceflight on thigh and leg muscle volume, *Medicine and Science in Sports and Exercise* 32:1743–47.
50. Akima, H., et al. (2001), Muscle function in 164 men and women aged 20–84 yr., *Medicine and Science in Sports and Exercise* 33:220–26; Purves-Smith, F. M., Sgarioto, N., and Hepple, R. T. (2014), Fiber typing in aging muscle, *Exercise Sport Science Reviews* 42:45–52.
51. Dodds, R. M., et al. (2014), Grip strength across the life course: Normative data from twelve British studies, *PLOS ONE* 9:e113637; Dodds, R. M., et al. (2016), Global variation in grip strength: A systematic review and meta-analysis of normative data, *Age and Ageing* 45:209–16.
52. Jette, A., and Branch, L. (1981), The Framingham Disability Study: II. Physical disability among the aging, *American Journal of Public Health* 71:1211–16.
53. Walker and Hill (2003), Modeling growth and senescence in physical performance among the Aché of eastern Paraguay; Blurton-Jones and Marlowe (2002), Selection for delayed maturity; Apicella, C. L. (2014), Upper-body strength predicts hunting reputation and reproductive success in Hadza hunter-gatherers, *Evolution and*

Human Behavior 35:508–18.
54. Beaudart, C., et al. (2017), Nutrition and physical activity in the prevention and treatment of sarcopenia: Systematic review, *Osteoporosis International* 28:1817–33; Lozano-Montoya, I. (2017), Nonpharmacological interventions to treat physical frailty and sarcopenia in older patients: A systematic overview—— the SENATOR Project ONTOP Series, *Clinical Interventions in Aging* 12:721–40.
55. Fiatarone, M. A., et al. (1990), High-intensity strength training in nonagenarians: Effects on skeletal muscle, *Journal of the American Medical Association* 263:3029–34.
56. Donges, C. E., and Duffield, R. (2012), Effects of resistance or aerobic exercise training on total and regional body composition in sedentary overweight middle-aged adults, *Applied Physiology, Nutrition, and Metabolism* 37:499–509; Mann, S., Beedie, C., and Jimenez, A. (2014), Differential effects of aerobic exercise, resistance training, and combined exercise modalities on cholesterol and the lipid profile: Review, synthesis, and recommendations, *Sports Medicine*, 44:211–21.
57. Phillips, S. M., et al. (1997), Mixed muscle protein synthesis and breakdown after resistance exercise in humans, *American Journal of Physiology* 273:E99–E107; McBride, J. M. (2016), Biomechanics of resistance exercise, in Haff and Triplett, *Essentials of Strength Training and Conditioning,* 19–42.
58. バットマンのトレーニング方法を科学的に学びたい方は、次の書籍を読まれたい。Zehr, E. P. (2008), *Becoming Batman: The Possibility of a Superhero* (Baltimore: Johns Hopkins University Press)（『バットマンになる！ スーパーヒーローの運動生理学』E・ポール・ゼーア著、松浦俊輔訳、青土社、2010年）。
59. Haskell, W. L., et al. (2007), Physical activity and public health: Updated recommendation for adults from the American College of Sports Medicine and the American Heart Association, *Medicine and Science in Sports and Exercise* 39:1423–34; Nelson, M. E., et al. (2007), Physical activity and public health in older adults: Recommendation from the American College of Sports Medicine and the American Heart Association, *Medicine and Science in Sports and Exercise* 39:1435–45.

第7章

1. Wrangham, R. W., and Peterson, D. (1996), *Demonic Males: Apes and the Origins of Human Violence* (Boston: Houghton Mifflin)（『男の凶暴性はどこからきたか』リチャード・ランガム、デイル・ピーターソン著、山下篤子訳、三田出版会、1998年）。
2. Wrangham, R. W., Wilson, M. L., and Muller, M. N. (2006), Comparative rates of violence in chimpanzees and humans, *Primates* 47:14–26.
3. この論理を敷衍《ふえん》すると、戦いは数世代に一度のことであっても、進化に大きな影響を与える可能性がある。私が人生で一度も大きな喧嘩をしたことがないからといって、私の体が、ときには喧嘩をしたことが確実な祖先の強い選択の影響を受けていないということにはならない。もし彼らが勝たずに負けていたら、私はここにいなかったかもしれない。さらに、私たちの体には、今でも役に立っているかどうかは別にして、何千世代にもわたって受け継がれてきた特徴がたくさんある。

4. Oates, J. C. (1987), On boxing, *Ontario Review*.
5. Lystad, R. P., Kobi, G., and Wilson, J. (2014), The epidemiology of injuries in mixed martial arts: A systematic review and meta-analysis, *Orthopaedic Journal of Sports Medicine* 2:2325967113518492.
6. この理論をより明確に知るには、以下を参照。Fry, D. R. (2006), *The Human Potential for Peace: An Anthropological Challenge to Assumptions About War and Violence* (Oxford: Oxford University Press); Hrdy, S. B. (2009), *Mothers and Others: The Evolutionary Origins of Mutual Understanding* (Cambridge, Mass.: Harvard University Press); van Schaik, C. P. (2016), *The Primate Origins of Human Nature* (Hoboken, N.J.: Wiley and Sons).
7. Allen, M. W., and Jones, T. L. (2014), *Violence and Warfare Among Hunter-Gatherers* (London: Taylor and Francis).
8. Daly, M., and Wilson, M. (1988), *Homicide* (New Brunswick, N.J.: Transaction)（『人が人を殺すとき――進化でその謎をとく』、マーティン・デイリー、マーゴ・ウィルソン著、長谷川眞理子、長谷川寿一訳、新思索社、1999 年）; Wrangham and Peterson (1996), *Demonic Males*（『男の凶暴性はどこからきたか』リチャード・ランガム、デイル・ピーターソン著、山下篤子訳、三田出版会、1998 年）
9. Pinker, S. (2011), *The Better Angels of Our Nature: Why Violence Has Declined* (New York: Penguin)（『暴力の人類史』、スティーブン・ピンカー著、幾島幸子・塩原通緒訳、青土社、2015 年）
10. Wrangham, R. W. (2019), *The Goodness Paradox: The Strange Relationship Between Goodness and Violence in Human Evolution* (New York: Pantheon)（『善と悪のパラドックス――ヒトの進化と〈自己家畜化〉の歴史』、リチャード・ランガム著、依田卓巳訳、NTT 出版、2020 年）。
11. Morganteen, J. (2009), Victim's face mauled in Stamford chimpanzee attack, *Stamford Advocate*, Feb. 18, 2009; Newman, A., and O'Connor, A. (2009), Woman mauled by chimp is still in critical condition, *New York Times,* Feb. 18, 2009.
12. Churchill, S. E., et al. (2009), Shanidar 3 Neandertal rib puncture wound and paleolithic weaponry, *Journal of Human Evolution* 57:163–78; Murphy, W. A., Jr., et al. (2003), The iceman: Discovery and imaging, *Radiology* 226:614–29.
13. Lahr, M. M., et al. (2016), Inter-group violence among early Holocene hunter-gatherers of West Turkana, Kenya, *Nature* 529:394–98.
14. この遺跡については、いくらか異論がある。以下を参照。Stojanowski, C. M., et al. (2016), Contesting the massacre at Nataruk, *Nature* 539:E8–E11 さらに、この論文について《ネイチャー》誌に投稿された質問に対する、ラーと共同研究者による返答についても参照のこと。
15. Thomas, E. M. (1986), *The Harmless People,* 2nd ed. (New York: Vintage)（ここで言及されているのは第二版だが、邦訳は次の第一版のみ『ハームレス・ピープル――原始に生きるブッシュマン』、エリザベス・M・トーマス著、荒井喬・辻井忠男訳、海鳴社、1982 年）
16. 土地の劣化、強制移住、アルコール依存などにより、一部の狩猟採集社会では広範な社会問題が広まることになったが、これらの問題以前の暴力に関するエビデン

スのレビューについては以下を参照されたい。Lee, R. B. (1979), *The !Kung San: Men, Women, and Work in a Foraging Society* (Cambridge, U.K.: Cambridge University Press); Keeley, L. H. (1996), *War Before Civilization* (New York: Oxford University Press); Wrangham and Peterson (1996), *Demonic Males*（前述の『男の凶暴性はどこからきたか』）; Boehm, C. (1999), *Hierarchy in the Forest* (Cambridge, Mass.: Harvard University Press); Gighlieri, M. (1999), *The Dark Side of Man: Tracing the Origins of Male Violence* (Reading, Mass.: Perseus Books)（『男はなぜ暴力をふるうのか：進化から見たレイプ・殺人・戦争』、マイケル・P・ギグリエリ著、松浦俊輔訳、朝日新聞社、2002 年）; Allen and Jones (2014), *Violence and Warfare Among Hunter-Gatherers.*

17. Darwin, C. R. (1871), *The Descent of Man and Selection in Relation to Sex* (London: J. Murray)（『人間の由来』チャールズ・ダーウィン著、長谷川眞理子訳、講談社学術文庫、2016 年、『人間の進化と性淘汰』チャールズ・ダーウィン著、長谷川眞理子訳、文一総合出版、1999 年）ほか。
18. Dart, R. A. (1953), The predatory transition from ape to man, *International Anthropological and Linguistic Review* 1:201–17.
19. Ardrey, R. (1961), *African Genesis: A Personal Investigation into the Animal Origins and Nature of Man* (New York: Atheneum Press)（『アフリカ創世記――殺戮と闘争の人類史』リチャード・アードレイ著、徳田喜三郎・森本佳樹・伊沢紘生訳、筑摩書房、1973 年）。
20. Vrba, E. (1975), Some evidence of the chronology and palaeoecology of Sterkfontein, Swartkrans, and Kromdraai from the fossil Bovidae, *Nature* 254:301–4; Brain, C. K. (1981), *The Hunters of the Hunted: An Introduction to African Cave Taphonomy* (Chicago: University of Chicago Press).
21. Lovejoy, C. O. (1981), The origin of man, *Science* 211:341–50.
22. Lovejoy, C. O. (2009), Reexamining human origins in light of *Ardipithecus ramidus, Science* 326:74e1–74e8.
23. Grabowski, M., et al. (2015), Body mass estimates of hominin fossils and the evolution of human body size, *Journal of Human Evolution* 85:75–93.
24. Smith, R. J., and Jungers, W. L. (1997), Body mass in comparative primatology, *Journal of Human Evolution* 32:523–59.
25. 武器のような大きな歯を備えていることもオスの戦いに役立つが、オス同士の競争がもっともよく予測できる指標は、体格における性的二形である。以下を参照。Plavcan, J. M. (2012), Sexual size dimorphism, canine dimorphism, and male-male competition in primates: Where do humans fit in?, *Human Nature* 23:45–67; Plavcan, J. M. (2000), Inferring social behavior from sexual dimorphism in the fossil record, *Journal of Human Evolution* 39:327–44.
26. Grabowski et al. (2015), Body mass estimates of hominin fossils and the evolution of human body size.
27. Keeley (1996), *War Before Civilization.*
28. Kaplan, H., et al. (2000), A theory of human life history evolution: Diet, intelligence, and longevity, *Evolutionary Anthropology* 9:156–85.

29. Isaac, G. L. (1978), The food-sharing behavior of protohuman hominids, *Scientific American* 238:90–108; Tanner, N. M., and Zilhman, A. (1976), Women in evolution: Innovation and selection in human origins, *Signs* 1:585–608.
30. Illner, K., et al. (2000), Metabolically active components of fat free mass and resting energy expenditure in nonobese adults, *American Journal of Physiology* 278:E308–E315; Lassek, W. D., and Gaulin, S. J. C. (2009), Costs and benefits of fat-free muscle mass in men: Relationship to mating success, dietary requirements, and native immunity, *Evolution and Human Behavior* 30:322–28.
31. Malina, R. M., and Bouchard, C. (1991), *Growth, Maturation, and Physical Activity* (Champaign, Ill.: Human Kinetics); Bribiescas, R. G. (2006), *Men: Evolutionary and Life History* (Cambridge, Mass.: Harvard University Press).
32. Watson, D. M. (1998), Kangaroos at play: Play behaviour in the Macropodoidea, in *Animal Play: Evolutionary, Comparative, and Ecological Perspectives,* ed. M. Beckoff and J. A. Byers (Cambridge, U.K.: Cambridge University Press), 61–95.
33. Cieri, R. L., et al. (2014), Craniofacial feminization, social tolerance, and the origins of behavioral modernity, *Current Anthropology* 55:419–33.
34. Barrett, R. L., and Harris, E. F. (1993), Anabolic steroids and cranio-facial growth in the rat, *Angle Orthodontist* 63:289–98; Verdonck, A., et al. (1999), Effect of low-dose testosterone treatment on craniofacial growth in boys with delayed puberty, *European Journal of Orthodontics* 21:137–43; Penton-Voak, I. S., and Chen, J. Y. (2004), High salivary testosterone is linked to masculine male facial appearance in humans, *Evolution and Human Behavior* 25:229–41; Schaefer, K., et al. (2005), Visualizing facial shape regression upon 2nd to 4th digit ratio and testosterone, *Collegium Anthropologicum* 29:415–19. 眼窩上隆起の肥大は下垂体から分泌される成長ホルモンの分泌過多からも生じるが、初期人類の眼窩上隆起の肥大が過剰な成長ホルモンに由来するという考えは排除できる。なぜなら、このホルモンは全身に作用して巨人症を発症させ、高身長と異常に大きな手足をもたらすからだ。
35. Shuey, D. L., Sadler, T. W., and Lauder, J. M. (1992), Serotonin as a regulator of craniofacial morphogenesis: Site specific malformations following exposure to serotonin uptake inhibitors, *Teratology* 46:367–78; Pirinen, S. (1995), Endocrine regulation of craniofacial growth, *Acta Odontologica Scandinavica* 53:179–85; Byrd, K. E., and Sheskin, T. A. (2001), Effects of post-natal serotonin levels on craniofacial complex, *Journal of Dental Research* 80:1730–35.
36. その他のホルモンの変化として、コルチゾールのレベル低下や神経伝達物質セロトニンのレベル上昇が含まれることもある。以下を参照。Dugatkin, L., and Trut, L. (2017), *How to Tame a Fox (and Build a Dog)* (Chicago: University of Chicago Press).
37. Wilson, M. L., et al. (2014), Lethal aggression in *Pan* is better explained by adaptive strategies than human impacts, *Nature* 513:414–17.
38. Hare, B., Wobber, V., and Wrangham, R. W. (2012), The self-domestication hypothesis: Evolution of bonobo psychology is due to selection against aggression, *Animal Behaviour* 83:573–85. 以下の文献も参照のこと。Sannen, A., et al. (2003), Urinary testosterone metabolite levels in bonobos: A comparison with chimpanzees in

relation to social system, *Behaviour* 140:683–96; McIntyre, M. H., et al. (2009), Bonobos have a more human-like second-to-fourth finger length ratio (2D: 4D) than chimpanzees: A hypothesized indication of lower prenatal androgens, *Journal of Human Evolution* 56:361–65; Wobber, V., et al. (2010), Differential changes in steroid hormones before competition in bonobos and chimpanzees, *Proceedings of the National Academy of Sciences USA* 107:12457–62; Wobber, V., et al. (2013), Different ontogenetic patterns of testosterone production reflect divergent male reproductive strategies in chimpanzees and bonobos, *Physiology and Behavior* 116–17:44–53; Stimpson, C. D., et al. (2016), Differential serotonergic innervation of the amygdala in bonobos and chimpanzees, *Social Cognitive and Affective Neuroscience* 11:413–22.

39. Lieberman, D. E., et al. (2007), A geometric morphometric analysis of heterochrony in the cranium of chimpanzees and bonobos, *Journal of Human Evolution* 52:647–62; Shea, B. T. (1983), Paedomorphosis and neoteny in the pygmy chimpanzee, *Science* 222:521–22.

40. 概説については、以下を参照。Wrangham (2019), *Goodness Paradox*（前述の『善と悪のパラドックス——ヒトの進化と〈自己家畜化〉の歴史』）。

41. Lee (1979), *The !Kung San*.

42. 何より、米国の上院議員が審議の際に銃器の携帯が許されていないのもこのためである。1902年にジョン・マクローリン上院議員が、サウスカロライナ州選出のベン・ティルマン上院議員を「故意に、悪意を持って、意図的に嘘をついた」と糾弾したところ、ティルマンは即座にマクローリンの顎を殴り、その場にいた数十人の上院議員の間で激しい殴り合いの乱闘が起きた。もし、ティルマンが銃を携帯していたらどうなっていただろうか。

43. ホプロロジストたちは、自分たちの研究分野はイギリスの冒険家リチャード・バートンが1884年に出版した古典的な研究論文 *The Book of the Sword*（London: Chatto & Windus）に啓発されて始まったと主張している。戦いの記述を含む民族誌は数え切れないほどあるが、以下の文献を参考文献として勧めたい。Chagnon, N. A. (2013), *Noble Savages: My Life Among Two Dangerous Tribes——the Yanomamo and the Anthropologists* (New York: Simon & Schuster); Daly, M., and Wilson, M. (1999), An evolutionary psychological perspective on homicide, in *Homicide: A Sourcebook of Social Research,* ed. M. D. Smith and M. A. Zahn (Thousand Oaks, Calif.: Sage), 58–71.

44. Shepherd, J. P., et al. (1990), Pattern, severity, and aetiology of injuries in victims of assault, *Journal of the Royal Society of Medicine* 83:75–78; Brink, O., Vesterby, A., and Jensen, J. (1998), Pattern of injuries due to interpersonal violence, *Injury* 29:705–9.

45. これらの仮説は、「ジャスト・ソー・ストーリー（検証不能な物語的説明）」として激しく真偽を問われている。なぜなら、人間の顔と手は、道具を使ったり、話したり、噛んだりといった他の機能においても選択された結果であるはずだからだ。以下を参照。Morgan, M. H., and Carrier, D. R. (2013), Protective buttressing of the human fist and the evolution of hominin hands, *Journal of Experimental Biology* 216:236–44; Carrier, D. R., and Morgan, M. H. (2015), Protective buttressing of the hominin face, *Biological Reviews* 90:330–46; King, R. (2013), Fists of fury: At what

point did human fists part company with the rest of the hominid lineage?, *Journal of Experimental Biology* 216:2361–62; Nickle, D. C., and Goncharoff, L. M. (2013), Human fist evolution: A critique, *Journal of Experimental Biology* 216:2359–60.

46. Briffa, M., et al. (2013), Analysis of contest data, in *Animal Contests,* ed. I. C. W. Hardy and M. Briffa (Cambridge, U.K.: Cambridge University Press), 47–85; Kanehisa, H., et al. (1998), Body composition and isokinetic strength of professional sumo wrestlers, *European Journal of Applied Physiology and Occupational Physiology* 77:352–59; García-Pallarés, J., et al. (2011), Stronger wrestlers more likely to win: Physical fitness factors to predict male Olympic wrestling performance, *European Journal of Applied Physiology* 111:1747–58.
47. Briffa, M., and Lane, S. M. (2017), The role of skill in animal contests: A neglected component of fighting ability, *Proceedings of the Royal Society B* 284:20171596.
48. 包括的な総説については以下を参照。Green, T. A. (2001), *Martial Arts of the World* (Santa Barbara, Calif.: ABC-CLIO).
49. 生物学者はこうした特性を資源保持能力（RHP）として数値化している。以下を参照。Parker, G. A. (1974), Assessment strategy and the evolution of animal conflicts, *Journal of Theoretical Biology* 47:223–43.
50. Sell, A., et al. (2009), Human adaptations for the visual assessment of strength and fighting ability from the body and face, *Proceedings of the Royal Society B* 276:575–84; Kasumovic, M. M., Blake, K., and Denson, T. F. (2017), Using knowledge from human research to improve understanding of contest theory and contest dynamics, *Proceedings of the Royal Society B* 284:2182.
51. もともと俳優たちは、インディ・ジョーンズの鞭と暗殺者の剣による５分間の決闘を数日かけて撮影する予定だったらしい。だが、フォードは赤痢にかかっていたため、監督のスティーヴン・スピルバーグに「ただヤツを撃ったらどうか？」と尋ねたという。
52. Pruetz, J. D. (2015), New evidence on the tool-assisted hunting exhibited by chimpanzees (*Pan troglodytes verus*) in a savannah habitat at Fongoli, Senegal, *Royal Society Open Science* 2:140507.
53. Harmand, S., et al. (2015), 3.3-million-year-old stone tools from Lomekwi 3, West Turkana, Kenya, *Nature* 521:310–15; McPherron, S., et al. (2010), Evidence for stone-tool-assisted consumption of animal tissues before 3.39 million years ago at Dikika, Ethiopia. *Nature* 466:857–60; Semaw, S., et al. (1997), 2.5-million-year-old stone tools from Gona, Ethiopia, *Nature* 385:333–36; Toth, N., Schick, K., and Semaw, S. (2009), The Oldowan: The tool making of early hominins and chimpanzees compared, *Annual Review of Anthropology* 38:289–305.
54. Shea, J. J. (2016), *Stone Tools in Human Evolution: Behavioral Differences Among Technological Primates* (Cambridge, U.K.: Cambridge University Press); Zink, K. D., and Lieberman, D. E. (2016), Impact of meat and Lower Palaeolithic food processing techniques on chewing in humans, *Nature* 531:500–503.
55. Keeley, L. H., and Toth, N. (1981), Microwear polishes on early stone tools from Koobi Fora, Kenya, *Nature* 293:464–65.

56. Wilkins, J., et al. (2012), Evidence for early hafted hunting technology, *Science* 338:942–46; Wilkins, J., Schoville, B. J., and Brown, K. S. (2014), An experimental investigation of the functional hypothesis and evolutionary advantage of stone-tipped spears, *PLOS ONE* 9:e104514.
57. Churchill, S. E. (2014), *Thin on the Ground: Neanderthal Biology, Archeology, and Ecology* (Ames, Iowa: John Wiley & Sons); Gaudzinski-Windheuser, S., et al. (2018), Evidence for close-range hunting by last interglacial Neanderthals, *Nature Ecology and Evolution* 2:1087–92. See also Berger, T. D., and Trinkaus, E. (1995), Patterns of trauma among the Neandertals, *Journal of Archaeological Science* 22:841–52.
58. Goodall, J. (1986), *The Chimpanzees of Gombe: Patterns of Behavior* (Cambridge, Mass.: Harvard University Press)（『野生チンパンジーの世界』、ジェーン・グドール著、杉山幸丸監訳、松沢哲郎訳、ミネルヴァ書房、新装版、2017年）; Westergaard, G. C., et al. (2000), A comparative study of aimed throwing by monkeys and humans, *Neuropsychologia* 38:1511-17.
59. Fleisig, G. S., et al. (1995), Kinetics of baseball pitching with implications about injury mechanisms, *American Journal of Sports Medicine* 23:233–39; Hirashima, M., et al. (2002), Sequential muscle activity and its functional role in the upper extremity and trunk during overarm throwing, *Journal of Sports Science* 20:301–10.
60. Roach, N. T., and Lieberman, D. E. (2014), Upper body contributions to power generation during rapid, overhand throwing in humans, *Journal of Experimental Biology* 217:2139–49.
61. Pappas, A. M., Zawacki, R. M., and Sullivan, T. J. (1985), Biomechanics of baseball pitching: A preliminary report, *American Journal of Sports Medicine* 13:216–22.
62. Roach, N. T., et al. (2013), Elastic energy storage in the shoulder and the evolution of high-speed throwing in *Homo*, *Nature* 498:483–86.
63. Brown, K. S., et al. (2012), An early and enduring advanced technology originating 71,000 years ago in South Africa, *Nature* 491:590–93; Shea (2016), *Tools in Human Evolution*.
64. Henrich, J. (2017), *The Secret of Our Success: How Culture Is Driving Human Evolution, Domesticating Our Species, and Making Us Smarter* (Princeton, N.J.: Princeton University Press)（『文化がヒトを進化させた――人類の繁栄と〈文化-遺伝子革命〉』ジョセフ・ヘンリック著、今西康子訳、白揚社、2019年）。
65. Wrangham, R. W. (2009), *Catching Fire: How Cooking Made Us Human* (New York: Basic Books)（『火の賜物――ヒトは料理で進化した』リチャード・ランガム著、依田卓巳訳、NTT出版、2010年）。
66. Fuller, N. J., Laskey, M. A., and Elia, M. (1992), Assessment of the composition of major body regions by dual-energy X-ray absorptiometry (DEXA), with special reference to limb muscle mass, *Clinical Physiology* 12:253–66; Gallagher, D., et al. (1997), Appendicular skeletal muscle mass: Effects of age, gender, and ethnicity, *Journal of Applied Physiology* 83:229–39; Abe, T., Kearns, C. F., and Fukunaga, T. (2003), Sex differences in whole body skeletal muscle mass measured by magnetic resonance imaging and its distribution in young Japanese adults, *British Journal of*

Sports Medicine 37:436–40.

67. Boehm, C. H. (1999), *Hierarchy in the Forest: The Evolution of Egalitarian Behavior* (Cambridge, Mass.: Harvard University Press).
68. Fagen, R. M. (1981), *Animal Play Behavior* (New York: Oxford University Press); Palagi, E., et al. (2004), Immediate and delayed benefits of play behaviour: New evidence from chimpanzees (*Pan troglodytes*), *Ethology* 110:949–62; Nunes, S., et al. (2004), Functions and consequences of play behaviour in juvenile Belding's ground squirrels, *Animal Behaviour* 68:27–37.
69. Fagen (1981), *Animal Play Behavior;* Pellis, S. M., Pellis, V. C., and Bell, H. C. (2010), The function of play in the development of the social brain, *American Journal of Play* 2:278–96.
70. Poliakoff, M. B. (1987), *Combat Sports in the Ancient World: Competition, Violence, and Culture* (New Haven, Conn.: Yale University Press); McComb, D. G. (2004), *Sport in World History* (New York: Taylor and Francis).
71. Homer, *The Iliad,* trans. Robert Fagles (1990) (New York: Penguin), bk. 23, lines 818–19（『イリアス』ホメロス著、松平千秋訳、岩波文庫、1992 年ほか）。
72. 小規模社会における狩猟や戦闘が繁殖の成功に及ぼす影響のデータについては、以下を参照されたい。Marlowe, F. W. (2001), Male contribution to diet and female reproductive success among foragers, *Current Anthropology* 42:755–59; Smith, E. A. (2004), Why do good hunters have higher reproductive success?, *Human Nature* 15:343–64; Gurven, M., and von Rueden, C. (2006), Hunting, social status, and biological fitness, *Biodemography and Social Biology* 53:81–99; Apicella, C. L. (2014), Upper-body strength predicts hunting reputation and reproductive success in Hadza hunter-gatherers, *Evolution and Human Behavior* 35:508–18; Glowacki, L., and Wrangham, R. W. (2015), Warfare and reproductive success in a tribal population, *Proceedings of the National Academy of Sciences USA* 112:348–53.
   運動競技と繁殖成功度の関係の研究については以下を参照されたい。De Block, A., and Dewitte, S. (2009), Darwinism and the cultural evolution of sports, *Perspectives in Biology and Medicine* 52:1–16; Puts, D. A. (2010), Beauty and the beast: Mechanisms of sexual selection in humans, *Evolution and Human Behavior* 31:157–75; Lombardo, M. P. (2012), On the evolution of sport, *Evolutionary Psychology* 10:1–28.
73. Rousseau, J.-J., *Émile,* trans. Allan Bloom (New York: Basic Books), 119（『エミール』、ルソー著、今野一雄、岩波文庫、1962 年ほか）。
74. Harvard Athletics Mission Statement, www.gocrimson.com.

運動《うんどう》の神話《しんわ》〔上〕
2022年9月20日　初版印刷
2022年9月25日　初版発行
＊
著　者　ダニエル・E・リーバーマン
訳　者　中里京子《なかざときょうこ》
発行者　早川　浩
＊
印刷所　精文堂印刷株式会社
製本所　大口製本印刷株式会社
＊
発行所　株式会社　早川書房
東京都千代田区神田多町2－2
電話　03-3252-3111
振替　00160-3-47799
https://www.hayakawa-online.co.jp
定価はカバーに表示してあります
ISBN978-4-15-210181-5　C0045
Printed and bound in Japan
乱丁・落丁本は小社制作部宛お送り下さい。
送料小社負担にてお取りかえいたします。